Verkörperte Weisheit

Verkörperte Weisheit
Moshé Feldenkrais

Programmbereich Gesundheitsberufe

Moshé Feldenkrais

Verkörperte Weisheit

Gesammelte Schriften

2., unveränderte Auflage

Herausgegeben von Elizabeth Beringer
Aus dem Amerikanischen von Christine Mauch

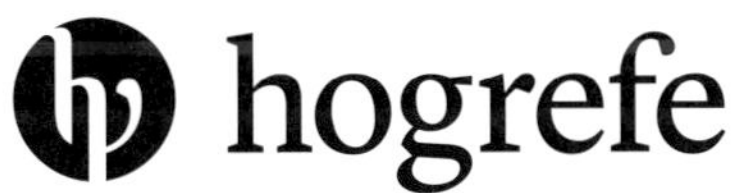

Bibliografische Information der Deutschen Nationalbibliothek
Die Deutsche Nationalbibliothek verzeichnet diese Publikation in der Deutschen Nationalbibliografie; detaillierte bibliografische Daten sind im Internet über http://www.dnb.de abrufbar.

Anregungen und Zuschriften bitte an:
Hogrefe AG
Lektorat Medizin
Länggass-Strasse 76
3012 Bern
Schweiz
Tel. +41 31 300 45 00
info@hogrefe.ch
www.hogrefe.ch

Lektorat: Susanne Ristea
Übersetzung: Christine Mauch
Herstellung: Daniel Berger
Umschlagabbildung: Feldenkrais im Unterricht, 1977. © International Feldenkrais® Federation Archive, Bob Knighton
Umschlag: Claude Borer, Riehen
Satz: Claudia Wild, Konstanz
Druck und buchbinderische Verarbeitung: Finidr s.r.o., Český Těšín
Printed in Czech Republic

Das vorliegende Buch ist eine Übersetzung aus dem Amerikanischen. Der Originaltitel lautet «Embodied Wisdom – The Collected Papers of Moshé Feldenkrais» von Elizabeth Beringer.

2., unveränderte Auflage 2020

(E-Book-ISBN_PDF 978-3-456-96065-4)
(E-Book-ISBN_EPUB 978-3-456-76065-0)
ISBN 978-3-456-86065-7
http://doi.org/10.1024/86065-000

Inhalt

Allen Lehrerinnen und Lehrern der Feldenkrais-Methode gewidmet, die Moshé Feldenkrais' Ideen überall auf der Welt in die Tat umsetzen

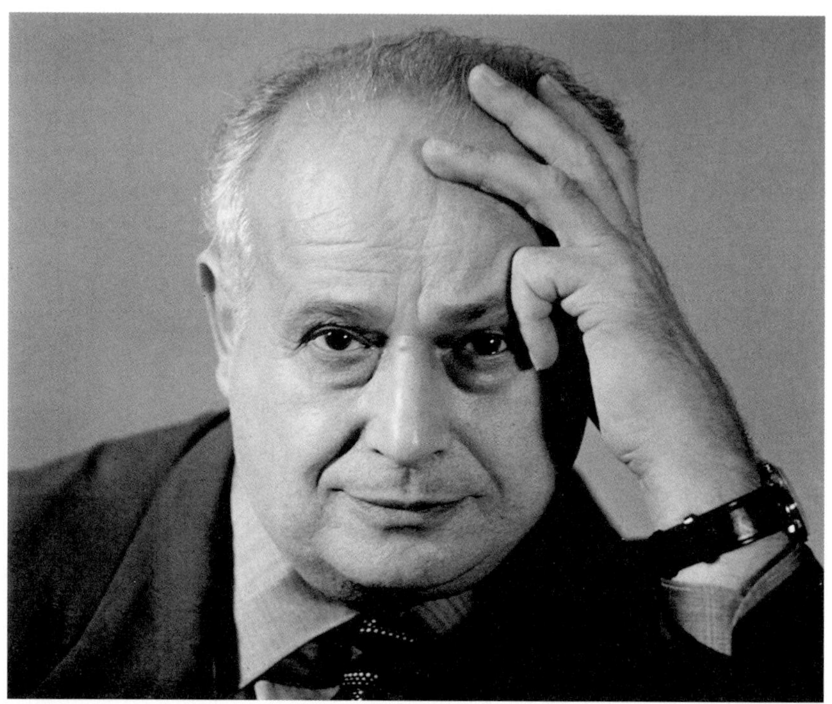

Moshé Feldenkrais 1904–1984

Geleitwort

David Zemach-Bersin zählte zu Dr. Moshé Feldenkrais' ersten amerikanischen Schülern. Von 1973 bis 1984 lernte er bei Dr. Feldenkrais in den Vereinigten Staaten, in England und am Feldenkrais-Institut in Tel Aviv. Er ist Mitbegründer von *Feldenkrais Resources* und des *Feldenkrais Institute of New York*. Er leitet Ausbildungsprogramme der Feldenkrais-Methode in New York und Washington/Baltimore und gibt Kurse für Physio- und Ergotherapeutinnen und -therapeuten. Er hat einen Abschluss der Berkeley University, widmete sich weiterführenden Studien im Bereich der physiologischen Psychologie und ist sowohl Ko-Autor von *Relaxercise* [dt.: *Relaxercise. Gesund und beweglich mit Feldenkrais-Übungen*], einer beliebten Einführung in die Feldenkrais-Methode, als auch Autor zahlreicher Feldenkrais-CDs. Er ist Mitbegründer der *Feldenkrais Research Foundation*, einer gemeinnützigen Stiftung zur Erforschung von Dr. Feldenkrais' Ideen. Er arbeitet in eigener Praxis in New York und Pennsylvania mit unterschiedlichen Bevölkerungsgruppen: Menschen mit schwerwiegenden Bewegungseinschränkungen, chronischen Schmerzen und neurologischen Problemen sowie hochrangigen Musikerinnen und Bühnenkünstlern. David lebt mit seiner Frau Kaethe, einer Kinderbuchautorin und Illustratorin, in Bucks County, Pennsylvania.

Ich bin davon überzeugt, dass die Einheit von Geist und Körper eine objektive Realität darstellt. Das sind keine Einzelteile, die irgendwie miteinander in Beziehung stehen, sie funktionieren als ein untrennbares Ganzes. Ein Gehirn ohne

> Körper könnte nicht denken … Die Muskeln sind ein wesentlicher Bestandteil unserer höheren Funktionen.
> Moshé Feldenkrais im Artikel *Geist und Körper*, 1964

> Bewegung ist Leben. Leben ist ein Prozess. Wenn Sie die Qualität des Prozesses verbessern, verbessern Sie die Qualität des Lebens als solches.
> Moshé Feldenkrais in *Bewusstheit durch Bewegung*, 1973

Moshé Feldenkrais war einer der originärsten und integrativsten Denker des 20. Jahrhunderts. Zusammen mit wegweisenden Persönlichkeiten wie Ida Rolf, Heinrich Jacoby, F.M. Alexander und Elsa Gindler wird er als einer der Begründer des Bereichs der somatischen oder psycho-physischen Arbeit betrachtet. Die in *Verkörperte Weisheit: Gesammelte Schriften* enthaltenen Texte erschienen zwischen 1964 und 1998 ursprünglich in verschiedenen Zeitschriften. Viele Konzepte, die in diesem Buch vorgestellt werden, sind heute ebenso wichtig, anregend und radikal wie damals, als sie zum ersten Mal formuliert wurden; das zeigt, wie sehr Feldenkrais mit seinen Ideen seiner Zeit voraus war. Diese bemerkenswerten Aufsätze und Interviews enthalten einige der stichhaltigsten und komplexesten Argumente, die jemals für die biologische und funktionale Einheit von Geist und Körper benannt wurden.

Fast das gesamte zwanzigste Jahrhundert hindurch herrschte in der medizinischen und akademischen Welt ein Modell des Gehirns vor, dem zufolge unsere Gewohnheiten festgelegt oder vorprogrammiert sind, jeder Bereich des Gehirns spezialisierte, vorherbestimmte Funktionen übernimmt und das Gehirn eines Erwachsenen täglich sowohl Neuronen verliert als auch die Fähigkeit, neue Fertigkeiten zu lernen. Moshé Feldenkrais stellte diese Sichtweise in Büchern, Artikeln und Vorträgen von 1949 bis 1981 infrage. Er tat dies nicht nur theoretisch, sondern ganz praktisch, indem er innovative Übungen und klinische Anwendungen entwickelte, die wirkungsvoll demonstrierten, dass das Gehirn, selbst wenn es beschädigt wurde, dazu fähig ist, sich rasch zu verändern, neue Fertigkeiten zu lernen und verlorene Funktionen wiederzuerlangen.

Heutzutage besteht im Bereich von Neurowissenschaft, Psychologie und Rehabilitation ein neues Paradigma: Das Konzept von Hirnplastizität oder Neuroplastizität. Es postuliert, dass unser Gehirn unser Leben lang über die Kapazität verfügt, seine Organisation und seine Reaktionen durch Erfahrung und Lernen zu modifizieren. Wäre Feldenkrais noch am Leben, würde er sich durch die derzeitigen Forschungsergebnisse, die der Neuroplastizität den Rücken stärken, wohltuend bestätigt fühlen.

Als ich im April 1973 zum ersten Mal mit Dr. Feldenkrais' Arbeit in Berührung kam, war deutlich zu sehen, dass er an die Kapazität eines jeden Menschen zu Lernen und Veränderung glaubte. Feldenkrais unterrichtete in Berkeley, wo ich meinen vormedizinischen Studien an der Universität von Kalifornien nachging, ein einmonatiges Seminar. Im Anschluss an meine regulären Kurse schlich ich mich regelmäßig in den Raum, in dem er unterrichtete. Was ich dort sah, war außergewöhnlich.

Als Teil seines Seminars arbeitete Feldenkrais jeden Tag eine Stunde lang mit Edward, einem Mann mittleren Alters, der stark spastisch gelähmt war. Am ersten Tag, an dem ich zusah, war Edward kaum zu verstehen, seine Arme waren stark gebeugt und mit nach innen gedrehten Händen dicht an die Brust gezogen. Er bewegte sich langsam, stockend und unter großen Anstrengungen vorwärts. Edward war seit früher Kindheit bestmöglich physiotherapeutisch und ärztlich betreut worden.

Edward lag auf einer stabilen gepolsterten Liege, während Feldenkrais mit ihm «arbeitete», ihn auf geheimnisvolle Weise, doch stets äußerst sorgfältig, geschickt, klug und überlegt sanft bewegte. Feldenkrais erklärte, er benutze sanfte, funktional orientierte Bewegung, um Edwards Nervensystem zu helfen, die Botschaften, die es an seine Muskeln aussandte, zu verändern. Nach ein paar Wochen war eine Besserung eingetreten, die getrost als Wunder bezeichnet werden konnte. Edward Sprache war leicht verständlich, seine Arme ruhten an den Seiten, und sein Gang war sehr viel müheloser und effizienter. Kurz, seine gesamte Art der Organisation war anders geworden. Ich hatte keine Ahnung, wie sich diese «Heilung» zugetragen hatte, doch das, was ich gesehen hatte, ließ mich aufgeregt und zutiefst bewegt zurück. Als das Jahr zu Ende ging, schloss ich meine Studien in Berkeley ab, reiste nach Israel und klopfte in Tel Aviv an Dr. Feldenkrais' Tür. Ich wollte verstehen, wie er die «Transformation» zuwege gebracht hatte, deren Zeuge ich in Berkeley gewesen war.

Die bahnbrechenden Konzepte, die den theoretischen Rahmen für Feldenkrais' Arbeit mit Edward bildeten, werden in *Verkörperte Weisheit* erläutert. Diese Texte, die ihresgleichen suchen, sind für ganz unterschiedliche Bereiche von Relevanz: Für Neurowissenschaften und Theater, Psychologie und Tanz, Physiotherapie und Musik, Erziehung und Rehabilitation, kindliche Entwicklung und Leistungssport.

Mit diesem Band liegen Feldenkrais' präziseste und zusammenhängendste Aussagen zur Theorie hinter seiner Arbeit vor, herzlich und im Gesprächston formuliert. Darüber hinaus spricht Feldenkrais über die Anfänge von Judo in Europa und darüber, wie sich seine Ideen auf die Kunst des Schauspiels anwenden lassen. Auch die Transkription einer erhellenden Unterhaltung zwischen ihm und dem bedeutenden israelischen Wissenschaftler Aharon Katzir ist zu lesen.

Feldenkrais – ursprünglich ein in den innovativsten Bereichen der Physik tätiger Wissenschaftler – war äußerst belesen und mit vielfältigen Wissensgebieten befasst. In den hier versammelten Artikeln und Interviews bezieht er sich auf Erkenntnisse in den Bereichen von Physik, Biologie, Embryologie, Psychologie, Semantik und Neurologie; er stellt gewagte Vermutungen über das Gehirn und Lernen an, die von der zeitgenössischen Neurowissenschaft bestätigt werden. Dabei gewährt er uns stets Zugang zu seinem Denkprozess und erlaubt uns, an seiner Logik teilzuhaben, die oft zu erstaunlichen Schlussfolgerungen führt. Manchmal greift er sich eine hochabstrakte oder theoretische Idee heraus und dreht sie vor unseren Augen wie einen Zauberwürfel, damit wir sie aus allen möglichen Blickwinkeln betrachten können. Und fast immer weist er uns die alltäglichen, konkreten Implikationen des Konzepts auf. Manche mögen seinen Schreibstil als sokratisch oder gar talmudisch bezeichnen, und beides mag zutreffen, doch in ihm zeigt sich auch Feldenkrais' Hintergrund als strenger Wissenschaftler. Das wird besonders deutlich, wenn er uns einlädt, seinen kristallklaren Gedankengängen zu folgen, während er so gebräuchliche, alltägliche Worte oder Konzepte wie «Bewusstsein», «Denken», «Selbstbild», «Energie» oder «Verwirklichung» dekonstruiert. In diesen Momenten kommen wir in den Genuss, einen klassisch geschulten, leidenschaftlichen analytischen Geist zu erleben, der uns auffordert, unsere Begriffe präzise zu definieren, und demonstriert, wie uns diese

Aufmerksamkeit für Genauigkeit im Detail oft auf Wege führt, die wir andernfalls nicht erkundet hätten.

Allen Artikeln und Interviews dieser ganz besonderen Sammlung gemeinsam ist Feldenkrais' Optimismus bezüglich der Kapazität eines jeden von uns, ungeachtet unserer Umstände oder Einschränkungen zu wachsen, uns zu verändern, zu verbessern und zu einem selbstbestimmteren menschlichen Wesen zu werden. Dieser hoffnungsfrohe Ausblick ist weniger strategisch, sondern beruht auf der starken Evidenz, dass wir von den hundert Milliarden Neuronen, über die unser Gehirn verfügt, nur einen kleinen Prozentsatz nutzen und der Rest zur Verfügung steht, um neue Weisen von Bewegung, Fühlen, Denken und Handeln zu lernen.

Feldenkrais war mehr als zwanzig Jahre lang Physiker gewesen: Wie kam es, dass er das erforderliche Geschick entwickelte, mit dessen Hilfe Edward lernte, sich zu bewegen, zu sprechen und müheloser zu funktionieren? Große Erkenntnisse erwachsen oft aus großen Herausforderungen, und so litt auch Feldenkrais unter einem zehrenden Problem, für das die Medizin keine Lösung bereithielt. Auf seiner Suche nach einer Antwort auf seine eigenen Schwierigkeiten entwickelte Feldenkrais einige seiner wichtigsten Ideen.

Moshé Pinchas Feldenkrais, Doktor der Wissenschaften, wurde 1904 in einem kleinen Städtchen geboren, das damals zu Russland und heute zur Ukraine gehört. Den mittleren Namen Pinchas erhielt er zu Ehren seines Ur-ur-ur-Großvaters Pinchas von Korets, einem berühmten Rabbiner, der zu den führenden Schüler von Rabbi Israel ben Eliezer zählte, dem Begründer des Chassidismus, der allgemein als Baal Shem Tov bekannt ist.

Im Alter von dreizehn Jahren flüchtete Feldenkrais vor Antisemitismus und Pogromen und reiste zu Fuß von Russland in das unter britischem Mandat stehende Palästina. Dort arbeitete er, ging weiter zur Schule und entwickelte ein Interesse an Techniken zur Selbstverteidigung. 1930 zog er nach Paris, um an der Sorbonne Ingenieurswesen und Physik zu studieren. Neben seinen akademischen Studien lernte er japanische Kampfkunst und war einer der ersten Menschen im Westen, denen ein schwarzer Gürtel im Judo verliehen wurde. Seine Auffassung von Judo wurde erhellt von seinem Verständnis der physikalischen

Kräfte in der Bewegung – davon, wie sich die Gesetze von Bewegung und Schwerkraft auf die Mechanik von Bewegung auswirken. 1933 begann Feldenkrais, an seinem Doktortitel zu arbeiten; er war Teil eines Teams von Wissenschaftlern, die unter dem Nobelpreisträger Frédéric Joliot-Curie am Curie-Institut Forschungen durchführten und erste Beiträge zur Kernspaltung veröffentlichten.

1940, als die deutsche Wehrmacht in Paris einmarschierte, floh Feldenkrais nach England, wo er während des Krieges militärische Forschungen für die britische Regierung durchführte. In dieser Zeit konnte er aufgrund von Knieverletzungen, die er im Verlauf der Jahre erlitten hatte, nur mit Schmerzen und unter großen Schwierigkeiten laufen. Damals gab es noch keine modernen arthroskopischen Operationstechniken, und die angesehenen englischen Chirurgen, die Feldenkrais aufsuchte, konnten ihm kaum Hoffnung auf eine Besserung durch einen medizinischen Eingriff machen. Feldenkrais beschloss, das Problem selbst zu lösen.

Mit der Genauigkeit eines Wissenschaftlers begann er, funktionale Anatomie zu studieren. Er wandte die Gesetze von Physik und Bewegung auf alltägliche menschliche Bewegung an und erforschte den Prozess, durch den wir unsere grundlegenden motorischen Funktionen ursprünglich erwerben. Schließlich gelangte er zu der bemerkenswerten praktischen Erkenntnis, dass unserer ganzen Entwicklung *Lernen* zugrunde liegt. Er dachte, wenn er verstehen könnte, wie Lernen tatsächlich geschieht, wäre er in der Lage, alte Muster der Gewohnheit zu verändern und verloren gegangene Funktionen, wie seine eigene Fähigkeit zu gehen, wiederherzustellen. Diese Frage sollte den Verlauf seines beruflichen Lebens verändern.

Anders als die meisten Säugetiere kommen wir mit einem Gehirn zur Welt, das im wesentlichen eine «Tabula rasa» ist; von den grundlegendsten physiologischen Funktionen und Trieben abgesehen, sind wir zum Zeitpunkt unserer Geburt noch nicht «verschaltet». Für nahezu alles, was wir schließlich als Erwachsene zu tun in der Lage sind, benötigen wir eine Phase des Lernens. Die meisten Kinder brauchen beispielsweise zehn bis vierzehn Monate, bis sie laufen können, und bevor Laufen möglich ist, müssen sie erst lernen, sich umzudrehen, sich aufzusetzen, zu krabbeln, zu stehen usw. Aus Feldenkrais' Sicht muss jedes

Kind auf unabhängige und organische Weise lernen, wie konkrete physikalische Herausforderungen wie Schwerkraft, Stabilität und Instabilität, Impuls, Gleichgewicht usw. zu bewältigen sind.

Wüchsen wir in vollständiger Isolation heran, würden sich die Funktionen, die wir als spezifisch «menschlich» bezeichnen, nicht herausbilden. Anders als die meisten anderen Spezies benötigt der Mensch mehr als nur Luft und Nahrung. Wir brauchen eine menschliche soziale Welt, in der sich im Laufe der Zeit Absicht und erfolgreiches Handeln entwickeln, um bedeutende Ziele in einem sozialen Kontext mit anderen zu verwirklichen.

Feldenkrais entwickelte einen Standpunkt, der dem Nervensystem und der Bewegung den Vorrang einräumt. Er stellt die kühne Behauptung auf, das Nervensystem nehme über das Medium der Bewegung die Unterscheidungen vor, die zu Vorlieben oder der Wahl von bestimmten Handlungen oder Verhaltensmustern führen.

Der Vorteil eines größtenteils nicht vorverschalteten Nervensystems besteht für den Menschen darin, dass es eine enorme Flexibilität in Bezug auf Verhaltensoptionen erlaubt. Anders gesagt: Wir können lernen, uns an eine unbegrenzte Zahl von kulturellen Umgebungen, Sprachen, Klimazonen usw. anzupassen. Doch nicht zu idealer Bewegung, idealer Haltung oder idealem Verhalten vorprogrammiert zu sein, bedeutet umgekehrt auch die Gefahr, dass wir Wahlen treffen, die für uns nicht wirklich günstig sind. Unter Umständen sind Optionen, die wir als Kind wählen, unseren Interessen auf lange Sicht nicht zuträglich und führen zu neuromuskulären Beschwerden wie Rücken- und Nackenschmerzen, neurotischen Neigungen, Depression und einem unzureichenden Selbstbild.

Feldenkrais gelangte zu der Erkenntnis, dass sich psycho-soziale und motorische Entwicklung nicht voneinander trennen lassen. In unserer Kindheit werden unsere psycho-emotionalen Muster bzw. Verhaltensweisen und unser wachsendes Bewegungsrepertoire nicht nur gleichzeitig gelernt, sondern auch im Moment als integriertes Ganzes durch die Muskulatur umgesetzt. Um diese Erkenntnisse geht es in Feldenkrais' ersten beiden Büchern *Der Weg zum reifen Selbst: Phänomene menschlichen Verhaltens* und *Das starke Selbst: Anleitung zur Spontaneität.*

> In einem auf ideale Weise herangereiften Körper, der sich ohne schwerwiegende emotionale Störungen entwickelt hat, neigt die Bewegung dazu, den mechanischen Anforderungen der Umwelt nach und nach zu entsprechen. Das Nervensystem hat sich unter dem Einfluss dieser Gesetze herausgebildet und ist an sie angepasst. Indem wir in unserer Gesellschaft jedoch große Belohnung oder empfindliche Strafe in Aussicht stellen, verzerren wir die ebenmäßige Entwicklung des Systems derart, dass viele Handlungen ausgeschlossen oder nur eingeschränkt möglich sind.
> Moshé Feldenkrais, *Der Weg zum reifen Selbst*

In der festen Überzeugung, dass dem erwachsenen Gehirn eine Fülle an Potential für Lernen zur Verfügung steht, fragte Feldenkrais, unter welchen Bedingungen ein Nervensystem – oder, besser gesagt, eine Person – am einfachsten, am erfolgreichsten lernen kann. Mithilfe einer gewagten und originellen Synthese fand er die Antwort auf diese Frage in einer kaum bekannten Entdeckung im Bereich der Psychophysik (dem Vorläufer der modernen experimentellen Psychologie), die aus dem neunzehnten Jahrhundert stammt und als «Weber-Fechner-Gesetz» oder «Gesetz der eben erkennbaren Unterschiede» bezeichnet wird.

Im Allgemeinen besagt das Weber-Fechner-Gesetz, dass zwischen der Größe eines Reizes (zum Beispiel Klang, Licht, muskuläre Arbeit usw.) und der Veränderung in diesem Reiz, die erforderlich ist, damit ein Mensch einen Unterschied bemerkt, ein konstantes Verhältnis besteht. Praktisch gesehen bedeutet das: Je größer oder stärker der Reiz, desto größer muss die Veränderung sein, damit wir einen Unterschied erkennen können. Oder umgekehrt: Nimmt die Intensität des Reizes ab, dann verringert sich der Grad der Veränderung, die erforderlich ist, damit ein Unterschied erkennbar ist, mehr und mehr.

Feldenkrais erkannte, dass die Genauigkeit der kinästhetischen Empfindung zunimmt, wenn die muskuläre Anstrengung verringert wird. Der Mensch kann feine Unterscheidungen vornehmen in Bezug auf das, was er tut, und unbewusster oder unbekannter Aspekte seiner körperlichen Organisation, Bewegung und Handlung gewahr werden.

Er erkannte, dass seine Unfähigkeit zu gehen nicht allein eine Frage der unzureichenden strukturellen Integration seiner Knie war, sondern auch von der «Art und Weise» seines Gehens abhing. Mit anderen Worten: Seine erlernten Bewegungsgewohnheiten trugen zu seinem Problem bei. Später bezeichnete er das als das allgemeine Problem «fehlerhaften Lernens». Er erkannte, dass er – sollte es ihm gelingen, eine Form zu entwickeln, das Weber-Fechner-Gesetz praktisch anzuwenden – die Mittel hätte, die Bedingungen für Lernen, Verbesserung und Rehabilitation zu optimieren.

> Eine grundsätzliche Veränderung in den motorischen Mustern wird daher das Denken und auch das Fühlen aus der Verankerung in den Mustern ihrer festgelegten Routine lösen. Die Gewohnheit hat ihre wichtigste Unterstützung, die der Muskeln, verloren und ist einer Veränderung zugänglicher.
> Moshé Feldenkrais, *Bewusstheit durch Bewegung*

Feldenkrais fuhr fort, seine Entdeckungen zu verfeinern, und war schließlich wieder in der Lage zu gehen. Im Verlauf dieses Prozesses entwickelte er zwei originäre und unterschiedliche Verfahren, seine Ideen umzusetzen: eine Form der Einzelarbeit, die er später als «Funktionale Integration» bezeichnen sollte, und eine Gruppenmethode, die heute als «Bewusstheit durch Bewegung» bekannt ist. Bei Bewusstheit durch Bewegung wurden seine Entdeckungen in feinst strukturierte Erkundungen des eigenen Selbst oder geleitete Lernexperimente übersetzt. Beide Vorgehensweisen nutzen grundlegende oder synergistische neuromuskuläre Bezüge, um gesündere und effizientere Bewegungs- und Haltungsmuster zu fördern.

1949 kehrte Feldenkrais nach Israel zurück, um am Weizmann-Institut physikalische Forschungen durchzuführen und die Leitung der Abteilung für Elektronik der Israelischen Streitkräfte zu übernehmen. Gleichzeitig fuhr er fort, Gruppenstunden zu unterrichten und Techniken zu entwickeln, mit denen er seine Erkenntnisse zur Beziehung zwischen Körper und Geist praktisch anwenden konnte. Chaim Weizmann, ein wissenschaftlicher Kollege und der erste Präsident Israels, sagte zu Feldenkrais: «In der Physik gibt es viele, die das wissen, was du weißt, aber kein anderer versteht den Körper so wie du.» Feldenkrais' Arbeit und ihre Wirksamkeit wurden so bekannt, dass dieser schließlich Mitte der 1950er-Jahre die Welt der physikalischen Forschung verließ und eine Praxis eröffnete, um Menschen mit den unterschiedlichsten Schwierigkeiten ebenso zu helfen wie darstellenden Künstlerinnen und Künstlern, die ihre Fähigkeiten verbessern wollten.

Feldenkrais sagte oft, Bewusstheit durch Bewegung und Funktionale Integration seien zwei Seiten derselben Münze. Diese zwei Formen der Anwendung leiten sich aus derselben, beide überspannenden Theorie ab. Feldenkrais testete beide Verfahren unentwegt und entwickelte sie beständig weiter. Allem voran stand stets seine These, dass die Verknüpfung von Lernen, Bewusstheit und Bewegung das direkteste Mittel bereitstellt, das Befinden eines Menschen zu verbessern.

In den nächsten dreißig Jahren entwickelte Feldenkrais durch seine tägliche klinische Praxis wirksame, geniale und innovative Strategien, nahezu jede menschliche Funktion zu verbessern oder wiederherzustellen. Er arbeitete mit international bekannten Schauspielern, Musikern und Tänzern wie den Theaterregisseuren Peter Brooks und Jacques Lecoq oder den Musikern Yehudi Menuhin, Narciso Yepes und Igor Markevitch. Seine Zeit war mit Unterricht und klinischer Praxis derart ausgefüllt, dass er nur eine einzige ausführliche klinische Studie veröffentlichte: *Abenteuer im Dschungel des Gehirns: Der Fall Doris*. Glücklicherweise wurden fast zweihundert Stunden seiner Arbeit in Funktionaler Integration auf Film aufgezeichnet, und die mehr als tausend vom ihm geschaffenen erfahrbaren Lektionen in Bewusstheit durch Bewegung legen schriftlich Zeugnis ab davon, welchen Verlauf die Entwicklung von Feldenkrais' Denken genommen hat.

Die erste Ausbildung von Praktikerinnen und Praktikern seiner Methode, die Feldenkrais durchführte, fand in Tel Aviv statt und wurde 1971 mit der Zertifizierung der dreizehn Teilnehmer abgeschlossen. In den frühen 1970er-Jahren fing Feldenkrais an, im Ausland – sowohl in Europa als auch in den Vereinigten Staaten – zu unterrichten. Bekannte Intellektuelle und darstellende Künstler zeigten Interesse an seinen Ideen, darunter die Politiker David Ben-Gurion und Moshé Dayan, die Anthropologin Margaret Mead, die Neurowissenschaftler Paul Bach-y-Rita und Karl Pribham, der Physiologe Elmer Green und der Psychologe Will Schutz. Im Zuge der zunehmenden internationalen Aufmerksamkeit begann Feldenkrais 1975 in San Francisco sein zweites Ausbildungsprogramm, an dem sechzig Personen teilnahmen. 1980 fing sein drittes Ausbildungsprogramm in Amherst, Massachusetts, an, mit mehr als 230 Schülerinnen und Schülern aus fünfzehn verschiedenen Ländern. Seitdem hat sich seine Arbeit beständig weiter verbreitet; derzeit gibt es fast zehntausend Lehrerinnen und Lehrer der Feldenkrais-Methode in mehr als fünfzig Ländern.

Als ich im Frühjahr 1974 unangekündigt an seine Tür klopfte, erlaubte Feldenkrais mir großzügig, viele Monate lang in seiner Praxis zu sitzen und zu beobachten, wie er mit seinen Schülerinnen und Schülern arbeitete. Er benutzte nie das Wort «Patient»; er war der Meinung, dieses Wort würde den Schwerpunkt auf die Pathologie eines Menschen legen, wohingegen er ihr Potential zu lernen betonen wollte. Was ich in diesen Monaten zu sehen bekam, war nicht weniger erstaunlich als das, was ich ein Jahr zuvor in Berkeley beobachtet hatte: eine Frau mit Multipler Sklerose, die nicht länger auf ihren Stock angewiesen war, ein junger Amerikaner mit einer schweren Rückenmarksverletzung, der seinen Rollstuhl verlassen und sich auf Krücken fortbewegen konnte, ein siebenjähriger israelischer Junge, der sein linkes Auge noch nie hatte öffnen können und nun lernte, beide Augen gleichzeitig zu öffnen und zu schließen, ein deutscher Cellist, der einen Schlaganfall erlitten hatte und lernte, den Arm, der den Bogen führte, wieder zu benutzen, und ein junges Mädchen aus Österreich mit Zerebralparese, das laufen lernte. Ich hatte das Privileg, bis zu seinem Tod im Jahr 1983 in Tel Aviv bei Feldenkrais zu lernen, und seine Ideen haben für mich bis heute nichts von ihrer faszinierenden und anregenden Wirkung verloren.

Das Vermächtnis von Dr. Moshé Feldenkrais hat das Potential, Millionen Menschen zu helfen, die unter Schmerzen, Bewegungseinschränkungen und schwerwiegenden neurologischen Problemen leiden; es kann Künstler und Sportler unterstützen, die ihre Fähigkeiten steigern möchten. In diesem Vorwort kamen längst nicht alle Implikationen und mögliche Anwendungen von Feldenkrais' Arbeit zur Sprache. Ich bin der festen Überzeugung, die Bereiche der physikalischen Medizin, der Physiotherapie, der Erziehung und der Psychologie könnten viel von Feldenkrais' Theorien und Methoden lernen. Ich hoffe, die Veröffentlichung dieses wichtigen und längst überfälligen Buches trägt dazu bei, seinen unverwechselbar originären und innovativen Ideen die Anerkennung und die kritische Analyse zu verschaffen, die sie verdienen, und die Leserinnen und Leser wissen diesen schmalen Band, der so viel Ausblick und Vision bereithält, zu schätzen.

David Zemach-Bersin
Feldenkrais-Institut New York und Doylestown, Pennsyslvania
März 2010

Vorwort der Herausgeberin

Moshé Feldenkrais' letztes Buch trägt den verlockenden Titel *The Elusive Obvious* (dt. Titel: *Die Entdeckung des Selbstverständlichen*). Der Titel verweist darauf, wie schwer es ist, die Bedeutung unserer erlernten Selbstorganisation zu erfassen, bevor der von Feldenkrais vorgeschlagene Wechsel der Perspektive sie offensichtlich macht. Der Übergang von «schwer fassbar» zu «offensichtlich» wäre auch eine zutreffende Beschreibung für dieses Buchprojekt. Als mir die Idee kam, diese Artikelsammlung zu veröffentlichen, war sofort offensichtlich, dass dieses Buch Sinn machte. Die Artikel waren bisher nicht allgemein verfügbar, obwohl einige von Feldenkrais' zugänglichsten Schriften zu ihnen zählen. Dieses Buch versammelt alle Artikel und Interviews von Feldenkrais, die in Bezug auf die Feldenkrais-Methode® auf Englisch veröffentlicht worden sind.[1] Sie umfassen den Zeitraum zwischen 1964 und 1981. Obwohl einige Interviews später erschienen sind, wurden die tatsächlichen Gespräche innerhalb dieses Zeitraums geführt. Ich habe jeden Text mit einer kurzen erklärenden Einleitung versehen und – sofern das relevant war – die jeweiligen Herausgeber und Interviewer vorgestellt. Zudem habe ich die Artikel um Anmerkungen ergänzt, die weitere Hintergrundinformationen enthalten.

In den hier gesammelten Schriften verweist Feldenkrais auf zahlreiche Persönlichkeiten, manchmal Berühmtheiten aus Politik, Kunst oder Wissenschaft, an anderen Stellen Zeitgenossen, die der spezifischen Subkultur, die er damals unterrichtete, bekannt waren. Als ich Feldenkrais im Jahr 1976 das erste Mal begegnete, gab es in unserer Feldenkrais-Ausbildungsklasse niemanden, dem G. I. Gurdjieff, F. M. Alexander oder Jean Houston kein Begriff gewesen wäre – Menschen, die für Feldenkrais große Bedeutung hatten. Wenn ich diese Namen heute meinen Schülerinnen und Schülern gegenüber erwähne, haben sie von ihnen meist genauso wenig gehört wie von den anderen Persönlichkeiten, die zu meiner Zeit von zentraler Bedeutung für mich waren.

Die verwirrende Erfahrung, dass die kulturellen Größen der eigenen Zeit in der nächsten Generation nahezu verschwunden sind, verweist mich zurück auf das Jahr 1983. Ich war nach Israel gegangen, um bei Feldenkrais zu lernen. Damals hatte er sich gerade von einem Schlaganfall erholt und arbeitete nur einen Teil des Tages; jeden Tag kamen zwei bis drei Schüler zur Funktionalen Integration (Einzelunterricht über individuelle Berührung). Zudem schrieb er an seiner Autobiographie. Er verfasste seine Aufzeichnungen handschriftlich, und ich tippte sie später ab. Viele Namen, die er erwähnte, hörte ich zum ersten Mal und musste mich oft zur Klärung an ihn wenden. Er war sehr überrascht, dass mir viele der geschichtlich bedeutenden Personen, die er erwähnte, nicht bekannt waren. Ich war damals Mitte zwanzig; ein Altersunterschied von mehr als fünfzig Jahren – und eine Menge Lebenserfahrung – lagen zwischen uns. Dennoch schien ihn diese Lücke in meinen Kenntnissen zu beunruhigen. Nachmittags kamen andere Studenten der Ausbildung, und Feldenkrais, der vor seiner Bücherwand an einem Tisch saß, hielt Hof. So habe ich ihn in Erinnerung: Er zog ein Buch aus dem Regal, um ein Argument zu belegen, führte Telefongespräche in vier Sprachen, stritt sich mit mir genüsslich über jede Position, an der ich zu sehr festhielt, und war dabei unausgesetzt in Bewegung, selbst wenn er scheinbar nur ruhig dasaß … Durch meine Geschichtslücken neugierig geworden, befragte er einige andere Studenten zu den gleichen Personen seiner eigenen Vergangenheit und stellte fest, dass ich nicht die Einzige war, die sie nicht kannte. Danach erklärte er sich widerwillig dazu bereit, mit mir zu arbeiten, um die historischen Persönlichkeiten, von denen in seiner Autobiographie[2] die Rede war, in einen breiteren Kontext zu setzen.

Die Zeit schreitet voran, und der Gigant einer Generation kann zur Fußnote der nächsten werden. Beim Überarbeiten dieses Bandes erlebte ich eine Art *Déjà vu*, denn es schien, als setzte ich einen Prozess fort, der vor langer Zeit mit Feldenkrais in Tel Aviv begonnen hatte, während ich gleichzeitig die Schritte der Zeit im Rücken spürte, da nun auch einige der Größen meiner eigenen Jugend mit Fußnoten versehen werden mussten.

Verkörperte Weisheit enthält Feldenkrais' prägnanteste Beschreibungen der Feldenkrais-Methode. Die beiden ersten Artikel – «Der körperliche Ausdruck» und «Geist und Körper» – sind besonders umfassend; sie decken viele Aspekte der Feldenkrais-Theorie klar und anschaulich ab und sind durchzogen von kleinen Übungen zur körperlichen Umsetzung der Ideen. In «Der körperliche Ausdruck» entwickelt Feldenkrais seine Überlegungen zum Selbstbild, einem Grundpfeiler seiner Lehre. Der Artikel diskutiert darüber hinaus das Konzept der Umkehrbarkeit im Hinblick auf Bewegung so ausführlich wie keine seiner anderen Schriften. In «Geist und Körper» legt Feldenkrais seine Argumente für die Integrität von Körper und Geist dar und erläutert seine Arbeit in diesem spezifischen Zusammenhang. Alle Artikel kehren zum Thema «Lernen» zurück, dieser menschlichen Fähigkeit, die sowohl unsere größte Herausforderung als auch unsere größte Hoffnung darstellt. Lernen ist das Hauptthema des Interviews «Bewegung und Geist» von Will Schutz und des transkribierten Vortrags «Der Mensch und die Welt». Diese zwei Texte nähern sich dem Thema Lernen aus verschiedenen Winkeln, doch beide erkunden die eindrückliche Fähigkeit des menschlichen Nervensystems, sich anzupassen und zu lernen. Der Artikel «Über das Primat des Hörens» vertieft sich hingegen in einen Aspekt des Lernprozesses und untersucht die Beziehung zwischen Hören und der Entwicklung von räumlicher Orientierung.

Einer der kürzesten Texte dieses Buches ist «Über die Gesundheit», ein wunderbarer Beitrag dazu, was es Feldenkrais zufolge bedeutet, im weitesten Sinne gesund zu sein. Die darin anklingenden Themen werden in «Selbstverwirklichung durch organisches Lernen», einem weitgefassten, von Mark Reese kunstvoll redigierten Vortrag, aufgegriffen und detaillierter ausgeführt. Ein weiteres umfassendes Thema, das im vorliegenden Band wiederholt auftaucht, ist die Bedeutung und Definition von Bewusstheit. Die Diskussion mit Aharon Katzir gibt uns Gelegenheit, Feldenkrais' frühe Überlegungen zu Bewusstheit und Lernen nachvollziehen; dieser Beitrag wurde von Carl Ginsberg kundig überarbeitet. Später werden diese Themen in einem Interview von Edward

Rosenfeld aus dem Jahre 1973 verhandelt: «Das Vorderhirn: Schlaf, Bewusstsein, Bewusstheit und Lernen».

Während Feldenkrais' Leidenschaft für seine Arbeit das ganze Buch über spürbar ist, mag es für den Leser, der keine Erfahrung mit der Feldenkrais-Methode hat, nicht einfach sein, aus den Aufsätzen herzuleiten, wie die Methode in der Praxis aussieht. Aus diesem Grund wurden den Texten Fotos hinzugefügt, die Feldenkrais bei der Arbeit zeigen. Zudem schlägt der erste Aufsatz dem Leser spezifische Bewegungsexperimente vor, mit deren Hilfe die besprochenen Überlegungen körperlich umgesetzt werden können. Ich kann Ihnen nur empfehlen, sich die Zeit für diese Experimente zu nehmen; diese frühen Erfahrungen werden für den gesamten Rest des Buches hilfreich sein. Zwei Texte, die spezifischer auf die Praxis der Methode eingehen, sind «Bewusstheit durch Bewegung» und «Ein Gespräch mit Moshé Feldenkrais». Der erste ist eine Version eines Faltblatts, mit dem Feldenkrais an seinem Institut in Tel Aviv neuen Schülerinnen und Schülern einen ersten Überblick über seine Methode vermittelte. Das Gespräch mit der *New Sun* fand statt, nachdem die Interviewer gerade einer Einzelsitzung zugesehen hatten. Viele Fragen zielen daher auf Feldenkrais' gedanklichen Prozess während einer Sitzung in Funktionaler Integration ab.

Zwei Interviews widmen sich der Relevanz von Feldenkrais' Überlegungen für das Theater. Richard Schechner, ein bekannter Regisseur, spricht in «Bild, Bewegung und Schauspieler: Das Wiederherstellen von Potentialität» mit Feldenkrais über Selbstbild, Neutralität und Umkehrbarkeit im Hinblick auf die Schauspielkunst. Als ich während der Vorbereitungen zu diesem Buch mit Schechner Kontakt aufnahm, übersandte dieser eine herrliche Erinnerung an die Zeit seiner Begegnung mit Feldenkrais, die nun am Ende seines Beitrags zu finden ist. Das Interview «Feldenkrais revisited: Spannung, Talent und das Vermächtnis der Kindheit», das die Schauspieldozentin Joanna Rotté führte, nimmt einen anderen, gleichermaßen interessanten Verlauf und widmet sich unter anderem dem Talent und seiner Entwicklung.

«Die außergewöhnliche Geschichte, wie Moshé Feldenkrais zum Judo kam» – das Gespräch mit Dennis Leri – ist der Beitrag, in dem

Feldenkrais' Persönlichkeit vielleicht am deutlichsten zutage tritt. Leri kannte Feldenkrais gut und gab ihm Raum, seine Geschichte auszuführen. Das Ergebnis ist eine großartige Erzählung und gibt einen Einblick in Feldenkrais im entspannten Setting eines lockeren Gesprächs.

In ihrer Gesamtheit sind die Artikel und Interviews mehr als die Summe ihrer Einzelteile und bilden ein vielfältiges und texturiertes Ganzes. Dieses Buch bietet denjenigen, die mit den Überlegungen Feldenkrais' nicht vertraut sind, zahlreiche unterschiedliche Möglichkeiten des Zugangs und versorgt gleichzeitig den ernsthaften Schüler der Feldenkrais-Arbeit mit einem weiten Feld für eingehende Studien.

Dieses Projekt umfasste die Hilfe und Unterstützung zahlreicher Menschen, die ihre Expertise und ihre Zeit großzügig zur Verfügung stellten. Ich möchte vor allem David Zemach-Bersin danken, dessen Kenntnisse spezifischer Details des Lebens und der Arbeit von Moshé Feldenkrais für die Entstehung des Buches von unschätzbarem Wert waren und der mich durch das Projekt begleitet hat. Auch Dennis Leri, der stets zur Unterstützung bereit war und mich mit Informationen zu einer breiten Palette von Themen und Anliegen versorgte, war eine riesige Hilfe. Lea Wolgensinger hat viele wunderbare Fotos ihres Vaters großzügig zur Verfügung gestellt; sie bereichern das Buch enorm.

Ich möchte Michél Silice Feldenkrais gedenken, der die Anfangsphase dieses Projekts vor seinem tragischen und frühzeitigen Tod unterstützte. Ich möchte auch seiner Witwe Zipora Mandel Silice für ihre freundliche Beteiligung danken. Weiteren Dank schulde ich der «Internationalen Feldenkrais Federation (IFF)» für die Erlaubnis, Fotografien von Bob Knighton zu benutzen.

Für unterschiedliche Formen von Hilfe und Ratschlägen danke ich: Arlyn Zones, Miriam Pfeffer, Eleanor Criswell, Carl Ginsburg, Carol Kress, Kaethe Zemach-Bersin, Donna Ray, Cathie Krieger, Bruce Silvey, Joanna Rotté, Sasha du Lac und Falk Fedderson.

Weiterhin möchte ich Deirdre O'Shea danken für ihre kundige redaktionelle Hilfe und Hisae Matsuda, der für das Projekt verantwortlichen Lektorin bei North Atlantic Books, für ihre Geduld und ihr Verständnis. Und schließlich gilt mein Dank meinem Ehemann Rafael Núñez und meiner Tochter Aliana Núñez-Beringer für die kuschelige Welt, in die ich am Ende eines langen Arbeitstages zurückkehren konnte.

Elizabeth Beringer
San Diego, Kalifornien
Mai 2010

Teil 1: Artikel

1. Der körperliche Ausdruck (1964)

Aspects d'une technique: l'expression corporelle erschien 1964 bei Éditions Chiron, dem Verlag aller französischsprachigen Bücher von Feldenkrais, als fünfzehnseitige Monografie. Thomas Hanna, der Herausgeber von *Somatics*, übersetzte den Aufsatz 1988 ins Englische und druckte ihn unter dem Titel *Bodily Expressions* über zwei aufeinander folgende Ausgaben der Zeitschrift ab. Der hier wieder zu einem Stück zusammengefasste Text stellt eine der frühesten Schriften der vorliegenden Sammlung dar; es ist zudem die ausführlichste Erklärung von Feldenkrais' Arbeit in der Kurzform eines Artikels. Wie in *Somatics* sind dem Text Fotografien von Michael Wolgensinger[1], einem bekannten Schweizer Fotografen, beigefügt. Michael Wolgensinger und seine Frau Luzzi waren fast vierzig Jahre lang eng mit Feldenkrais befreundet.

Das Verhalten des Menschen ist fest in dem Selbstbild verankert, das dieser sich aufgebaut hat. Wenn jemand also sein Verhalten ändern möchte, wird es notwendig sein, dieses Bild zu verändern.

Was ist ein Selbstbild? Meiner Ansicht nach handelt es sich dabei um ein Körperbild, um die Form und die Beziehung der Körperteile zueinander, und das umfasst sowohl räumliche und zeitliche Bezüge als auch kinästhetische Empfindungen, Gefühle und Gedanken. Alle diese Bestandteile bilden ein zusammenhangendes Ganzes.

Wie entsteht ein Selbstbild? Jeder empfindet seine Art zu gehen, zu sprechen und sich zu verhalten als unveränderlich und unverkennbar zu ihm gehörig. Wir identifizieren uns voll und ganz mit unserem Verhalten, so als wären wir damit geboren. Die Art und Weise, wie wir Gegenstände im Raum sehen, unsere Art, Bewegungen zu verfolgen, die Art, wie wir unseren Kopf neigen und Dinge betrachten, scheint angeboren zu sein, und wir halten es für unmöglich, irgendeines dieser Dinge zu ändern – abgesehen vielleicht von ihrer Geschwindigkeit, Intensität oder Dauer.

Ungeachtet dieser Überzeugung wird alles, was für das menschliche Verhalten wesentlich ist, erst durch eine lange Phase des Lernens erworben: Gehen, Sprechen, das dreidimensionale Sehen einer Fotografie oder eines Gemäldes. Unsere Bewegungen, unsere Sprache und unsere Einstellungen wurden allein den zufälligen Umständen unseres Geburtsortes und unseres Umfelds entsprechend erworben.

Wenn wir eine zweite Sprache erlernen, sprechen wir diese daher immer mit einem Akzent: Früheres Lernen steht neuem Lernen immer im Weg. Es ist schwierig, so zu sitzen wie Japaner oder Hindus, denn frühere Gewohnheiten stehen uns im Weg. Unabhängig von den zufälligen Umständen unserer Geburt hat die Schwierigkeit, die wir erfahren, wenn wir versuchen, mentale oder physische Gewohnheiten zu verändern, demnach wenig mit Vererbung zu tun, sondern vielmehr mit der allgemeinen Problematik, eine bereits erworbene Gewohnheit zu verändern.

Diese Schwierigkeit beruht offensichtlich nicht auf der Gewohnheit an sich, sie hat vielmehr mit zu tun, dass diese zufälligen Gewohnheiten zu einem früheren Zeitpunkt gebildet wurden. Es wird also deutlich, dass unser Selbstbild rein zufällig entstanden ist. Daraus ergibt sich die Frage, ob es möglich sein könnte, neue gewohnheitsmäßige Muster frei zu wählen, die angemessener sind und besser zur individuellen Persönlichkeit passen.

Sie müssen verstehen, dass es hier nicht darum geht, eine Verhaltensweise einfach durch eine andere zu ersetzen. Das wäre eine rein statische Veränderung. Ich spreche von einer Veränderung in unserer Verhaltensweise, die auf einen dynamischen Wandel im gesamten Prozess des eigenen Handelns abzielt. Lassen Sie uns ein kurzes Experiment durchführen, bevor wir das weiter verfolgen, um diese Möglichkeit fühlen zu können, anstatt sie nur zu verstehen.

Wenn Sie sich auf den Bauch legen und das rechte Knie anwinkeln, so dass der Unterschenkel nach oben zur Decke weist, werden Sie feststellen, dass das Verhältnis zwischen Fuß und Bein von Person zu Person stark variiert. Alle halten den Fuß in einer anderen Stellung. Das wird offenkundig, wenn wir ein Buch auf die Fußsohle legen: Die Ebene des Buches wird höchst wahrscheinlich nicht parallel zur Decke verlaufen, sondern eine gewisse Neigung aufweisen, die von Person zu Person variiert. Wir können sehen, dass die muskulären Kontraktionen von Bein und Fuß eine bestimmte Beziehung zueinander aufweisen. Selbst wenn die Muskulatur kein Gewicht trägt, befindet sie sich nicht in einem neutralen Muster. Sie folgt einem Muster, das vom eigenen Selbstbild vorgegeben wird. Dieses unverwechselbar individuelle Muster fühlt sich subjektiv sowohl völlig natürlich als auch unausweichlich an, da gewohnheitsmäßige Muster ins Nervensystem eingeschrieben sind. Das Nervensystem reagiert auf äußere Stimulation mit diesem gewohnheitsmäßigen vorgefertigten Muster, weil ihm kein anderes Muster der Antwort zur Verfügung steht. Um den dynamischen Wandel zu bewirken, um den es uns geht, müssen diese zwanghaften Muster aus dem Nervensystem entfernt werden, damit dieses frei handeln oder reagieren kann – nicht aus Gewohnheit, sondern der vorliegenden äußeren Situation entsprechend.

Schon etwa zwanzig äußerst langsame Bewegungen, bei denen die Aufmerksamkeit sowohl auf die Bewegungsbahn des Fußes als auch auf dessen unterschiedliche Bestandteile gerichtet ist, verändern die Dynamik dieser Beziehung zwischen Fuß und Bein. Beugen und strecken Sie den Fuß, und achten Sie dabei zum Beispiel auf die Bewegung der Ferse. Versuchen Sie, diese Bewegung weiter zu verfolgen und gleichzeitig die Bewegung des großen Zehs und – eine nach der anderen – auch der restlichen Zehen wahrzunehmen. Tun Sie das alles so sanft wie möglich; die Intensität der Bewegung zu verringern, trägt zu der Veränderung bei, die sich allmählich einstellen wird.

Wenn Sie auf die Bewegung der einzelnen Zehen im Raum achten, wird es Ihnen individuell unterschiedlich schwer oder leicht fallen, diese Teile des Fußes zu spüren. Etwaige Schwierigkeiten beruhen auf der Tatsache, dass unterschiedliche Grade an Klarheit eine Diskontinuität im Fluss der Bilder bewirken, die wir von diesen Körperteilen haben.

Versuchen Sie ein anderes Bewegungsmuster mit dem Fuß: Bewegen Sie die Fußspitze im Kreis, während Sie gleichzeitig versuchen, die entsprechende Bewegung Ihrer Ferse zu spüren. Halten Sie unvermittelt in der Bewegung inne, und nehmen Sie wahr, wie überraschend schwierig es in manchen Positionen ist, genau zu wissen, wo sich die Ferse befindet, während es in anderen Positionen verhältnismäßig leicht ist.

Machen Sie die Bewegung nun ganz, ganz langsam, beschreiben Sie dieses Mal eher kleine Bögen als einen vollständigen Kreis. Halten Sie an verschiedenen Stellen inne, und versuchen Sie erneut, die genaue Position der Fußspitze und der Ferse im Verhältnis zur Achse des auf dem Boden liegenden Beins zu spüren.

Versuchen Sie dann, die Fußspitze nach links und rechts zu bewegen, während Sie gleichzeitig die gegenläufige Bewegung der Ferse verfolgen. Sie werden merken, dass die Ferse keiner horizontalen Linie folgt und sich am äußersten linken und rechten Ende ihrer Bewegungsbahn ziemlich unterschiedlich verhält.

Probieren Sie ein weiteres Bewegungsmuster: Drehen sie die Fußspitze nach innen, wodurch die Ferse zur rechten Seite nach außen bewegt wird; drehen Sie dann die Fußspitze zurück nach außen, indem Sie einen kleinen Halbkreis beschreiben, dessen Bogen mal über oben, mal über unten verläuft. Machen Sie diese Bewegung extrem langsam, bis Sie sie in ein vollständiges Kreisen der Ferse verwandeln können, während Sie sich die ganze Zeit über der entsprechenden Bewegung der Fußspitze bewusst sind. Präzisieren Sie das Verfolgen der Fußspitze, indem Sie nacheinander auf den großen Zeh, den zweiten Zeh, den dritten, den vierten und den kleinen Zeh achten. Kehren Sie den Kreis von Zeit zu Zeit um, und machen Sie solange weiter, bis die räumlichen Muster einfach, schlicht und klar werden, d. h. bis sich die räumlichen Muster so anfühlen wie die normalen Bewegungen, die Teil unseres Selbstbilds sind, und die gleiche Schlichtheit, Klarheit und Leichtigkeit aufweisen.

Führen Sie diese Bewegungen ohne jede Anstrengung aus, und versuchen Sie in keinster Weise, sie schwierig zu machen. Wenn Sie verwirrt sind, hören Sie einfach auf und fangen noch mal von vorn an.

Sie werden merken, dass jedes Mal eine Veränderung in Ihrer Atmung auftritt, wenn Sie an eine Stelle kommen, an der es Ihnen schwer fällt, die Bewegung zu verfolgen. Halten Sie bei jeder Verwirrung inne, warten Sie, bis sich Ihre Atmung allmählich wieder normalisiert. Nach einiger Zeit werden Sie merken, dass der Fluss der räumlichen Bilder von Ferse und Zehen umso einfacher wird, desto beständiger Ihre Atmung bleibt. Und es wird Sie überraschen, wie rasch dann die Zeit verfliegt.

Wenn Sie nun das rechte Bein ausstrecken, wird es Ihnen länger vorkommen. Sie werden eine Veränderung in den kinästhetischen Empfindungen erfahren, nicht nur in den Muskeln und Gelenken des rechten Fußes, sondern auf der gesamten rechten Körperseite. Das rechte Auge wird Ihnen offener erscheinen und tatsächlich offener sein. Die gesamte rechte Gesichtshälfte wird tatsächlich länger und die Muskeln entspannter sein.

Wenn Sie aufstehen, werden Sie deutliche Veränderungen in der Bewegung des rechten Fußes feststellen; auch der Kontakt mit dem Boden wird sich anders anfühlen. In der gesamten rechten Körperhälfte werden sich verschiedentliche Veränderungen feststellen lassen. Der Kopf wird sich leichter und weiter nach rechts drehen lassen als nach links. Wenn Sie den rechten Arm langsam nach oben über den Kopf heben, nach unten sinken lassen und dann das Gleiche mit dem linken Arm wiederholen, wird sich Ihr rechter Arm wahrscheinlich leichter anfühlen.

In der gleichen Weise können Sie diese Übungsreihe mit dem Kopf anstelle der Ferse durchführen: Neigen Sie den Kopf, bringen Sie ihn dann in die Aufrechte zurück, während Sie auf seine räumliche Ausrichtung im Verhältnis zu verschiedenen Bereichen der linken Körperhälfte achten, zum Beispiel im Bezug zur Schulter, zum Schlüsselbein, zur Wirbelsäule usw. Sie werden eine ähnliche Veränderung feststellen: Eine Veränderung im Tonus der Muskulatur der gesamten linken Seite bis hin zu den Zehen.

Angesichts dieser Beobachtungen liegen ein paar wichtige Schlussfolgerungen nahe:

1. Obwohl beide Seiten des Körpers am Neigen und Aufrichten des Kopfes gleichermaßen beteiligt waren, wies nur die Seite, die einer bewussten sorgfältigen Beobachtung unterzogen wurde, Veränderungen im Muskeltonus, größere Leichtigkeit in der Bewegung und ein gesteigertes Wohlbefinden auf. Das bedeutet, dass Bewegung an

sich – abgesehen von einer gewissen Verbesserung der Zirkulation und anderen geringfügigen körperlichen Vorteilen – nur wenig Bedeutung zukommt. Die Veränderung, die bei zwei sich identisch bewegenden Seiten auftrat, beruhte demnach auf der bewussten Aufmerksamkeit auf eine Seite und der Klärung ihrer räumlichen Ausrichtung. Es ist von signifikanter Bedeutung, dass sich die Veränderung nur auf der Seite zuträgt, auf die der Fokus gerichtet war: Es weist darauf hin, dass die Veränderung über extrapyramidale Bahnen des Nervensystems vollzogen wurde.

2. Da die Veränderung die gesamte Seite betraf, auf die unsere Aufmerksamkeit gerichtet war, müssen wir davon ausgehen, dass sie sich im Nervensystem selbst zugetragen hat.
3. Diese Veränderung wird sich nicht sofort auflösen, sondern – je nachdem, wie lange die Übung gemacht wurde und wie klar die räumlichen Bezüge vergegenwärtigt wurden -zwischen mehreren Stunden bis zu einigen Tagen anhalten.

Die Signifikanz dessen, was diese Technik im zentralen Nervensystem auslöst, wird unterstrichen von der Tatsache, dass die gleichen Veränderungen auf der gegenüberliegenden Körperseite durch eine rein mentale Anstrengung erzielt werden können, bei der wir, ohne die geringste äußere Bewegung, unsere Aufmerksamkeit für die kinästhetischen Empfindungen systematisch von der einen Seite des Körpers zur anderen lenken. Während mehr als eine halbe Stunde nötig war, um die ursprünglichen Veränderungen auf der ersten Seite zu erzielen, wird die zweite Seite innerhalb weniger Minuten die gleichen Veränderungen aufweisen, allein durch das systematische, schrittweise und bewusste Überprüfen der Unterschiede zwischen beiden Seiten von Kopf bis Fuß.

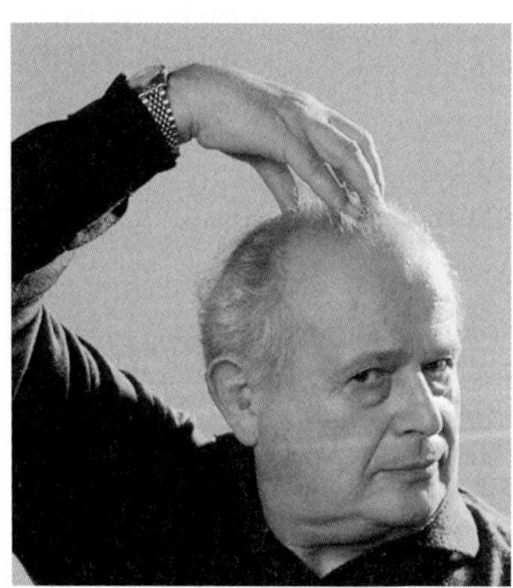

Feldenkrais in den späten 1960er-Jahren

Nach einem solchen Prozedere ist vielleicht besonders wichtig hervorzuheben, wie befriedigend es ist, die eigenen gewohnheitsmäßigen Arten und Weisen des Gebrauchs von Kopf oder Füßen zu verändern. Diese Veränderung lässt uns erkennen, wie weit unsere üblichen Gewohnheiten der Selbstkontrolle entfernt sind davon, was sie sein könnten, zu was sie wirklich gedacht sind. Wir werden im Folgenden versuchen, das zu verdeutlichen.

Es zeigt sich, dass diese Übung in bewusster Aufmerksamkeit in bestimmten Bereichen des Selbstbilds eine besonders große Wirkung erzielt. Das bedeutet, es gibt ein System von Prioritäten, das solche Übungen leichter und methodischer machen kann.

Unterstützend dazu ist anzumerken, dass ein Neugeborenes seine erste Beziehung mit der Außenwelt über den Mund eingeht. Der Gebrauch des Mundes erfordert von Anfang an eine besondere Ausrichtung des Kopfes im Raum. Die Entwicklung unserer telerezeptiven Sinne (Hören, Sehen, Riechen) erfordert nach und nach spezielle Bewegungen des Kopfes.

Die telerezeptiven Sinne, die in gleichmäßigem Abstand zueinander paarig angelegt sind, können die Richtung und die Entfernung von Objekten nur durch ein Bewegen des Kopfes korrekt einschätzen. Hör-, Seh- und Geruchssinn haben komplexe neurologische Funktionen, die eine Rotation des Kopfes erfordern, damit die ausgeglichene Stimulierung der paarigen Sinnesorgane das Gesicht direkt zur Quelle dieser Stimulation hin ausrichten kann. Der Kopf dient als eine Art Periskop des zentralen Nervensystems, um sensorische Information ins Gehirn zu leiten.

Letztendlich ist das Nervensystem der einzige Teil unseres Wesens, der eine Beziehung zur Außenwelt eingeht; die Sinne und der Rest des Körpers dienen nur als Mittel zum Handeln und dem Sammeln von Informationen. Der Kopf, der die telerezeptiven Sinne trägt, ist offenkundig aktiv an allen unseren Bezügen zur äußeren Realität beteiligt. Die Art und Weise, wie sich der Kopf bewegt, bildet daher den Hauptbestandteil unseres Selbstbilds. Der unter ihm befindlichen Wirbelsäule kommt eine ebenso bedeutende Rolle zu, da sie Rotation in den zervikalen und lumbalen Abschnitten ermöglicht.

Diese Überlegungen zeigen, wie wichtig das Skelett für unser Selbstbild ist. Der Kopf, der vermittelt über die Wirbelsäule auf der Struktur des Beckens ruht, ist passiv, aktiv oder zum Zwecke der Orientierung an allen Bewegungen beteiligt, die uns mit der äußeren Welt verbinden.

Die Thoraxhöhle und ihre respirativen Funktionen sind an den Wirbeln aufgehängt und werden von den Bewegungen des Kopfes beeinflusst; umgekehrt sind dessen Bewegungen von den respirativen Funktionen beeinflusst. Die Thoraxhöhle sollte also alles unterlassen, was die Position des Kopfes stört und vielmehr ihren Teil dazu beitragen, die beständige Orientierung des Kopfes zu unterstützen. Lassen Sie uns anhand dieser Überlegungen kurz betrachten, wie das mit dem Selbstbild zusammenhängt.

Wenn Sie sich auf den Rücken legen und Ihren gesamten Körper in Ihrer Vorstellung sorgfältig durchgehen, werden Sie merken, dass Sie einige Bereiche Ihres Körpers leichter spüren können als andere. Die Bereiche, die sich weniger leicht spüren lassen, sind nicht Teil Ihrer bewussten Handlungen. Sie werden feststellen, dass bei jeder einzelnen Handlung andere Körperbereiche im Bewusstsein abwesend sind; tatsächlich sind manche Bereiche fast nie in unserem Selbstbild gegenwärtig.

Ein vollständiges Selbstbild, also eine gleichmäßige Bewusstheit für den ganzen Körper, bei der jedem Bereich – ob Vorderseite, Rückseite, rechte und linke Seite – die gleiche Wichtigkeit zukommt, ist ein selten erreichtes Ideal. Wir alle müssen der Tatsache ins Auge sehen, dass der Grad unserer Selbstkontrolle unser Selbstbild direkt widerspiegelt. Dieses Bild ist leider sehr viel eingeschränkter als das Ideal.

Desgleichen sollten wir anerkennen, dass sich die Beziehung aller Bereiche unseres Körpers mit den verschiedenen Dingen, die wir tun, und den verschiedenen Haltungen, die wir einnehmen, verändert. Wenn Sie zum Beispiel Ihre Augen schließen und versuchen, Ihre beiden Zeigefinger exakt mundbreit voneinander entfernt zu halten, werden Sie vielleicht überrascht feststellen, dass Sie die Breite bis zum Faktor vier über- oder unterschätzt haben.

Schließen Sie nochmals die Augen, und versuchen Sie, mit den Händen die Tiefe Ihrer Brust von vorn nach hinten anzuzeigen. Versuchen Sie dann, die vertikale Ausdehnung Ihres Brustkorbs auf die gleiche Weise zu bestimmen. Zu Ihrem Erstaunen werden Sie entdecken, dass sich Ihre Einschätzung jedes Mal ändert, wenn Sie Ihre Hände erneut in

Position bringen. Die drei Versuche, die räumliche Ausdehnung ihrer Körperteile zu messen, werden grundverschiedene, immens unproportionale Maße zum Ergebnis haben.

Hier ist ein weiteres Experiment, das Sie ausprobieren können: Schließen Sie die Augen und halten Sie die Hände bequem vor das Gesicht; zeigen Sie mit dem rechten Zeigefinger direkt auf Ihr linkes Auge und mit dem linkem Zeigefinger auf Ihr rechtes Auge. Stellen Sie sich diese Linien als zwei starre Lichtstrahlen vor, die sich in der Mitte kreuzen. Bestimmen Sie diesen Mittelpunkt im Raum und fassen Sie ihn mit Daumen und Zeigefinger der rechten Hand. Öffnen Sie die Augen, und sehen Sie, ob und wie weit Sie von der Mitte abgekommen sind.

Wiederholen Sie dieses Experiment, aber fassen Sie die Stelle, an der sich die beiden Linien kreuzen, dieses Mal mit Daumen und Zeigefinger der linken Hand; öffnen Sie dann die Augen. So ist leicht erkennbar, wie visuell-manuelle Irrtümer auf einen kinästhetischen Ursprung zurückzuführen sind.

Weicht das Selbstbild von Menschen, die wir auf diese Weise detailliert untersuchen, stark von ihrem objektiven Verhalten ab, können wir sicher sein, dass bedeutende Defekte in ihrer Kontrolle dieser Körperbereiche vorliegen. Diejenigen beispielsweise, die ihren Brustkorb gewohnheitsmäßig in einer übertriebenen Enge festhalten, so als hätten sie eben ausgeatmet, entdecken, dass ihr Brustkorb in ihrem Selbstbild zwei- bis dreimal so tief ist als in seiner tatsächlichen Ausdehnung. Umgekehrt werden die, deren Brustkorb gewöhnlich übertrieben geweitet in der Einatmungsstellung verharrt, die Tiefe ihrer Brust unterschätzen. Eine detaillierte Untersuchung des ganzen Körpers lässt viele derartige Überraschungen zutage treten, insbesondere im Bereich von Becken, Genitalien und Anus.

Sobald uns klar geworden ist, dass der Grad unserer Selbstkontrolle unser Selbstbild direkt widerspiegelt, verstehen wir, warum es uns so schwer fällt, unser körperliches Vorgehen zu verbessern, wenn wir uns ausschließlich darauf konzentrieren, spezifische Handlungen zu erlernen. Wir ahnen vielmehr, dass ein verbessertes Selbstbild, das den realen Gegebenheiten eher entspricht, zu einer allgemeinen Verbesserung der körperlichen Handlungen führen wird. Zudem wird eine solche Verbesserung schnellere und umfassendere Ergebnisse erzielen als jedes System von Übungen, das sich nur auf spezifische Vorgänge bezieht.

Muskuläre Aktion

Die Muskulatur – die glatte wie die quergestreifte – informiert uns bedeutsam und umfassend über Vorgänge im Nervensystem. Ohne muskuläre Aktion wären neurologische Vorgänge kaum mehr als langsame chemische Reaktionen und Formen elektrischer Impulse, die keinen menschlich bedeutsamen Informationsgehalt aufweisen.

Stünden uns nur diese Reaktionen und Impulse als Information zur Verfügung, würden wir niemals wissen, ob das Nervensystem auf Schönheit reagiert, ob es Grün oder Rot erlebt, Gutes oder Schlechtes, Angenehmes oder Unangenehmes. Nur der muskuläre Ausdruck kann uns das mitteilen. Die glatten Muskeln drücken die Impulse unseres Innenlebens aus, die quergestreiften Muskeln verknüpfen das Nervensystem mit dem gesamten Prozess. Nach derzeitigem Wissensstand kann den chemischen und elektrischen Prozessen des Nervensystems nur über die Muskeln menschlich bedeutsamer Ausdruck verliehen werden.

Es ist daher von grundlegender Bedeutung, das Muskelsystem im Hinblick auf seine Beziehung zu neurologischen Funktionen gründlich zu studieren. Dabei sollte eines von Anfang an klar sein: Ein neurologischer Vorgang kann erst dann als Empfindung, Gefühl, Stimmung oder Handlung wahrgenommen werden kann, wenn er die periphere Muskulatur erreicht, wobei «peripher» auch die mit Schleimhaut ausgekleideten Öffnungen von Mund und Anus und die Muskulatur der Kapillaren und des gesamten Kreislaufsystems einschließt.

Das Gehirn selbst scheint für den Großteil der Erregungen, die in der Peripherie sehr lebhafte Reaktionen hervorrufen können, nicht sensibel zu sein. Tatsächlich werden wir einer Schädigung im Gehirn selbst erst gewahr, wenn diese einen Vorgang in der Peripherie auslöst; erst dann rückt sie ins Bewusstsein.

Röntgenstrahlen oder hochfrequente Wellen können Knochen und inneres Gewebe unbemerkt verbrennen oder zerstören. Wir werden uns dessen erst bewusst, wenn die Peripherie davon betroffen ist. Nieren- und Gallensteine können sich unmerklich bilden, werden jedoch deutlich schmerzhaft wahrgenommen, sobald sie beginnen, den Sphinkter zu weiten. Den zerstörerischen Prozess von Zahnverfall spüren wir erst, wenn er sich auf die Kapillaren und das Zahnfleisch auswirkt.

Von Anbeginn bis heute musste alles terrestrische Leben nervöse und muskuläre Systeme entwickeln, die in der Lage sind, sich an das Gravitationsfeld der Erde anzupassen. Neben der Kontrolle der Temperatur und der chemischen Homöostase des Körpers sind diese Systeme hauptsächlich mit Aktivitäten des Überlebens beschäftigt, und alle diese Aktivitäten haben mit Fortbewegung im Gravitationsfeld zu tun. Selbst unsere Einteilung der Tierwelt beruht auf der jeweiligen Fortbewegungsart: Fische schwimmen, Vögel fliegen, andere Tiere gleiten, krabbeln, klettern, bewegen sich auf vier oder zwei Beinen fort usw.

Es gibt eine zentrale Eigenschaft jeder muskulären Aktivität, die wir nicht vergessen dürfen: Wenn wir nacheinander erst den Finger leicht bewegen, dann die Hand, dann den Unterarm und schließlich den ganzen Arm, und dabei versuchen, die Kraft einzuschätzen, die wir für die jeweilige Bewegung aufwenden, werden wir merken, dass alle diese Bewegungen mit der gleichen Leichtigkeit ausgeführt werden. Dennoch können wir durch das einfache Berechnen der gegen die Schwerkraft geleisteten Arbeit bestimmen, wie viele Joule für die einzelnen Bewegungen erforderlich sind; nur wenige Joule sind nötig, um den Finger zu bewegen, mehr für das Bewegen der Hand, noch mehr für den Unterarm und sehr viel mehr für das Bewegen des ganzen Armes. Das Gefühl für muskulären Aufwand misst also nicht die geleistete Arbeit, sondern etwas anderes: Es misst, wie sich die Bewegung organisiert, ihre Qualität.

Die Quantität verrichteter Arbeit kann von einem Joule zu einer Million Joule reichen, ohne dass sich das Gefühl für den erforderlichen Aufwand im Mindesten verändert. Das Gefühl von vermehrter Anstrengung tritt erst auf, wenn eine Form von Widerstand oder Störung von uns verlangt, eine unangemessen größere Anstrengung zu ihrer Überwindung zu mobilisieren. Das Gefühl von vermehrter Anstrengung ist offensichtlich nicht einem vermehrten Ausmaß an verrichteter Arbeit geschuldet. Daraus können wir schließen, dass Empfindungen und Gefühle gemeinhin zwar etwas über unsere innere Organisation und die Qualität der Mobilisierung aussagen, jedoch nichts über Unterschiede, die als objektive Realitäten messbar oder nachweisbar sind.

Insofern Gefühle und Empfindungen uns nicht mitteilen, was sich tatsächlich ereignet, bleibt uns nichts anderes übrig, als von mentalen Prozessen wie Beurteilung, Verständnis und Wissen Gebrauch zu machen, wenn wir sicher sein möchten, dass das, was wir fühlen und empfinden, tatsächlich das ist, von dem wir wollen, dass es geschieht. Kommen diese Mittel nicht zur Anwendung, können die möglicherweise auftretenden Irrtümer unter Umständen fatale Folgen haben.

Die Organisation unseres Handelns folgt einem Selbstbild, das zufällig entstanden ist und sich aus Gefühlen und Empfindungen zusammensetzt. Dementsprechend wichtig ist es, darauf hinzuweisen, dass unser Handeln fehlgeleitet sein kann, wenn es auf unklaren Bereichen unseres Selbstbilds beruht, und wir zum Beispiel das Gegenteil davon tun, was wir zu tun glauben, oder etwas, das keinen klaren Bezug hat zu dem, was wir von unserer Handlung empfinden. Und das wird geschehen, ohne dass wir es in irgendeiner Weise wahrnehmen.

Beim Versuch, die Ferse und die Zehen im Kreis zu bewegen, haben Sie wahrscheinlich Augenblicke erlebt, in denen Sie Bewegungen taten, die deutlich anders waren als das, was Sie von Ihrem Tun fühlten. Wenn wir einen solchen Fehler bemerken, löst das eine sofortige abrupte Unterbrechung im Fluss der räumlichen Bilder aus. Dass wir nur selten den Überblick über unsere Ferse oder Zehen in der Form verlieren, dass wir nicht länger wissen, wo diese sich im Raum befinden oder was mit ihnen geschieht, liegt daran, dass wir nur selten versuchen, über bewusst gerichtete Aufmerksamkeit herauszufinden, ob zwischen unserem Handeln und unserer Intention eine direkte Entsprechung besteht. Meist tun wir wenig mehr, als uns so zu bewegen, wie es dem Selbstbild entspricht, das sich vom Zeitpunkt unserer Geburt bis etwa zu unserem vierzehnten Lebensjahr in uns gebildet hat. Dieses undeutliche Bild funktioniert normalerweise mehr oder weniger zufriedenstellend, da wir nur selten eines vollständigeren Bildes bedürfen.

Obwohl wir später im Leben zu sehr viel komplexeren Handlungen in der Lage sind, nutzen wir normalerweise weiterhin die Bildmuster, die in unseren jungen Jahren entstanden sind. In dieser Phase unseres Lebens sind die Zeiträume, die uns für das Entwickeln des Selbstbilds zur Verfügung stehen, weitaus zusammenhängender, da sie kaum in vereinzelte Lernperioden aufgeteilt sind, wie das bei Erwachsenen der Fall ist. Wir sollten wissen, dass dieses Unterbrechen des subjektiven Lernens beim Erwachsenen einer höheren Entwicklung der menschlichen Kreativität im Weg steht. Die Frage ist: Gibt es Handlungen, die so sehr außerhalb unseres Selbstbilds liegen, dass wir das genaue Gegenteil davon tun, was wir beabsichtigt haben?

Diese Bewegung wird Ihnen zeigen, was ich meine: Legen Sie die rechte Handfläche auf Ihren Bauchnabel, die Finger weisen nach links. Drehen Sie den Ellenbogen nach vorn, ohne die Hand zu bewegen, so dass er sich direkt vor Ihnen befindet und Unterarm und Handrücken in einem rechten Winkel zueinander stehen. Vielleicht sind Sie nicht in der Lage, diese schlichte Bewegung auszuführen. Sollte dem so sein, legen Sie Ihre Hand stattdessen auf einen Tisch, und nehmen Sie wahr, wie einfach Sie einen rechten Winkel zwischen Handrücken und Unterarm bilden können. Versuchen Sie die vorherige Bewegung nun auf eine andere Art: Behalten Sie diesen rechten Winkel zwischen Handrücken und Unterarm bei, und legen Sie die Handfläche auf den Bauchnabel, wie Sie es vorhin getan haben. Stellen Sie fest, dass Sie nun dazu in der Lage sind. Wie ist es möglich, dass Ihre Hand nun tun kann, was sie nur wenige Augenblicke zuvor nicht vermochte? Warum tat sie das genaue Gegenteil dessen, was Sie wollten? Die Hand ist der geschickteste Teil unseres Körpers, wir setzen sie am häufigsten für willentliche Bewegung ein: Wie ist es möglich, dass sie uns nicht gehorcht? Wie kann sie derart ungehorsam sein, dass die Flexoren aktiviert werden, wenn wir eigentlich die Extensoren kontrahieren wollen?

Zu lernen, wie diese Bewegung korrekt und exakt so auszuführen ist, wie es unserer Absicht entspricht, dauert nur wenige Augenblicke. Doch es geht, wie schon gesagt, nicht darum, eine Handlung schlicht durch eine andere zu ersetzen: Uns interessiert vor allem die dynamischere Frage, wie wir uns selbst kontrollieren.

Das eigene Selbstbild zu vervollständigen und zu klären, indem wir auf die räumliche und zeitliche Orientierung unseres Körpers achten, kann unsere Kenntnis von uns selbst erweitern. Eine derartige Absicht ist weniger ungewöhnlich als zunächst vielleicht vermutet. Kreative Künstler – ob Maler, Musiker, Dichter, Wissenschaftler oder Philosophen – sind bemüht, ihr Selbstbild in ihrem jeweiligen Spezialgebiet zu erweitern und zu klären. Ein Maler vor der Leinwand versucht, sowohl sein Gefühl für das Bild vor ihm als auch die Stellung und das Gewicht seiner Hand in Betracht zu ziehen, um den Pinsel mit genau der Präzision zu führen, die er für nötig erachtet. Oft berührt er die Leinwand ein ums andere Mal, bis er das Bild erzielt, das ihn zufrieden stellt.

Ein Dichter wägt nicht nur die Bedeutung seiner Worte ab, sondern auch ihre Länge, ihren Klang und ihr Verhältnis untereinander, bis ihre Zusammenstellung seine Gefühle und Gedanken präzise widerspiegelt. Das, was wir eben mit unserer Ferse getan haben, tut er mit Worten. Auch er klärt und erweitert, was er tut, und verhilft damit seinem Selbstbild in seiner spezifischen Domäne zu größerer Präzision und Bewusstheit.

Beim Maler, Dichter und bei den Bewegungen der Ferse würde eine rein mechanische Wiederholung nur eine statische Veränderung bewirken; sie hätte keinerlei Art von Entwicklungsprozess zur Folge. Das wirft die Frage auf: Wie muss eine menschliche Praxis im Wesentlichen beschaffen sein, um uns zu erlauben, unser Selbstbild zu erweitern und zu klären? Offensichtlich muss es auf irgendeine Art einen Fortschritt in der Bewusstheit für sich selbst geben, der neue oder bessere Handlungen bewirkt, ebenso wie das Üben mit der Ferse zu einem besseren Gebrauch des ganzen Beins und seiner einzelnen Bestandteile führt. Wenn wir dem, was wir bei einer Handlung fühlen, keine bewusste Aufmerksamkeit schenken und diese Aufmerksamkeit nicht direkt auf die gesamte Bewegung anwenden, die sich aus diesen Handlungen ergibt, findet keine Entwicklung statt; rein mechanisches Wiederholen wird diese nie zuwege bringen.

Deshalb wird der Postbote ungeachtet seiner täglich wiederholten Wege niemals zum Langstreckenläufer, solange er seine Aufmerksamkeit nicht seinen Bewegungen zuwendet und sich der räumlichen und zeitlichen Orientierung seines Selbstbilds bewusst wird. Auch der Athlet, der sich mit mechanischem Üben begnügt, wird kaum Fortschritte machen.

Damit sich das eigene Selbstbild progressiv entwickelt, muss der Fokus darauf gerichtet sein, es in allen seinen Dimensionen zu vervollständigen, nicht nur in denen, die uns besonders vertraut sind.

Wir wissen nicht, inwieweit die Atmung von einer Verbesserung unserer Verdauungsfunktionen profitieren könnte, oder wie sich diese beiden Dimensionen auf unsere Sehfähigkeit oder unser Erinnerungsvermögen auswirken könnten. Ein Mathematiker, der zudem Musiker ist, ist nicht wie andere Musiker, ebenso wenig wie der musizierende Dichter wie andere Dichter ist: Die hinzugefügte Dimension verändert das Ganze. Nur mit einem mehr oder weniger vollständigen Selbstbild bekommen wir einen Leonardo da Vinci oder einen William Shakespeare.

Lassen Sie uns in Anbetracht dieser Erkenntnisse schauen, ob wir zu einem besseren Verständnis der muskulären Aktivität gelangen können. Halten wir zuallererst fest, dass ein und derselbe Muskel auf sehr unterschiedliche Reize reagieren kann: Beispielsweise kann der Muskel des Augenlids bei bestimmten Erschöpfungszuständen ein klonisches Zucken verursachen, er kann reflexhaft kontrahieren, wenn ein Insekt ins Auge fliegt, oder sich verkürzen, wenn die willentliche Absicht besteht, das Auge zu schließen. Die Qualität der Muskelkontraktion ist in jedem dieser Fälle eine andere.

Allen willentlichen Bewegungen ist unter anderem eines gemeinsam: Sie sind umkehrbar. Wir können im Verlauf der Bewegung jederzeit innehalten und in die Gegenrichtung bewegen oder etwas ganz anderes tun. In den Bereichen des eigenen Selbstbilds, in denen noch kein vollständiges Lernen stattgefunden hat, ist diese Reversibilität nicht möglich. Wenn wir zum Beispiel versuchen, den Kopf nach rechts und gleichzeitig die Augen nach links zu drehen, fühlen wir sofort, was es heißt, wenn eine Bewegung nicht umkehrbar ist. Versuchen wir, diese beiden Bewegungen zwanzigmal oder öfter zu tun, während wir auf den Rhythmus der Atmung achten, so lange, bis es genauso leicht ist, wie die Augen in die gleiche Richtung zu bewegen, werden wir feststellen, dass sich der Muskeltonus im Nacken auf der Seite, in die sich der Kopf gedreht hat, verändert hat. Wenn wir den Kopf nach links und nach rechts drehen, stellen wir fest, dass die rechte Seite freier ist und das Ausmaß der Drehung nach rechts deutlich größer ist als nach links. Zudem ist die Rotation nach rechts einfacher und flüssiger. Die rechte Seite verfügt nun über den Faktor der Umkehrbarkeit und zudem über einen größeren Bewegungsspielraum in der Drehung.

Reversibilität zu erreichen, birgt einen entscheidenden Vorteil: Die Bewegung wird nicht nur flüssiger, sie kann sich auch besser anpassen. Im Alltag neigen wir dazu, Kopf und Augen simultan in die gleiche Richtung zu bewegen, und das wird zur Gewohnheit. Die umgekehrte Bewegung – die Augen also der Drehung des Kopfes entgegengesetzt zu bewegen – ist so selten, dass manche Menschen sie noch nie getan haben.

Die Bewegungen von Oberkörper und Armen weisen die gleiche gewohnheitsmäßige Übereinstimmung auf wie der Kopf und die Augen. Aufgrund dieser Gewohnheit verfügen wir nicht über das Geschick der Umkehrbarkeit, wenn wir versuchen, die Arme der Richtung von Kopf und Augen entgegengesetzt zu bewegen. Probieren Sie beispielsweise Folgendes: Legen Sie die Innenfläche Ihrer rechten Hand auf Ihren Hinterkopf und die Innenfläche der linken Hand auf Ihre Stirn, und versuchen Sie, den Kopf nach recht und links zu drehen. Viele werden, anstatt den Kopf zu drehen, Kopf, Augen, Arme und Oberkörper als Ganzes nach rechts und links drehen. Ihr gewohntes Selbstbild hat die Führung übernommen, und sie sind sich nicht wirklich bewusst, was sie tun, selbst wenn sie darauf hingewiesen werden.

Da sich diese gewohnten Bewegungsmuster trotz unseres Bemühens, etwas anderes zu tun, durchsetzen, können sie als zwanghaft betrachtet werden. Das gewohnte Muster schiebt das beabsichtigte Bewegungsmuster beiseite, ohne dass wir die geringste Bewusstheit davon haben, was geschieht.

Bei einem derart ausgeprägten Mangel an Reversibilität ist äußerst sorgfältige Schulung vonnöten, damit der Betreffende den Unterschied zwischen dem, was er zu tun beabsichtigt, und dem, was er tatsächlich tut, erkennt. Hat er die Fähigkeit zur Reversibilität erlangt, fühlt sich der Lernende, als habe er ein rätselhaftes Problem gelöst. Er hat das Gefühl, eine größere Freiheit in der eigenen Selbstkontrolle erreicht zu haben.

Einige esoterische Disziplinen schulen Umkehrbarkeit mit folgender Technik: Der Lernende muss, egal, in welcher Position er sich gerade befindet, unvermittelt regungslos erstarren, sobald der Lehrer ihn dazu anweist, und diese Position beibehalten, so merkwürdig oder unbequem sie auch sein mag. Indem er willentlich regungslos verharrt, bis er sich wieder entspannen darf, wird er sich all der üblicherweise zur Gewohnheit gewordenen und ineffizienten Weisen bewusst, in der seine Körperteile angeordnet sind. Wenn er wieder in Bewegung kommt, verfügt er über ein erweitertes Bewusstsein – den ersten Schritt im Lernen von Umkehrbarkeit. Gurdjieff[2], der diese Übung häufig nutzt, nennt das die «Stopp-Technik».

Durch den sorgsamen Einsatz solcher Methoden können jene körperlichen Einschränkungen überwunden werden, die auf einer zum Stillstand gekommenen Entwicklung im eigenen Selbstbild beruhen. Eine Verbesserung des Selbstbilds erweitert die Bandbreite und die Anzahl der verfügbaren Bewegungsmuster. Eine gesteigerte Fähigkeit zur Reversibilität geht demnach einher mit einer allgemeinen Verbesserung unserer bewussten zeitlichen und räumlichen Orientierung.

Diese Orientierung ist derart eng mit bewussten Funktionen verbunden, dass sie alle bewussten Handlungen zu durchdringen scheint. Tatsächlich haben wir keine Kontrolle über uns, bis zum Beispiel unsere Augen und unser Kopf über ihre vertraute Orientierung im Raum und der vertikalen Dimension verfügen, die durch das Gravitationsfeld entsteht.

Sollten Sie jemals erleben, in einem fremdem Bett in einem unbekannten Raum aufzuwachen, werden Sie im Moment des Erwachens fühlen, dass sie weder sich selbst noch Ihre Situation unter Kontrolle haben. Selbst wenn Sie hellwach sind, kann eine plötzliche Überraschung oder unerwartete Veränderung in Ihrer räumlichen Orientierung den Fluss des Bewusstseins unterbrechen. Wenn Sie zum Beispiel eine Treppe hinaufgehen und am oberen Ende eine weitere Stufe erwarten, obwohl die Treppe zu Ende ist, ist die plötzliche Überraschung ebenso sehr ein mechanischer Schock für den Körper wie ein Erfahrungsschock für den Fluss des Bewusstseins. Die gleiche Unterbrechung im Bewusstsein tritt auf, wenn beim Herabsteigen einer Treppe eine Stufe weniger als erwartet vorhanden ist.

Die Rückkehr zur normalen Bewusstheit ist nach einer solchen Unterbrechung von der Frage begleitet: «Wo bin ich?» Subjektiv wird die Lücke in unseren üblichen fließenden Bildern der räumlichen Orientierung meist als Bewusstseinslücke erlebt.

Wir können sicher sein, dass diese Beziehung zwischen Bewusstsein und räumlicher Orientierung wichtige Konsequenzen hat. Eine methodische und sorgfältige Anwendung des Konzepts der Reversibilität auf das eigene Selbstbild führt im Laufe der Zeit zu folgenden Ergebnissen:

1. Die Formen und gegenseitigen Bezüge des Skeletts werden uns bewusst.
2. Der vorherrschende Muskeltonus verringert sich und wird ausgeglichener.
3. Wir wenden für all unser Handeln weniger Anstrengung auf.
4. Es vereinfacht, wie wir uns für eine bestimmte Handlung mobilisieren.
5. Unsere Empfindungsfähigkeit wird stärker und erlaubt uns, selbst kleine Abweichungen von der Norm zu bemerken.
6. Unsere Fähigkeit zur räumlichen Orientierung verbessert sich.
7. Unsere intelligenten Funktionen werden vielseitiger.
8. Wir sind weniger müde; damit vergrößern sich unsere Ausdauer und Arbeitskapazität.
9. Unsere Haltung und unsere Atmung verbessern sich, was den Körper sichtlich verjüngt.
10. Wir sind gesünder und verfügen über mehr Kapazität für aktives Handeln.
11. Wir sind bei allem, was wir tun, besser koordiniert.
12. Jede Form von Lernen, mental oder körperlich, wird leichter.
13. Eine tiefere Bewusstheit für sich selbst stellt sich ein.

Wenn sich der Muskeltonus verringert, während sich gleichzeitig die skelettale Bewusstheit erweitert, kann die Struktur des Skeletts ihre Funktion erfüllen, die vertikale Komponente der Schwerkraft aufzuheben. Das befreit die Muskulatur davon, in irgendeiner Weise Gewicht zu tragen, so dass unsere willentlichen Handlungen mit geringstmöglichem, idealerweise fast keinem Aufwand ausgeübt werden.

Praktisch bedeutet das zum Beispiel, dass es anstrengender ist, sich von links nach rechts zu bewegen, wenn man allzu breitbeinig steht, als wenn die Beine näher beisammen sind. Auch Bewegungen vor und zurück sind im breitbeinigen Stand erst möglich, wenn das Skelett in Bezug auf die vertikalen Kräfte der Schwerkraft ausgerichtet wurde. Sobald die vertikale Kompression der Schwerkraft aufgehoben ist, können wir uns mit minimalem Aufwand vor und zurück bewegen. Theoretisch sollte der für Bewegung erforderliche Aufwand einzig darin bestehen, die Widerstände von Luftdruck und Reibung zu überwinden.

Eine allgemeine Verbesserung im Gebrauch unseres Skeletts erlaubt uns, uns des vollen Bewegungsausmaßes von Gelenken und Bandscheiben zu erfreuen. Allzu oft sind körperliche Einschränkungen, die unserer Ansicht nach auf unsere Ungelenkigkeit zurückzuführen sind, die Folge einer gewohnheitsmäßigen und unbewussten Kontraktion und Verkürzung unserer Muskeln. Ohne dass wir es beabsichtigen, verzerrt sich unsere Haltung, und die Gelenke unseres Körpers leiden unter ungleichmäßigem Druck.

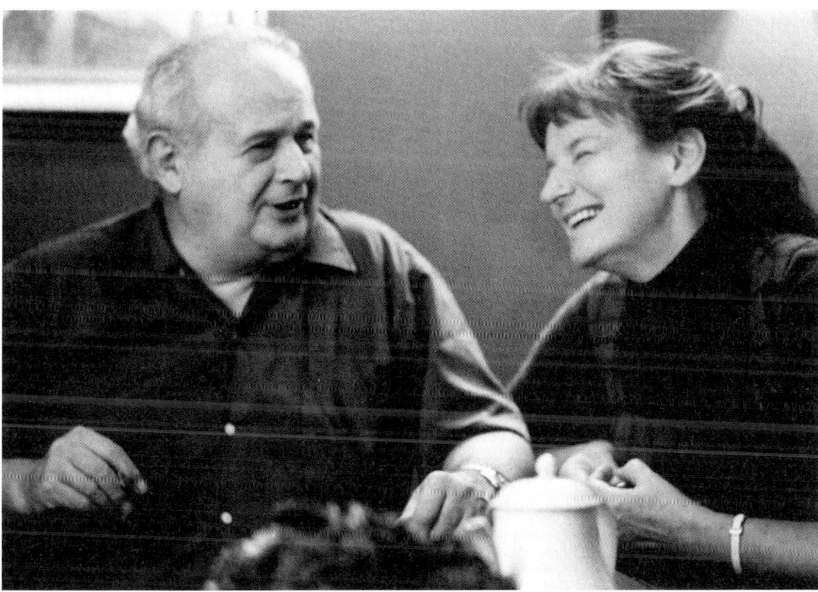

Feldenkrais und Luzzi Wolgensinger in Zürich in den späten 1970er-Jahren

Eine Degeneration der Gelenkflächen verlangt ihrerseits eine weitere Einschränkung der muskulären Aktivität, um Schmerz und Unbehagen in der Bewegung zu vermeiden. Damit entsteht ein Teufelskreis, der Skelett, Wirbelsäule und Bandscheiben allmählich deformiert und einen ältlichen Körper zur Folge hat, dessen Bewegungsspielraum lang vor der Zeit verringert ist. In Wirklichkeit hat Alter wenig mit diesem traurigen Geschehen zu tun. Im Gegenteil: Es ist durchaus möglich, die Fähigkeit des Körpers, jede Bewegung auszuüben, zu der das Skelett in der Lage ist, wiederherzustellen.

Bis zum Alter von sechzig Jahren kann jeder, der bei guter Gesundheit ist und an keiner schwerwiegenden Erkrankung leidet, diese optimale Fähigkeit mit wenig mehr als einer Stunde Um-Schulung pro Lebensjahr erreichen. Abhängig von der Intelligenz und dem Lebenswillen des Betreffenden kann dieser Zustand sogar über das Alter von sechzig Jahren hinaus erreicht werden.

Die essenzielle Einheit von Geist und Körper

Hinter allem, was wir hier diskutieren, steht folgende zentrale Idee: Bei den mentalen und physischen Bestandteilen einer Handlung handelt es sich um zwei unterschiedliche Aspekte der gleichen Funktion. Die mentalen und physischen Komponenten sind keine zwei Reihen von Phänomenen, die irgendwie miteinander verbunden sind, sondern zwei Aspekte derselben Sache, wie die beiden Seiten ein und derselben Münze. Der serielle und lineare Charakter der Sprache stärkt sehr wahrscheinlich den seriellen Charakter unseres Denkens und ermöglicht den gleichzeitigen Ausdruck dieser getrennten Aspekte.

Sofern wir kein spezielles Vokabular kreieren oder ein System der Notation, wie es in der Mathematik benutzt wird, bleibt uns kaum etwas anders übrig, als diese beiden Aspekte getrennt zu halten, auch wenn wir das lieber nicht täten. Selbst hoch abstrakte Themen wie Zahlen sind von einer physiologischen Unterstützung abhängig. Die Geschwindigkeit unseres Denkens ist eng an die Geschwindigkeit der Funktionen unseres Motokortex gekoppelt. Im Geist von zwanzig bis dreißig zu zählen, dauert länger als von eins bis zehn. Das liegt daran, dass selbst non-

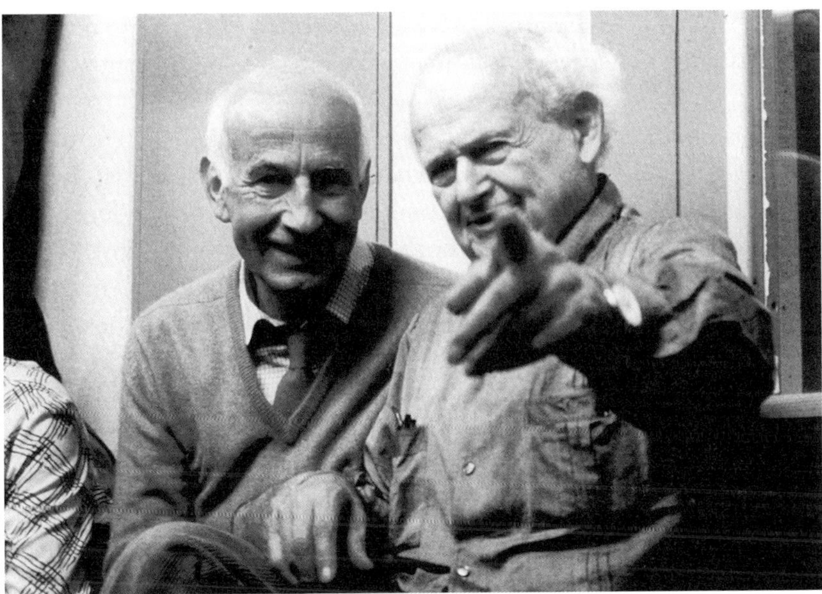

Feldenkrais und der Fotograf Michael Wolgensinger, 1981

verbales Denken wie dieses in der Aufgabe gefangen bleibt, Zahlen zu artikulieren, was im ersten Fall länger dauert als bei den einfacheren Zahlen von eins bis zehn. Auch wenn wir «nach rechts» oder «nach links» denken, wird das sofort die Muskeln der Augen aktivieren.

Durch Schulung kann das menschliche Nervensystem lernen, diese muskulären Aktivitäten von Kehlkopf und Augen zu unterlassen und damit den mentalen Prozess beschleunigen. Dennoch bleibt unser Denken auf das Tempo beschränkt, in dem der Motokortex funktionieren kann. Dem schlichten Akt, diese Seite zu lesen, ist durch die Geschwindigkeit der visuellen Wahrnehmung Grenzen gesetzt. Doch selbst in diesem Fall können wir unsere mentalen Prozesse beschleunigen, indem wir sie von den muskulären Vorgängen abkoppeln, die den Akt des Lesens normalerweise begleiten.

Wichtig ist, dass Denken eine körperliche Funktion beinhaltet, die den mentalen Prozess unterstützt. Egal, wie sehr wir danach suchen: Es ist schwierig, einen mentalen Vorgang zu finden, der ohne die Unterstützung einer körperlichen Funktion stattfinden kann. Zeitgenössisches Denken über die Struktur von Materie zeigt, dass diese nur eine Manifestation von Energie ist – in etwas abgeschwächter Form, wie das Denken selbst.

Es ist unsere Vertrautheit mit bestimmten Phänomenen, die es schwierig macht, diese klar einzuschätzen. Geschwindigkeit ist für uns eine ganz reale Sache, greifbar und messbar. Trotzdem können wir Geschwindigkeit weder fassen noch messen. Sie ist eine Abstraktion. Um Geschwindigkeit zu messen, müssen wir Veränderungen an bestimmten konkreten Orten im Raum beachten. Doch wir können weiter gehen und eine Abstraktion der bereits abstrakten Idee von Geschwindigkeit messen: Wenn wir Veränderungen an konkreten Orten im Raum fortwährend beobachten, können wir Beschleunigung und Verzögerung messen. Wir können uns sogar auf eine dritte Ebene der Abstraktion begeben und eine statistische Kurve der Variationen in der Beschleunigung nachzeichnen. Doch inwieweit unterscheidet sich das von dem, was in uns geschieht, wenn wir denken?

Lassen Sie uns bei dieser Analogie der drei Abstraktionsebenen bleiben und ihre Parallele zum mentalen Prozess beachten: Ich kann beispielsweise gedankenverloren eine Seite lesen und mich dann fragen, ob ich sie verstanden habe. Ich lese die Seite daraufhin noch einmal und achte darauf, ob ich sie verstehe oder nicht. Schließlich lese ich die Seite ein drittes Mal und frage mich, warum ich sie beim ersten Mal nicht verstanden habe.

In einem kurzen Aufsatz wie diesem ist es unmöglich, dieses Thema eingehend zu behandeln. Dennoch können wir die Ähnlichkeit dieser beiden Analogien wahrnehmen und anerkennen, dass sich Geschwindigkeit nur ändern lässt, wenn sich gleichzeitig der physische Vorgang verändert, der sie unterstützt. Jede Veränderung in Letzterem bedeutet eine Veränderung in Ersterem. Ein mentaler Prozess bewirkt eine Veränderung in seiner physischen Grundlage, und eine Veränderung in der physischen Grundlage des Denkens manifestiert sich als mentale Veränderung. In beiden Fällen ist es sinnlos, nach dem Ursprung der Veränderung zu suchen: Weder eine Veränderung in der Geschwindigkeit noch eine Veränderung im Denken ist möglich ohne eine Veränderung in der physischen Grundlage.

Der Zustand wachen Bewusstseins setzt sich aus vier Elementen zusammen: Bewegung, Empfindung, Gefühle und Gedanken. Sind diese vier Aktivitäten abwesend, versinken wir bald in Schlaf. Bewegung und Empfindung werden unstreitig als Funktionen des zentralen Nervensystems betrachtet; wir behaupten jedoch darüber hinaus, dass es sich auch beim mentalen Prozess um die gleiche Art der Funktion handelt. Und wir werden versuchen zu zeigen, dass auch Gefühle Funktionen des zentralen Nervensystems sind.

Eine Angstreaktion umfasst eine heftige Kontraktion der Beugemuskulatur, speziell der Bauchmuskeln, und das Anhalten des Atems. Begleitet wird das von einer Reihe vasomotorischer Störungen: Der Puls beschleunigt sich, die Schweißproduktion ist angeregt, in extremen Fällen können Zittern und ein Entleeren des Darms auftreten. Mancher Soldat hat das erlebt, wenn er den Schützengraben verließ, um mit dem Bajonett anzugreifen. Die starke Kontraktion der Beuger geht einher mit der gleichzeitigen Hemmung ihrer Antagonisten, der Streckmuskulatur, was die Knie in die Beugung zwingt und aufrechtes Stehen schwierig macht.

Ein neugeborenes Kind ist kaum sensibel für äußere Reize: Es reagiert nur wenig auf Licht, Geräusche, Gerüche oder sogar leichtes Kneifen. Spürt es jedoch ein plötzliches Fallen, erfolgt eine heftige Kontraktion der Beugemuskulatur: Der Atem stockt, danach beginnt das Kind zu schreien, der Puls beschleunigt sich und vasomotorische Störungen treten auf. Die Reaktion eines neugeborenen Kindes auf das Fallen und die Reaktion eines Erwachsenen auf die Angst vor dem Fallen sind sich verblüffend ähnlich.

Da die Reaktion auf das Fallen bereits bei der Geburt vorhanden ist, ist sie angeboren; sie hängt nicht von erlernter Erfahrung ab. Das Senken des Kopfes, das Einfalten nach innen, die gebeugten Knie, das Zittern und der für einen angstgeplagten Menschen charakteristische Mangel an Strecktonus – das alles ist Teil der allgemeinen Kontraktion der Beugemuskulatur.

Einige Wochen später, wenn das Gehör des Säuglings besser entwickelt ist, tritt bei einem unerwartet lauten Geräusch die gleiche heftige Reaktion auf. In den Abschnitten des Nervensystems, in denen die Myelinisierung noch nicht abgeschlossen ist, greift die Erregung auf angrenzende Nerven und Nervenäste über. Der achte Hirnnerv besteht aus zwei Ästen, dem kochleären Ast und dem vestibulären Ast; Letzterer innerviert die Bogengänge. Ein plötzlicher Verlust der Unterstützung löst beim Neugeborenen durch die Reaktion der Bogengänge auf das Fallen eine intensive Erregung des vestibulären Astes aus. Wenn die Kochlea auf ein lautes Geräusch reagiert, greift die Erregung des kochleären Astes auf den vestibulären Ast über und löst die gleiche Reaktion aus wie beim Fallen.

Das Reaktionsmuster, das wir bei verunsicherten oder ängstlichen Erwachsenen beobachten konnten, wird durch ein Stimulieren des vestibulären Asts des achten Hirnnervs hervorgerufen. Störungen wie Schwindel, Erbrechen und andere Symptome, die für Angstzustände typisch sind, treten im Allgemeinen auch bei einer Beeinträchtigung der vestibulären Funktionen auf.

Wir haben also nachgewiesen, welches Muster der Entwicklung von Angststörungen, tief sitzender Furcht, Unentschlossenheit und chronischem Selbstzweifel zugrunde liegt. Durch die genaue Betrachtung einiger der zahlreichen Beispiele dieser Phänomene haben wir zudem die wechselseitige Abhängigkeit von Gefühlen auf der einen Seite und Funktionen des zentralen Nervensystems auf der anderen Seite aufgezeigt; wir haben dargelegt, wie sie sich auf die Körperhaltung auswirken und typische Muster im Muskeltonus kreieren.

Zusammenfassend möchten wir erneut betonen, wie elementar die Kontrolle der Muskulatur für die Kontrolle des Selbst ist. Eine sorgfältige Untersuchung der gewohnten Haltung sowie der Muster der muskulären Kontraktion, die diese Haltung erzeugen, lassen Rückschlüsse darauf zu, welche Bereiche des Motokortex beständiger abnormer Erregung bzw. Hemmung unterworfen sind.

Wir sollten nicht vergessen, dass Leben ein sich rasch bewegender Fluss aufeinander folgender Zustände des zentralen Nervensystems ist und jeder Zustand – so komplex er sein mag – eine unteilbare Gestalt repräsentiert. Es ist unmöglich, im selben Moment sowohl «ja» als auch «nein» zu denken. Egal wie komplex eine bestimmte Idee, Tat oder Erfahrung sein mag: Sie repräsentiert eine vollständige und ungeteilte Handlung des gesamten Wesens.

Ist der gesamte Zustand des Verlaufs von Erregung und Hemmung eines Menschen so beschaffen, dass jeder Gedanke und jede Handlung stets die gleichen Regionen aktiviert, dann ist das eine gute Beschreibung des Zustands der Besessenheit. Solche Zustände des Nervensystems können durch Medikamente, die auf eben diese Areale von Erregung und Hemmung einwirken, in Richtung Normalität ausgeglichen werden. Treten ähnliche Ergebnisse zuweilen in der Psychotherapie auf, sind sie von Veränderungen sowohl in der Körperhaltung als auch dem allgemeinen Muskeltonus begleitet.

Ich möchte nochmals darauf hinweisen, dass sich der Zustand der Großhirnrinde an der Peripherie durch diese Konfigurationen von Haltung und Muskeltonus direkt beobachten lässt. Eine Veränderung im zentralen Nervensystem bedeutet immer eine Veränderung in diesen Konfigurationen. Wie bereits erwähnt, handelt es sich um die beiden Seiten der gleichen Münze.

Selbstverständlich kommt einer Technik, die den Muskeltonus reduziert und das eigene Selbstbild systematisch verbessert, eine kaum zu überschätzende Bedeutung zu. Eine solche Technik macht deutlich, dass bei fehlerhafter Selbstkontrolle auch an anderer Stelle Fehler vorliegen: Eine Hemmung in der Entwicklung des Selbst. Eine Korrektur dieser Defekte sollte daher nicht als die «Behandlung einer Krankheit» erfahren werden, sondern als das erneute Anfachen von Wachstum und persönlicher Entwicklung.

Diese Technik, die über zwei Jahrzehnte hinweg entwickelt wurde, wurde in zwei Richtungen ausgearbeitet: Sie umfasst zum einen die direkte Einzelarbeit über Manipulation und zum anderen die Arbeit mit fünfzig oder mehr Menschen gleichzeitig, die in anderer Form erfolgt.

Wir sollten diese Bemerkungen nicht ohne eine abschließende Beobachtung beenden: Angesichts der Organisationsebenen des zentralen Nervensystems – dem Rhinenzephalon, welches das innere Milieu des Körpers kontrolliert, dem limbischen System, das den äußeren Ausdruck innerer Bedürfnisse kontrolliert, und dem supralimbischen System, das nach wie vor in der Entwicklung begriffen ist und dem Menschen erlaubt, nicht nur zu handeln und zu sprechen, sondern auch zu wissen, was wir tun und sagen – bedeutet ein Bewusstwerden für die räumliche Orientierung des Körpers offenkundig, uns selbst tief und in aller Klarheit zu erfahren. Auf diese Weise übernehmen wir wieder Verantwortung für unsere persönliche Entwicklung und setzen unseren Weg fort in die Richtung, die uns vom gesamten Prozess der Evolution bereits vorgezeichnet ist.

2. Geist und Körper (1964)

Gerda Alexander, die Begründerin der als «Eutonie» bekannten Methode, und Moshé Feldenkrais waren befreundet und unterstützten sich in ihrer jeweiligen Arbeit und ihren Ideen. 1959 organisierte Alexander in Kopenhagen, dem Standort ihrer Schule, einen historischen Kongress zu Entspannung und natürlicher Bewegung. Der Kongress, an dem wichtige Vertreterinnen und Vertreter somatischer Richtungen und Überlegungen teilnahmen, umfasste eine Mischung aus Unterrichtsstunden, praktischen Vorführungen und Vorträgen. Praktizierende von Methoden, die wir heute als somatisch bezeichnen würden, kamen aus ganz Europa zusammen und machten den Kongress zu einem einzigartigen Ereignis. Auch Feldenkrais stellte seine Arbeit vor; *Geist und Körper* entstand auf der Basis dieses Vortrags.
Dieser Aufsatz wurde das erste Mal 1964 in *Systematics: The Journal of The Institute for the Comparative Study of History, Philosophy and the Sciences* veröffentlicht. Gründer des Instituts war J.G. Bennett, ein eklektischer, in der Tradition von G.I. Gurdjieff und P.D. Ouspensky[1] verwurzelter spiritueller Lehrer. Feldenkrais war sehr an deren Ideen interessiert und hatte in den Jahren, die er nach dem Zweiten Weltkrieg in London verbrachte, viel mit Leuten zu tun, die in der Tradition von Gurdjieff standen. Bennett hatte die Zeitschrift gegründet, um einen Dialog zwischen Wissenschaftlern und anderen Denkern ins Leben zu rufen, deren Interessen sich mit seinem Ansatz überschnitten. Der von ihm entwickelte Begriff «Systematics» bezeichnete die autonomen Bestandteile eines Systems, die zur Formung des Ganzen zusammenarbeiteten.

Die Frage nach der Verbindung von Geist und Körper beschäftigt die Menschheit seit Jahrhunderten. «Ein gesunder Geist in einem gesunden Körper» und ähnliche Sprichwörter zeigen ein Verständnis einer Art von Einheit. In anderen Lehren ist es der gesunde Geist, der für einen gesunden Körper sorgt.

Ich bin überzeugt, dass die Einheit von Geist und Körper eine objektive Realität ist. Das sind nicht nur einzelne Teile, die irgendwie miteinander in Beziehung stehen; sie bilden in ihrer Funktion ein untrennbares Ganzes. Ein Gehirn ohne einen Körper könnte nicht denken; zumindest wird die Kontinuität von mentalen Funktionen durch entsprechende motorische Funktionen gewährleistet.

Lassen Sie mich das durch einige Beispiele belegen:

1. Es dauert länger, die Zahlen von zwanzig bis dreißig zu denken als die Zahlen von eins bis zehn, obwohl die numerischen Intervalle zwischen eins und zehn bzw. zwischen zwanzig und dreißig identisch sind. Der Unterschied rührt daher, dass die Zeit, die benötigt wird, um die Zahlen zu denken, proportional ist zur Zeit, die benötigt wird, um diese laut auszusprechen. Zählen – eine der «reinsten» Abstraktionen – ist also durch seine nervöse Organisation untrennbar mit muskulärer Aktivität verbunden. Beim Zählen von Objekten gleichen die motorischen Elemente von Sehen und Sprechen die Geschwindigkeit des Denkens im Allgemeinen an den langsameren Grad ihrer eigenen Aktivität an. Die meisten Menschen können nicht klar denken, ohne die motorischen Funktionen des Gehirns zumindest soweit zu mobilisieren, dass sie sich der Wortmuster bewusst werden, die den Gedanken repräsentieren. Bei ausreichendem Training ist es selbstverständlich möglich, den motorischen Aspekt des Denkens teilweise zu *hemmen* und damit die Leichtigkeit des Denkens zu steigern.

2. Makuläres Sehen, also deutliches, klares Sehen, ist im jeweiligen Moment auf eine äußerst kleine Fläche begrenzt. Um den Gehalt dessen, was wir beim Lesen sehen, klar wahrzunehmen, ist soviel Zeit erforderlich, wie die Muskeln des Auges für das Abtasten des entsprechenden Bereichs benötigen. Auch hier wird die funktionale Einheit von Wahrnehmung und motorischer Funktion ersichtlich.

Diese Beispiele zeigen, dass Denken schneller und klarer werden kann, wenn das Ausmaß der körperlichen Bewegung verringert und der Ablauf der muskulären Kontrollen bereinigt wird.

Jacobson[2] zufolge ist es im Zustand der tiefen muskulären Entspannung schwierig oder sogar unmöglich zu denken, ohne Spannung in einigen Muskeln zu bemerken. Selbst wenn wir uns einen Gegenstand mit geschlossenen Augen vorstellen, ist ein Anspannen in der Muskulatur der Augen spürbar.

Bedenken Sie zudem, wie hartnäckig wir die gleichen Gedanken und die gleichen Verhaltensweisen unser Leben lang beibehalten; wie wir zum Beispiel die gleichen Muster des Stimmapparats nutzen und die gleiche Stimme erzeugen, an der wir ein Jahrzehnt ums andere erkannt werden können. Das Gleiche gilt für unsere Handschrift, unsere Körperhaltung usw. Solange in diesen Bereichen keine deutliche Veränderung auftritt, verändern sich auch unsere Witze, Einstellungen und Stimmungen nicht.

Für die inneren Abläufe des zentralen Nervensystems haben wir kein Empfinden. Wir können ihre Manifestationen nur fühlen, sofern das Auge, der Stimmapparat, die Mimik und der Rest des Körpers unser Gewahrsein wecken. Das ist der Zustand von Bewusstsein!

Ich zweifle kaum daran, dass die motorischen Funktionen, vielleicht auch die Muskeln selbst, wesentlicher Bestandteil unserer höheren Funktionen sind. Das gilt nicht nur für höhere Funktionen wie Singen, Malen und Lieben, die ohne muskuläre Aktivität nicht möglich sind, sondern auch für Denken, Erinnern und Fühlen.

Betrachten wir das Fühlen genauer: Ich kann fröhlich, ärgerlich, ängstlich oder angewidert sein. Ich bin beschwingt, mein Atem ist gleichmäßig, ein Lächeln zeichnet mein Gesicht: Ich bin vergnügt. Bin ich von etwas angewidert, ist meine motorische Haltung eine völlig andere: Ich sehe aus, als hätte ich mich eben erbrochen oder würde das gleich tun. Ich verkrampfe den Unterkiefer, balle die Fäuste, der Atem ist angehalten, der Puls rast, Augen und Kopf bewegen sich ruckartig, mein Nacken ist steif: Ich bin ärgerlich, bereit, auf jemanden loszugehen, doch ich versuche, mich zu beherrschen. Ich habe Angst, ich schreie, ich versuche wegzurennen oder bin vor Furcht wie erstarrt.

Meist besteht ein motorisches Muster, das deutlich genug ist, um die Intensität meines Gefühls sogar objektiv beurteilen zu können. Was ist zuerst da: das motorische Muster oder das Gefühl? Mit dieser Frage haben sich viele berühmte Theorien beschäftigt. Meiner Ansicht nach bilden sie im Grunde genommen eine einzige Funktion. Wir können uns eines Gefühls erst bewusst werden, wenn es durch eine motorische Mobilisation ausgedrückt wird. Es gibt daher kein Gefühl, solange es keine körperliche Einstellung gibt.

Um-Schulung [Re-education]

Es gibt im Wesentlichen zwei Wege, das Verhalten eines Menschen zu ändern: über die Psyche oder über den Körper. Echte Veränderung muss jedoch immer auf eine Art geschehen, die eine gleichzeitige Veränderung von Psyche und Körper erlaubt. Ist die Herangehensweise nicht ganzheitlich, sondern setzt isoliert an der Psyche oder am Körper an, wird die Veränderung nur so lange anhalten, wie der betreffende Mensch ihrer gewahr bleibt und nicht in spontane gewohnheitsmäßige Muster verfällt. Ein inneres Abtasten des eigenen Körperbilds erlaubt uns jedoch, die Rückkehr der unerwünschten gewohnheitsmäßigen Muskelfunktion zu entdecken, noch bevor sie auftritt, und diese dann willentlich entweder zu hemmen oder zu bahnen.

Der Vorteil, sich der Einheit von mentalem und muskulärem Leben über den Körper anzunähern, besteht darin, dass der Ausdruck der Muskulatur schlichter ist, denn er ist konkret und leichter zu lokalisieren. Es ist zudem unvergleichlich einfacher, im Menschen Bewusstheit für die Vorgänge im Körper zu wecken; daher erzielt der körperliche Ansatz raschere und direktere Ergebnisse. Über ein Einwirken auf die Schlüsselbereiche des Körpers, also Augen, Hals, Atem oder Becken, kann die Stimmung auf der Stelle leicht und auffallend verändert werden. Ich habe eindeutige Ergebnisse mit einer Gruppentechnik erzielt, die auch der Einzelne an sich anwenden kann.

Einige Beispiele könnten hier von Nutzen sein:

Herr B. verbrachte drei Jahre in einer psychiatrischen Anstalt, wo er eine Analyse machte und später mit Elektroschocks behandelt wurde. Er verließ die Anstalt, als reiflichen Überlegungen zufolge keine weitere Besserung zu erwarten war. Als er durch unsere Methode lernte, nur ein paar mehr oder weniger normale Atembewegungen zu machen, träumte er, er sei in einem Badezimmer, dessen Wände plötzlich in sich zusammenfielen, was ihn den Blicken von Umstehenden aussetzte. In den nächsten zehn Nächten wiederholte sich dieser Traum, bis eine vollständige Veränderung der Atmung eintrat. Während dieser Zeit war als Vorbote einer weiteren günstigen Entwicklung eine deutliche positive Veränderung im Verhalten von Herrn B. festzustellen.

Professor Z., einer der ersten Psychiater, der sich für meine Methode einsetzte, veröffentlichte den eindrücklichen Fall eines seiner Patienten, bei dem nach hundert psychotherapeutischen Sitzungen keinerlei nützliche Hinweise zutage getreten waren. In der wöchentlichen Teamsitzung wurde ein somatischer Zugang vorgeschlagen. Der Patient wurde in eine Art Embryohaltung gebracht; ein gewisser Grad an Entspannung stellte sich ein, und die Atmung verbesserte sich. Innerhalb von vier Sitzungen wurde so viel signifikante Information gewonnen, dass der Behandlungsverlauf klar festgelegt werden konnte. Dieses Beispiel zeigt, dass sich der Diagnose ein neuer Blickwinkel eröffnet, der Bezüge zwischen scheinbar unzusammenhängenden Fakten aufdeckt, wenn von der Einheit von Geist und Körper ausgegangen *und* am Körper gearbeitet wird.

Hohes Alter beginnt mit der selbstauferlegten Beschränkung, keine neuen Körpermuster zu bilden. Einstellungen und Haltungen werden danach beurteilt, ob sie einer angenommenen Würde entsprechen. Bestimmte Handlungen wie auf dem Boden zu sitzen oder herumzuspringen werden somit abgelehnt und können infolge dessen binnen kurzem nicht mehr ausgeübt werden. Allein diese schlichten Verrichtungen wieder aufzunehmen und zu integrieren, wirkt sich nicht nur auf die Mechanik des Körpers erkennbar verjüngend aus, sondern auch auf die Persönlichkeit als Ganzes.

Standards der Normalität

Ich habe die Körper mehrerer tausend Menschen vor und während der Umschulung eingehend studiert und festgestellt, dass sich bezüglich der Definition von Gesundheit und Normalität einige Normen aufstellen lassen. Besonderes Augenmerk habe ich auf die Verteilung des Tonus im Körper gelegt. Obwohl es schwierig ist, diesen Konzepten von Gesundheit und Normalität in wenigen Worten umfassend gerecht zu werden, können die allgemeinen Prinzipien skizziert werden.

Der Kopf darf beispielsweise nicht die Tendenz aufweisen, sich in bestimmte Richtungen zu bewegen. Dem «normalen» Kopf sollten innerhalb des anatomisch möglichen Bewegungsspielraums alle Richtungen frei zugänglich sein. Ganz allgemein sollte es die Struktur des Skeletts sein, die die Bewegungen des Körpers einschränkt, nicht *muskuläre* Verspannung. Tatsächlich nutzt jeder Erwachsene nur einen Teil der theoretischen Möglichkeiten des menschlichen Körperbaus.

Gesunde, koordinierte Bewegungen des Körpers als Ganzem gehorchen dem mechanischen Prinzip des kleinsten Kraftmaßes; Muskeln sind dazu angelegt, aufeinander abgestimmt zu arbeiten und ihren Aufgaben mit einem möglichst geringen Verbrauch an metabolischer Energie nachzukommen. Anhand dieser Prinzipien, die für die Verrichtungen des gesamten menschlichen Körpers gelten, kann zwischen normalem und abnormalem Verhalten unterschieden werden.

Damit diese Normen für Normalität universal anwendbar sind, müssen wir den Menschen in seiner Ganzheit betrachten. Ein Mensch besteht aus drei Größen: Dem Nervensystem, das den Kern bildet, dem Körper, also Skelett, Eingeweide und Muskeln, der den Kern umhüllt, und der Umgebung, namentlich Raum, Schwerkraft und Gesellschaft. Diese drei Aspekte, mitsamt ihrer jeweiligen materiellen Unterstützung und Aktivität, ergeben zusammengenommen ein funktionierendes Bild eines menschlichen Wesens.

Zwischen dem Kern (dem Nervensystem) und der äußeren physischen Welt oder sogar der sozialen Umgebung besteht eine funktionale Übereinstimmung. Diese Beziehung kann um einiges enger und vitaler sein als zwischen benachbarten Bereichen des Nervensystems selbst. Denken Sie an alle diejenigen, die freiwillig den Tod riskieren, um eine bestehende soziale Ordnung zu verteidigen. In einem solchen Fall ist die Bindung des Nervensystems an eine soziale Ordnung womöglich stärker als die Bindung an den Körper selbst, so dass manch einer die beiden ersten Teile seiner selbst opfert, um den dritten zu bewahren. Zu versuchen, eine Veränderung im Verhalten eines Menschen zu bewirken, ohne in jedem Moment alle drei Komponenten der Existenz zu beachten, hieße, die Realität zu missachten.

Mit dem Körper steht das Nervensystem über Nerven und hormonelle Prozesse in Verbindung; die Nervenenden und Sinne, die über Position im Raum, Schmerz, Berührung und Temperatur informieren, verbinden es mit der Außenwelt. Das Nervensystem nimmt die Außenwelt nicht *direkt* wahr. Das bedeutet, dass die Unterscheidung zwischen dem Selbst und der Außenwelt eine Funktion ist, die entwickelt oder erlernt werden muss. Langsam und allmählich sortiert das System die Informationssignale, die aus dem Körper und der Außenwelt eintreffen, und lernt, zwischen ihnen zu unterscheiden.

Die Entwicklung dieses Vorgangs führt zu einer immer klareren Unterscheidung zwischen den Signalen, die aus dem Körper (dem Selbst) abgeleitet werden, und denen, die aus der Außenwelt stammen. Erstere werden als «Ich» bekannt, Letztere als «nicht Ich». Das ist der Anfang von Bewusstsein. Indem wir lernen, wie unser Körper orientiert ist, lernen wir uns selbst kennen. Subjektive und objektive Realitäten hängen also auf organische Weise von den motorischen Elementen (Nerven, Muskeln und Skelett) ab, die sich durch das Gravitationsfeld orientieren und auf dieses reagieren.

Die Schwerkraft ist ein wesentlicher Aspekt der Wirklichkeit; sie spielt eine entscheidende Rolle in der Konstituierung unserer Normalität. Wir sind jedoch so an das Gravitationsfeld gewöhnt, dass wir *lernen* müssen, seine Existenz zu erfahren. Das Gleiche gilt für das Bewusstsein, das kontinuierlich ist, solange die Kette der Hinweise zur körperlichen Orientierung nicht abreißt. Wie organisch diese körperliche Orientierung für das Bewusstsein ist, wird erst deutlich, wenn die Verbindung zwischen beiden unterbrochen ist. Wenn wir nach einer Ohnmacht oder einer Narkose wieder zu Bewusstsein kommen, ist unser erster Gedanke: «Wo bin ich?» Wird die Kette der Hinweise zur körperlichen Orientierung unterbrochen, wie dann, wenn die erwartete nächste Treppenstufe nicht vorhanden ist, setzt das Bewusstsein einen Moment aus. Das versetzt uns einen Ruck, der so heftig ist, dass wir einen Augenblick lang die Kontrolle über uns verlieren.

Der Begriff «Orientierung» ist hier im weitesten Sinne gebraucht und umfasst auch die Unterscheidung zwischen «Ich» und «nicht Ich» im sozialen Feld mit allen damit verbundenen Aspekten. Und selbstverständlich ist der Ausdruck von Unterwürfigkeit, Arroganz, Unbedeutsamkeit oder Wichtigkeit nirgendwo klarer erkennbar als im Skelett. Wenn wir die organischen Verknüpfungen von sozialer Orientierung in die Bereiche von Muskeln, Nerven und Skelett hinein verfolgen, tut sich ein riesiges Forschungsfeld auf. Neben der individuellen Entwicklung oder Abnormalität können auch breitere kulturelle und ethnische Unterschiede in der Einstellung den Körper hindurch verfolgt werden.

Die Introvertiertheit, das Nicht-Anhaften und der Gleichmut der Hindus mit der entsprechenden Beweglichkeit in den Hüftgelenken und die Extrovertiertheit, das Festhalten, die Zeit-ist-Geld-Haltung der Industrienationen (mit ihrer völligen Unfähigkeit, im Schneidersitz zu sitzen) sind einige Beispiele. Natürlich muss man Zeit aufwenden, sich selbst betrachten, etwas aufgeben und sich von etwas anderem lösen, um die Hüftgelenke in einen normalen Zustand zurückversetzen und weich und geschmeidig zu machen.

Beim Menschen kann eine «normale» Handlung unbewusst und automatisch oder rundum bewusst und mit vollem Gewahrsein geschehen. Fast alle Aktivität, die sich phylogenetisch mit der menschlichen Spezies entwickelt hat, ist in der gesamten Tierwelt gebräuchlich. Bei den höheren Mitgliedern des evolutionären Stammbaums wird die Aktivität zunehmend komplexer oder bewusster. Dennoch wird phylogenetisch erworbene Aktivität immer in abstrakter Form ausgedrückt und ist daher unveränderlich, da auf eine Abstraktion nicht eingewirkt werden kann. Individuell erworbenes Handeln (ontogenetisches Handeln) betrifft hingegen die Sinne. Es kann verändert oder erlernt werden, da wir tatsächlicher Unterschiede gewahr werden können: im Ausmaß des Aufwands, in der zeitlichen Koordination, den Körperempfindungen, der räumlichen Anordnung der Körperteile, im Stehen, im Atmen, in der Formulierung usw. …

Diese Art des Lernens über Bewusstheit ist abgeschlossen, wenn der neue Handlungsmodus automatisch oder sogar unbewusst geschieht, wie alle Gewohnheiten. Eine durch Bewusstheit erworbene Gewohnheit hat den Vorteil, dass sie sehr leicht neue Bewusstheit hervorruft, sollte sie sich in der Konfrontation mit der Realität als unzulänglich oder nicht wirklich passend erweisen; das hilft uns, eine neue und effizientere Veränderung zu vollziehen.

Die Anatomie hat uns zu einem eingehenderen Verständnis der Funktionsweisen des Körpers verholfen, die Neuroanatomie zu einem Verständnis einiger Aktivitäten der Psyche. Ich bin zutiefst davon überzeugt, dass wir uns selbst besser kennenlernen, wenn wir die somatischen Aspekte des Bewusstseins verstehen. Spannung ist selbstzerstörerisch. Wir sollten zukünftig in der Lage sein, die Kräfte zu *lenken*, die Spannung erzeugen, nicht nur, um diese zu lösen, sondern auch, um das menschliche Funktionieren zu verbessern.

Techniken für den Einzelunterricht

Im Einzelunterricht setze ich meine Hände ein, um die gewünschte Ausrichtung der verschiedenen Körpersegmente zu bewirken. Welche Auswirkungen das hat, ist schwer zu beschreiben, aber ich kann zumindest einen Eindruck vermitteln.

Ich wende mich dem betroffenen Bereich oder Gelenk des Körpers niemals direkt zu, bevor ich nicht eine Verbesserung in der Atmung und in der Beziehung zwischen Kopf und Nacken bewirkt habe. Verbesserungen in Kopf und Nacken und der Atmung können ihrerseits nur erreicht werden, wenn die Anordnung von Wirbelsäule und Brustkorb korrigiert ist. Um das zu ermöglichen, müssen wiederum Becken und Abdomen korrigiert werden. In der Praxis besteht das Vorgehen also aus einer Reihe aufeinander folgender Berichtigungen, wobei jede eine weitere Besserung in dem Segment erlaubt, mit dem gerade gearbeitet wurde.

Bevor mit dieser Technik gearbeitet werden kann, muss sie zuerst an sich selbst erfahren werden, um die notwendige Feinheit der Berührung und das klare Gespür dafür zu erlangen, welche Muskelgruppe oder welcher Bereich zuallererst Aufmerksamkeit benötigt bzw. wo diese überhaupt erforderlich ist.

Stehen Kopf und Wirbelsäule in einer besseren Beziehung zueinander, lösen sich die Probleme in der Peripherie meist auf, so dass dort nur sehr wenig Arbeit erforderlich ist, um die Funktion dem Niveau des restlichen Körpers anzugleichen.

Ich bestehe auf einer Serie von dreißig bis vierzig täglichen Sitzungen und danach weiteren zwei bis drei Sitzungen pro Woche, solange, bis die hauptsächlichen Beschwerden verschwunden sind. In etwa fünfzig Prozent der Fälle lösen sich Schmerzen und Einschränkungen im Gebrauch eines Körperteils noch vor Ablauf der täglichen Sitzungen auf.

Zu Beginn liegt die Person in der Rückenlage. Diese Position reduziert den Einfluss der Schwerkraft auf den Körpers weitestgehend, was eine größere Freiheit für das Nervensystem zur Folge hat. Die Reaktion des Nervensystems auf den Zug der Schwerkraft ist eine Gewohnheit, und unter diesen Umständen lassen sich die Muskeln unmöglich dazu bewegen, auf den gleichen Reiz anders zu reagieren; das ist jedoch das hauptsächliche Mittel, den Körper neu zu schulen. Es ist demnach offenkundig schwierig, eine echte Veränderung im Nervensystem zu bewirken ohne den Einfluss der Schwerkraft zu verringern oder aufzuheben.

Später nutze ich dreißig verschiedene Ausgangssituationen; ich arbeite im Sitzen, Stehen, Gehen oder lasse die Person auf zwei Holzrollen balancieren. Weitere Details der Einzelarbeit werden mit der Beschreibung der Techniken für Gruppen klarer werden.

Techniken für die Arbeit mit Gruppen

Eine Gruppe besteht aus dreißig bis vierzig Personen und ist für alle Altersstufen offen; Fünfzehnjährige können ebenso vertreten sein wie Menschen, die sechzig Jahre oder älter sind. Einmal habe ich beispielsweise eine Gruppe von Frauen und Männern mit Ischialgien, Bandscheibenvorfällen, Frozen Shouldern und ähnlichen Beschwerden unterrichtet; die meisten von ihnen waren älter als fünfunddreißig und trugen seit mehreren Jahren Korsette. Andere Gruppen bestehen vielleicht aus Lehrern, Schauspielerinnen, Sängerinnen, Tänzern usw.

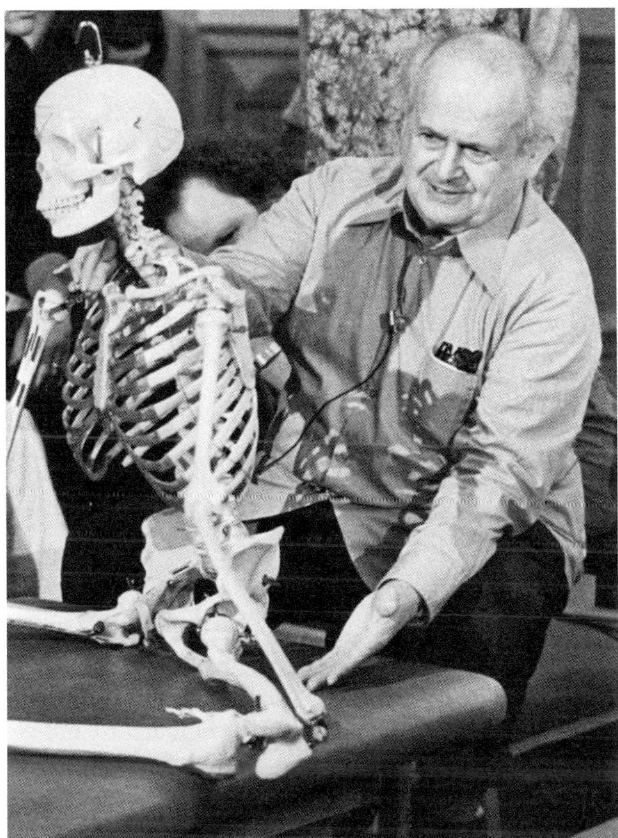

Feldenkrais im Unterricht, 1977

Zunächst bitte ich alle, sich auf den Rücken zu legen (um dem obigen Prinzip folgend die Einwirkung der Schwerkraft zu verringern) und zu lernen, sich zu «scannen». Alle untersuchen also aufmerksam den Kontakt des Körpers zum Boden und lernen nach und nach Unterschiede zu entdecken: Bereiche, an denen der Kontakt schwach oder überhaupt nicht vorhanden ist, und andere, an denen er satt und deutlich gespürt wird. Diese Übung entwickelt Bewusstheit dafür, wo die Muskulatur durch anhaltende übermäßige Spannung Teile des Körpers vom Boden weg hält und damit nur einen schwachen Kontakt zulässt. Eine gewisse Entspannung kann bereits durch diese muskuläre Bewusstheit erreicht werden, doch eine weitere Verbesserung, die sich auch in den Alltag überträgt, ist nur möglich, wenn die Einzelnen ihre Bewusstheit für ihr Skelett und dessen Ausrichtung steigern. Im Bereich der Gelenke bereiten die Hüftgelenke diesbezüglich die größten Schwierigkeiten. Anders als in Kulturen, in denen Menschen nicht auf Stühlen, sondern auf dem Boden sitzen, ist in den westlichen Kulturen keine Bewusstheit für die Lage und Funktion dieser Gelenke vorhanden. Wer auf Stühlen sitzt, hat nahezu ausnahmslos eine völlig falsche Vorstellung davon, wo die Hüftgelenke zu finden sind. Zudem nutzt er seine Beine auf nicht korrekte Weise, so, als artikulierten sie an imaginären Stellen im Körperbild und nicht dort, wo sie sich wirklich befinden.

Ich stelle gewöhnlich klar, dass meine Arbeit auf Bewusstsein im Tun abzielt bzw. auf die Fähigkeit, praktisch zur gleichen Zeit in Kontakt mit dem eigenen Skelett, den eigenen Muskeln und der Umgebung zu sein. Das ist keine «Entspannung», denn echte Entspannung kann nur beibehalten werden, wenn wir nichts tun. Das Ziel ist *nicht* vollständige Entspannung, sondern gesundes, kraftvolles, leichtes und angenehmes Tun. Es ist notwendig, Spannung zu verringern, denn effizientes Bewegen sollte mühelos sein. Ineffizienz wird als Anstrengung empfunden und verhindert, dass wir mehr tun und das, was wir tun, besser tun.

Unnütze Anstrengung allmählich zu verringern ist notwendig, um die kinästhetische Sensibilität zu erhöhen, ohne die keine Selbstregulation möglich ist. Das Weber-Fechner-Gesetz[3] zeigt deutlich, dass es sich so verhält. Dieses Gesetz besagt, dass bei einem breiten Spektrum der menschlichen Sensibilität und Aktivität der Unterschied im Reiz, der den kleinsten wahrnehmbaren Unterschied in der Empfindung produziert, immer im gleichen Verhältnis zum ganzen Reiz steht. Halte ich zum Beispiel ein Gewicht von zwanzig Pfund in den Händen, kann ich eine Fliege, die sich darauf niederlässt, nicht spüren, denn der kleinste wahrnehmbare Unterschied im Stimulus rangiert in einem Verhältnis zwischen 1:20 bis 1:40; dem Gewicht, das ich trage, müsste daher mindestens ein halbes Pfund hinzugefügt oder abgezogen werden, bevor ich einen Unterschied wahrnehmen kann. Wenn ich eine Feder halte, macht das Gewicht einer Fliege einen großen Unterschied. Um Unterschiede in der Anstrengung ausmachen zu können, muss diese also offensichtlich zuerst verringert werden. Verrichtungen können nur dann feiner und feiner werden, wenn sich die *Sensibilität* – also die Fähigkeit, den

Unterschied zu *fühlen* – verbessert hat. Deshalb beginnt die Arbeit in der Gruppe mit kleinen Entdeckungen in der muskulären Bewusstheit.

Ein weiteres wichtiges Merkmal der Arbeit in der Gruppe ist, dass den gesamten Kurs über beständig neue Situationen kreiert werden. Sobald sich die Neuheit abnutzt, wird das Gewahrsein trübe, und es findet kein Lernen statt. Bedarf eine bestimmte Konfiguration einer Wiederholung, unterrichte ich sie in Dutzenden oder sogar Hunderten von Variationen, bis diese beherrscht werden.

Alle Übungen sind so angelegt, dass sie am Ende der Lektion für eine klare Veränderung in der Empfindung und einen mehr oder weniger anhaltenden Effekt erzeugen. Das ermöglicht den Schülerinnen und Schülern, Verbindungen zwischen verschiedenen Teilen des Körpers zu erkennen, zum Beispiel zwischen dem linken Schulterblatt und dem rechten Hüftgelenk oder zwischen dem Augenmuskel und den Zehen.

Um für die mentale Leichtigkeit zu sorgen, die nötig ist, um unnütze Anstrengung zu verringern, wird die Gruppe – wenn sie sich angestrengt bemüht – wiederholt ermutigt zu lernen, es ein bisschen *weniger* gut als möglich zu tun, um weniger schnell, weniger energisch, weniger anmutig usw. zu sein. Ich fordere sie oft auf, ihr Äußerstes zu geben und danach absichtlich ein bisschen weniger zu tun. Das ist wichtiger, als es den Anschein haben mag: Ist ein Schüler in der Lage Fortschritte zu spüren ohne sich zu verspannen, dann empfindet er, dass er es besser machen kann, was weitere Fortschritte anregt. Mit dieser geistigen und körperlichen Haltung können innerhalb von zwanzig Minuten Erfolge erzielt werden, die sonst vielleicht zahlreiche Arbeitsstunden erfordern würden.

Besondere Erwähnung müssen die winzig kleinen, kaum wahrnehmbaren Bewegungen finden, von denen ich ausgiebig Gebrauch mache. Sie reduzieren die unwillentliche Kontraktion in der Muskulatur auf erstaunliche Weise; einige Minuten an einem Bein oder einem Arm zu arbeiten, kann dazu führen, dass sich dieses länger und leichter anfühlt als das andere Bein bzw. der andere Arm. Noch nach der Stunde spüren die Schülerinnen und Schüler die neue Art der Aktivität, und das Empfinden der leichteren und längeren Extremität steht in einem beständigen Kontrast zur anderen, die sich vergleichsweise unbeholfen und plump anfühlt.

Sehr oft wird in einer Lektion mit einer Körperhälfte – der rechten oder der linken – gearbeitet, und die andere so belassen, wie sie ist. Wieder tragen die Schülerinnen und Schüler noch Stunden später zwei unterschiedliche Standards im Körper: Ihren gewohnten Zustand und den Vorschlag zu einem besseren. Sie spüren den Unterschied so lange, bis die ungeschicktere Seite nachgibt. Auf diese Art und Weise lernen sie sozusagen von innen heraus lockerer zu werden. Sie werden angeregt, Lernen von der Bewegung, an der gearbeitet wurde, auf völlig andere Bewegungen zu übertragen. Dieser Lerntransfer ist grundsätzlich sehr persönlich und sieht bei allen anders aus. Einige spüren vielleicht, dass sich ihre Art zu sprechen verändert, andere nehmen einen Unterschied in ihrer Aufmerksamkeit oder ihrer Art des Beobachtens wahr.

Ein weiteres Prinzip der Arbeit in der Gruppe ist das «Scannen» des Körperbildes, das auf zweierlei Art geschieht. Einmal wird eine Empfindung von Länge, Weite und Leichtigkeit in einer Seite des Körpers herbeigeführt, indem der Körper wie oben beschrieben tatsächlich bewegt wird; auf der anderen Seite des Körpers wird die gleiche Empfindung *ausschließlich* durch mentales Scannen bewirkt. Mentales Scannen bedeutet zuzuhören, der unterschiedlichen Empfindungen in der motorischen Erinnerung der Muskeln beider Seiten gewahr zu werden und das Empfinden einer veränderten Orientierung im Raum.

Die zweite Art besteht darin, von Anfang an *beide* Körperhälften gleichzeitig zu scannen und die Aufmerksamkeit auf beiden Seiten darauf zu richten, die Abstände zwischen verschiedenen Körperteilen zu spüren, bis diese Empfindungen dem tatsächlichen Unterschied entsprechen.

Ein anderer Teil der Schulung konzentriert sich darauf, willentliche Bewegungen zu verbessern. Jede willentliche Handlung besteht aus zwei Phasen, die derart rasch aufeinander folgen, dass es schwierig ist, die zeitliche Verzögerung zwischen ihnen zu bemerken. In der vorbereitenden Phase wird die für die Handlung erforderliche Körperhaltung mobilisiert. Die zweite Phase ist das Vollziehen der Handlung. Weil zwischen diesen beiden Phasen ein winziger zeitlicher Abstand besteht, können wir lernen, die vorbereitende Mobilisation wahlweise zu hemmen oder zu erweitern. Wo die Möglichkeit zur Wahl besteht, kann die Handlung entweder vervollständigt oder aber verhindert und die vorbereitende Haltung komplett rückgängig gemacht werden. In der Gruppe arbeiten wir daran, den Abstand zwischen der einleitenden Haltung für eine Handlung und deren Ausführung zu klären. Diese Klarheit oder Bewusstheit macht Bewegungen geschmeidiger und verleiht ihnen mehr willentliche Kontrolle.

Viele Übungen arbeiten mit positiver oder negativer Induktion, also den Nachwirkungen von Anstrengungen, die über einen längeren Zeitraum beibehalten wurden. Stellen Sie sich zum Beispiel mit Ihrer rechten Seite dicht an eine Wand und drücken Sie den Handrücken fest gegen die Wand, als wollten Sie diese wegschieben. Halten Sie diesen Druck etwa eine Minute lang aufrecht; lassen Sie dann Ihren rechten Arm tun, was er möchte. Er wird sich mit eigenartiger Leichtigkeit, als könnte er schweben, nach oben bewegen, bis auf Schulterhöhe. Wenn Sie Ihren Arm willentlich senken und wieder loslassen, wird sich das Gleiche noch einige Male, jedoch mit abnehmender Intensität wiederholen. Diese Übung zeigt, wie eine anhaltende Anstrengung Bewegung induzieren kann, nachdem sie aufgegeben wurde.

Unabhängig davon, welche Übungen oder Prinzipien zum Einsatz kommen, ist die Lektion immer so aufgebaut, dass die Schüler nur dann zum nächsten Schritt übergehen können, wenn sie sich konzentrieren, wenn sie versuchen, Unterschiede zu spüren und wirklich aufmerksam sind. Bloßes mechanisches Wiederholen ohne Aufmerksamkeit wird nicht gutgeheißen, im Grunde sogar verunmöglicht. Viele Übungen bestehen darin, auf die *Mittel* zu achten, die zum Ziel führen, nicht auf das Ziel selbst; das ist ein wichtiger Schritt, um Spannung zu verringern. Alle diese Übungen haben zum Ziel, mentale und physische Koordination zu erlangen, im Besonderen eine gute aufrechte Haltung und richtiges Handeln.

Aufrechte Haltung und richtiges Handeln

Nichts ist schlichter als aufrechte Haltung; sie bedeutet eine vertikale gerade Linie. Doch alle diese Begriffe, auch das Wort «Haltung», implizieren etwas Starres und Statisches, und tatsächlich werden nur wenige Menschen der Beweglichkeit ihres Körpers gerecht. Bei näherem Hinsehen wird deutlich, dass eine aufrechte Haltung in Wirklichkeit dynamisch ist; der Körper passt sich ständig neu an, anstatt auf festgelegte und starre Weise gehalten zu werden.

Der echte Vorteil der aufrechten Haltung ist die Leichtigkeit der Rotation um die Vertikale, von rechts nach links oder umgekehrt. Diese Rotation erweitert den Horizont des Menschen und ist natürlicherweise die häufigste Bewegung des Kopfes. Während der Evolution des menschlichen Körpers diente der Kopf meist dazu, sich der Quelle eines äußeren Reizes zuzuwenden. Die im Kopf gelegenen Sinne – Sehen, Hören und Riechen – verfügen über paarig angelegte Organe, weil erst mit zwei Datenquellen der Ort eines Reizes exakt lokalisiert werden kann. Der Kopf dreht sich beispielsweise in die Richtung einer Geräuschquelle, damit beide Ohren gleichermaßen stimuliert werden. Er wendet sich auch visuellen Reizen zu. Die Netzhäute sind innerlich so miteinander verbunden, dass sie gleichmäßig stimuliert werden, wenn wir uns dem Objekt zuwenden, das ursprünglich die eine Netzhaut stärker stimuliert hat als die andere. Das Gleiche geschieht bei Gerüchen, obwohl Richtung und Entfernung hier wesentlich gröber bestimmt werden.

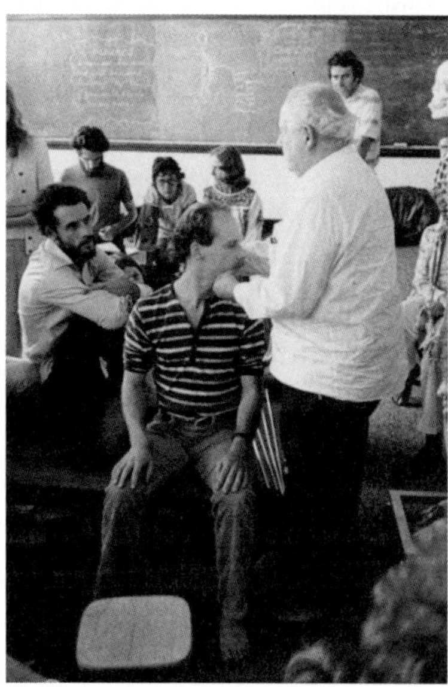

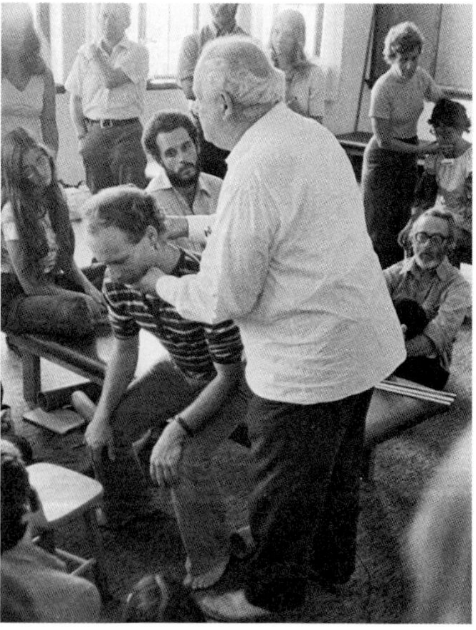

Feldenkrais arbeitet im Rahmen des Ausbildungsprogramms in San Francisco mit David Zemach-Bersin

Demnach ist jede Beziehung zur Außenwelt, die über das hinausreicht, was durch den Berührungssinn erkundet werden kann, von der Bewegung des Kopfes bestimmt. Jede Information aus dem Raum um uns herum erreicht uns über den Kopf. Die Qualität der Kopfbewegungen ist vor allem von unseren Beziehungen zur Außenwelt beeinflusst.

Zahlreiche Mechanismen im Nervensystem organisieren diese elementaren Funktionen der Vernetzung mit der Umgebung. Wird eines der paarigen Organe stimuliert, dreht sich der Kopf, bis er der Reizquelle direkt zugewandt ist. Er rotiert auf der Halswirbelsäule; die Drehung längt Haut, Muskeln und Sehnen auf der linken Seite von Hals und Nacken, wenn wir uns nach rechts drehen, und umgekehrt. Wird eine Faser gelängt oder gedehnt, komprimiert das eine Nervenfaser im Innern; diese Stimulierung wird dazu benutzt, den Körper so zu organisieren, dass er bereit ist, Kopf und Gesicht in Richtung der ursprünglichen Störung in der Umgebung zu folgen. Folgt der Körper dem Kopf, ist die Drehung in Hals und Nacken aufgehoben. Die Nervenfasern in den Muskeln sind nicht länger komprimiert, also ist der Drang des Körpers, sich zu drehen, aufgehoben.

Ebenso wie die Halswirbelsäule kann auch der untere Anteil der Wirbelsäule um die zentrale Achse rotieren; in der übrigen Wirbelsäule ist die Rotation vergleichsweise gering. Sowohl in den oberen als auch in den unteren Abschnitten der Wirbelsäule leiten Nervenfasern die Information über ein Drehen des Kopfes an höhere Zentren weiter. Diese sorgen dafür, dass sich der Körper so organisiert, dass er sich drehen kann, um die Verwringung zu verringern und sich in die gleiche Richtung auszurichten wie der Kopf.

Bei den meisten Menschen zeigt der Kopf deutlich, mit welchen Bereichen ihres Umraums sie selten in Kontakt kommen. Darüber hinaus ist die Kopfhaltung charakteristisch für die allgemeine Haltung und Verhaltensweise jedes Einzelnen.

Ein weiterer Aspekt einer aufrechten Haltung besteht darin, dass es sich bei ihr um eine biologische Qualität des menschlichen Körperbaus handelt und keinerlei Tun, Halten bzw. Anstrengung zu spüren sein sollte. Ein Beispiel: Der Unterkiefer mit allen Zähnen hat ein beträchtliches Gewicht, doch es ist nicht leicht, sich gewahr zu werden, dass wir überhaupt etwas tun, um ihn an Ort und Stelle zu halten. Der *normale*

Zustand der Unterkiefermuskulatur ist eine Kontraktion, die genau dem Zug der Schwerkraft am Kiefer entspricht. Willentliche Bewegungen fügen dieser permanenten Kontraktion etwas hinzu oder ziehen etwas von ihr ab. Wie die meisten Skelettmuskeln empfangen auch die Muskeln des Unterkiefers Anweisungen in Form von Impulsen aus mehr als einer Quelle. Das Hochhalten des Kiefers wird durch der Schwerkraft entgegenwirkende Mechanismen im Nervensystem gewährleistet, und es besteht kein Empfinden einer Handlung, geschweige denn einer Anstrengung, solange die Botschaft an die Muskeln von den niedrigen Zentren kommt.

In der Muskulatur von Hals und Nacken geschieht das Gleiche. Obwohl der Kopf ziemlich schwer ist und sein Schwerpunkt vor der Wirbelsäule liegt, gibt es in Bezug auf das Balancieren des Kopfes keine Empfindung von Anstrengung oder aktivem Tun, da bestimmte Muskeln, die den Kopf an Ort und Stelle halten, stark kontrahiert sind. Die Wadenmuskeln bewahren den ganzen Körper davor, nach vorn zu fallen, doch auch dort spüren wir keine Anstrengung. Diese Bezüge zeigen erneut, dass es sich bei der aufrechten Haltung nicht um einen statischen Zustand handelt, sondern um eine dynamische Aktivität.

Die *tatsächliche* Haltung ist immer das Ergebnis dessen, was der Körperbau aufgrund von inhärenten Mechanismen tun würde und was wir durch das Anpassen an unsere körperliche und soziale Umgebung zu tun *gelernt* haben. Leider ist vieles von dem, was wir gelernt haben, für unser System schädlich, da es in unserer Kindheit gelernt wurde – einer Zeit, in der die unmittelbare Abhängigkeit von anderen unsere wahren Bedürfnisse verzerrte. Langjähriges gewohnheitsmäßiges Tun *fühlt* sich richtig *an*, doch auf unser Gefühl können wir uns erst dann verlassen, wenn unser kinästhetischer Sinn wirklichkeitserprobten Normen gemäß neu geschult ist. Wie kann diese Schulung erfolgen? Um bereit zu sein, die erforderliche Zeit aufzubringen, müssen wir zuerst den Nutzen von Verbesserungen erkennen. Doch wir können uns den Nutzen erst vorstellen, wenn wir die Verbesserung spüren, deshalb müssen wir es zu Beginn aus schlichter Neugierde ausprobieren. Menschen, deren Vitalität nahezu vollständig verebbt ist, werden keine derartigen Versuche unternehmen, und selbst Gott kann ihnen nicht helfen.

Der Körper sollte so organisiert sein, dass er jede Bewegung beginnen kann – nach vorn, hinten, rechts, links, unten, oben oder zur rechten oder linken Seite gedreht – ohne zuvor die verschiedenen Körpersegmente anzuordnen, ohne plötzliche Veränderung im Atemrhythmus, ohne den Unterkiefer zu verkrampfen oder die Zunge anzuspannen, ohne ersichtliche Spannung im Nacken und ohne die Augen festzuhalten. Bei einer solchen körperlichen Organisation ist der Kopf nicht starr festgehalten, sondern kann sich unangekündigt, ungehindert und leicht in alle Richtungen bewegen. Werden diese Bedingungen im Tun beibehalten, wird es nicht einmal als Anstrengung empfunden, den gesamten Körper zu erheben. Um das zu demonstrieren, beugen Sie bitte Ihren rechten Zeigefinger leicht und beobachten Sie, dass Sie keine Anstrengung empfinden. Beugen Sie danach sanft das Handgelenk; dafür müssen Sie sich ebenso wenig anstrengen wie beim Finger. Beugen Sie nun den Ellenbogen, heben Sie den Arm leicht an oder heben und senken Sie leicht den Kopf oder den Oberkörper. Das Empfinden von Anstrengung wird jedes Mal der Empfindung beim Beugen des Zeigefingers entsprechen. Doch die Arbeit, die geleistet wird, um den Finger zu heben, beträgt ungefähr 100 g cm, für das Handgelenk sind 1000 g cm erforderlich und für den Oberkörper 500 000 g cm.[4] Das Empfinden für Aufwand wächst bei Bewegung selbst innerhalb weit gefasster Grenzen wie 1 zu 5000 oder 1 zu einer Million nicht proportional zur verrichteten Arbeit; das *Empfinden* von Aufwand misst nicht die verrichtete Arbeit, sondern zeigt den Grad der *Organisation* an, die den Aufwand erzeugt. Diese Organisation entspricht der Struktur des Körpers. Größe und Kraft der Muskulatur nehmen von der Peripherie wie beispielsweise den Fingern zur Mitte des Körpers hin zu. Der *Grad* an Anstrengung ist daher in allen an der Arbeit beteiligten Bereichen gleich. Um den Oberkörper nach vorn zu neigen oder aufzurichten, nutzen wir die Muskeln des Beckens (Gesäß- und Oberschenkelmuskulatur), die im Vergleich zu den Muskeln, die den Finger bewegen, einen enormen Durchmesser aufweisen.

Das letztliche Ziel der Neuschulung ist Selbsterkenntnis durch Bewusstheit. Wenn wir uns bewusst werden, was wir tatsächlich tun – nicht dessen, von dem wir *sagen* oder *denken*, dass wir es tun, steht uns der Weg zu Fortschritt und Verbesserung weit offen.

In den Gefilden von Körper und Geist ist vieles nach wie vor unerforscht. Doch ein nützlicher Anfang ist gemacht; er gibt uns Mittel an die Hand, bedeutende Veränderungen in unserem Verhalten zu bewirken. Es gibt keine *Verbesserung* ohne *Veränderung*. Obwohl Hilfe möglich ist, wenn Dinge schief laufen, können wir in unserem Bemühen erst nachlassen, wenn Lehrerinnen und Lehrer überall auf der Welt gelernt haben, in ihren Schülerinnen und Schülern Bewusstheit für die Einheit von Körper und Geist zu entwickeln, damit nicht bloß Fehler korrigiert, sondern höhere Errungenschaften möglich werden. Einen Körper darin zu schulen, alle möglichen Formen und Konfigurationen seiner Bestandteile zu perfektionieren, verändert nicht nur die Kraft und Beweglichkeit von Skelett und Muskeln: Es führt zu einem tiefgreifenden positiven Wandel im Selbstbild und in der Qualität, mit der das Selbst gelenkt wird.

3. Über das Primat des Hörens (1976)

Drei wichtige Aufsätze dieser Sammlung erschienen auf Englisch zuerst in der von Dr. Thomas Hanna herausgegebenen Zeitschrift *Somatics*. Hanna (1928–1990) zählte zu Feldenkrais' frühen Unterstützern und Schülern. In den 1970er-Jahren trug er dazu bei, den Begriff «Somatics» zu prägen: Eine Bezeichnung für den in der Entstehung begriffenen Bereich der Methoden, die sich mit dem Zusammenhang zwischen Körper und Geist befassten. 1976 rief er die Zeitschrift *Somatics: Magazine-Journal of the Bodily Arts and Sciences* ins Leben, die zu einer wichtigen Publikation im Bereich der somatischen Methoden wurde, und blieb bis zu seinem Tod im Jahr 1990 ihr Herausgeber. Auch der folgende Artikel erschien im Jahr 1976 zuerst in *Somatics*.

Es ist kaum wahrscheinlich, dass sich in der Dunkelheit der fetalen Existenz Sehen zuträgt. Doch obwohl es kein Sehen gibt: Es gibt Hören. Der Fetus hört den Herzschlag der Mutter, er hört die Geräusche aus ihrem Verdauungstrakt, die Geräusche ihrer Atmung, das Blubbern von Gasen, emphysemartige Störungen in den Atemwegen, Husten und Niesen. Wir können davon ausgehen, dass der Fetus von diesen mannigfaltigen Geräuschen stimuliert wird, was jedoch nicht heißt, dass er sie auf die gleiche Art und Weise «hört» wie wir: Das einfache Reagieren auf organische Stimulation ist etwas sehr Anderes als das Hören, das nach persönlicher Erfahrung und Entwicklung geschieht.

Diese Innervation der Ohren ist eine Stimulierung, die den Fetus von «außen» erreicht, ebenso wie es später der Fall ist, wenn der Säugling die Welt «sieht». Wir wissen jedoch, dass das Neugeborene die Außenwelt nach seiner Geburt genau genommen nicht sieht. Im Gegensatz zu den Ohren hatten die Augen bis dahin keine Stimulierung erfahren und damit keine Gelegenheit zu lernen. Tatsächlich wird allgemein davon ausgegangen, dass das Kind in den ersten Wochen überhaupt nicht sieht, obwohl es ein wenig auf Licht reagiert. Es leuchtet also ein, dass die Funktion des Hörens beim Einzelnen ebenso wie in der Entwicklung der evolutionären Strukturen dem Sehen vorausgeht.

Die Hörfunktion entwickelte sich als Antwort auf mechanische Erschütterungen. Die Fähigkeit, auf feine Vibrationen wie Schwingungen in der Luft zu reagieren, wurde mit dem Herausbilden der strukturellen Komplexität und Feinheit der Ohren und des Nervensystems zu echtem Hören. Auf diese Weise wachsen und unterstützen sich Funktion und Struktur gegenseitig auf dem Pfad der evolutionären Entwicklung.

Der Säugling ist demnach vorwiegend eine hörende Kreatur; die erste Erfahrung seiner Umwelt ist anfangs sensorisch und dann auditiv, doch diese geringfügige Priorität ist höchstwahrscheinlich nicht von Bedeutung. Das Kind verbringt seine ersten Lebensjahre weniger mit Sehen, sondern damit, Gehen und Sprechen zu lernen, d. h. es ist größtenteils sensorisch und auditiv orientiert. Das Erinnerungsvermögen eines Kindes, seine Fähigkeit, alles nachzuahmen, was es hört, und seine Fähigkeit, eine erste Sprache zu lernen, hängen von dieser Orientierung ab; später hingegen verweist die Möglichkeit, eine zweite Sprache zu lernen, darauf, dass nun dem Sehen eine größere Rolle zukommt.

Viele Menschen wachsen heran, ohne ihr Sehen direkt auf die Außenwelt zu beziehen; ihre innere Sicherheit beruht mehr auf ihrem Gehör. Diese Menschen reagieren besonders sensibel auf den Tonfall der Stimme. Der emotionale Gehalt eines Wortes bedeutet ihnen mehr als dessen inhaltliche Bedeutung. In ähnlicher Weise ist es vielen von uns lieber, einem Lehrer zuzuhören, als etwas selbst zu lesen. Obwohl Letzteres exakter ist, macht Hören das Sehen konkreter, wir können uns leichter an den Inhalt erinnern und ihn dadurch besser verstehen. Das gilt beispielsweise für unser Kurzzeitgedächtnis, ohne das wir das Ende eines Satzes nicht mit seinem Anfang in Verbindung bringen könnten.

Wenn ein Kind lesen und schreiben lernt, zieht sich sein Hören allmählich weitgehend aus seiner Umgebung zurück. Es lernt verstärkt, manchmal ausschließlich, auf den Bereich des Raumes zu achten, den es mit den Augen erfasst. Wir sehen allgemein nur einen kleinen Teil des Raums, der uns umgibt, obwohl wir beim Hören alles um uns herum hören.

Wir haben es hier mit einem Beispiel für etwas sehr Allgemeines und Grundlegendes zu tun: Indem es lernt, seine Aufmerksamkeit auf das zu lenken, was seine Augen sehen, verringert das Kind seine allgemeine Wachsamkeit und nimmt den größten Teil seiner Umgebung nicht mehr wahr.

Später wird es lernen, auf die Information sowohl der Ohren als auch der Augen zu achten. Vielleicht vermag es bereits mit einer beachtlichen Stimulierung von Ohren und Augen umgehen. Doch es muss noch sehr viel mehr lernen, bis es über eine ungeteilte Aufmerksamkeit verfügt, die minimale oder kaum wahrnehmbare Veränderungen ausmachen kann. Auch hier wird es zuhören – meistens seinen Ohren, die die Augen auf Details und Genauigkeit überprüfen.

Wenn wir in der Außenwelt ankommen, haben wir keine Ahnung davon, was sie ist. Die Stimulierung der Sinne besagt zunächst nämlich nichts weiter als den Umstand, dass die Sinne stimuliert werden. Der Anfang unserer Bekanntschaft mit der Außenwelt ist nicht nur sensorisch, sondern auch komplett subjektiv. Lange Zeit kennen wir nichts anderes als eine sensorische subjektive Wirklichkeit. Doch wir sind nicht alleine: Wir sind immer in Kommunikation mit anderen Menschen – Eltern, Lehrern usw. Ohne jemals innezuhalten und darüber nachzudenken, verhalten wir uns so, als teilten alle diese anderen Menschen die gleiche subjektive Wirklichkeit wie wir.

Es gibt so viele subjektive Wirklichkeiten, wie es Subjekte gibt. Das Einzige, das all diesen subjektiven Wirklichkeiten gemein ist, ist die eine Wirklichkeit, die wir in der Kommunikation miteinander nutzen: Die eine «objektive» Realität für uns alle.

Doch daneben gibt es offensichtlich eine dritte Wirklichkeit. Das ist die *Wirklichkeit* als solche, die existiert, egal ob Sie oder ich leben oder ob wir sie verstehen oder ignorieren. Das ist die *Wirklichkeit*, die existieren muss und vorhanden sein muss, unabhängig davon, ob es die

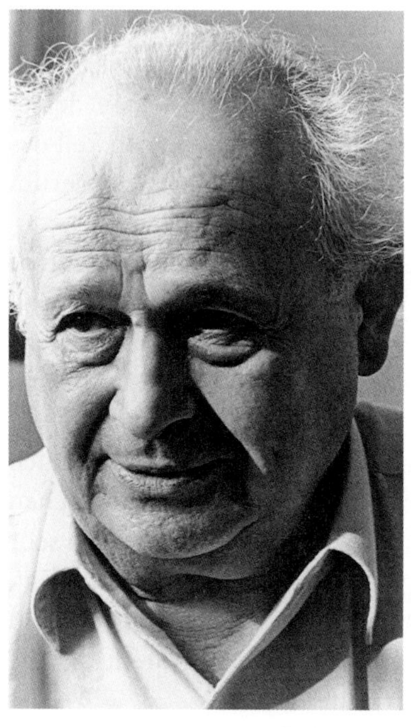

Menschheit gibt oder nicht. Wenn wir unser Denken nutzen und nicht nur unser Spüren, dann erkennen wir, dass diese dritte *Wirklichkeit* höchstwahrscheinlich die erste ist.

Diese *Wirklichkeit* ist unerhört komplex und der Wissenschaft, Philosophie, Musik oder Dichtkunst nur sehr oberflächlich bekannt. Doch unser Gefühl für unsere eigene Wichtigkeit lässt uns glauben, dass unsere subjektive Wirklichkeit ebenso gültig ist.

Die «objektive» Wirklichkeit schließlich ist der Teil unserer subjektiven Wirklichkeit, den wir unseren Mitmenschen zuzubilligen bereit sind. Ich kann sehen, dass du sehen und lesen kannst, doch ich kann niemals glauben, dass du so sehen kannst wie ich, oder dass du das, was du liest, so verstehst wie ich, obwohl die Logik mich zwingt zu erkennen, dass ich mich täusche und keine Veranlassung habe, so zu denken.

Meine subjektive Realität gehört ganz mir und folgt allen meinen Launen. «Objektive» Realität ist weniger launisch: Sie ist die Wirklichkeit, die von allen Menschen erlebt wird. Sie grenzt Ihre und meine subjektive Realität ein und beschränkt sie auf das, worauf sich alle einigen können. Subjektive Wirklichkeit ist in uns verankert und so real wie unsere Körper. Objektive Wirklichkeit ist der Gradmesser unserer geistigen Gesundheit. Doch *Wirklichkeit* wurde noch nie in ihrer Gesamtheit wahrgenommen. Unser Glaube, wir würden die *Wirklichkeit* kennen, ist eine Illusion, eine *Maya*; er ist ein Gradmesser unserer Ignoranz.

Natürlich weiß ich, dass unser Bewusstsein und Gewahrsein wachsen können. Wenn es soweit ist, dass diese Funktionen richtig verstanden werden und entwickelt sind, können wir ein wesentlich größeres Stück der *Wirklichkeit* abbeißen, kauen und assimilieren. Das ist möglich, weil unser Nervensystem zu Beginn unseres Lebens durch keinerlei Wirklichkeit gebunden ist: Es ist zum Zeitpunkt der Geburt eine *Tabula rasa*. Auf eine saubere Tafel kann man alles schreiben, und damit alles, was neu in dieses Nervensystem eingeschrieben wird, bedeutsam und höherwertig ist, muss es auf unserer Wahl und nicht auf Zufall beruhen.

Wir kommen alle mit einem Nervensystem zur Welt, das vollständig ausgestattet ist für alle Funktionen, die erforderlich sind, damit dieses Nervensystem weiter wächst und zunehmend komplexere Aktivitäten lernt: Verdauungsfunktionen, Atmung, Ausscheidungsmechanismen, Wiederherstellen von Gleichgewicht, Regulation von Körpertemperatur und Herzschlag, Aufrechterhalten unveränderlicher Druckverhältnisse in Flüssigkeiten wie Blut, Lymphe und Liquor, chemische Zusammensetzungen, Heilen und Ausgleichen jeder übermäßigen Veränderung hin zu einer optimalen Homöostase – kurz alles, womit jedes Tier bei seiner Geburt in seinem Nervensystem ausgestattet ist, ist vorhanden und so organisiert, dass es funktioniert und sich von gelegentlichen Veränderungen in diesem Funktionieren erholen kann.

Viele meiner Klienten bringen ein Nervensystem mit, das in einzelnen Bereichen alles andere als organisiert ist. Nur die Struktur ist vorhanden, doch keine Verbindungen, mit deren Hilfe es funktionieren könnte. Diesen ursprünglichen Zustand der Nervenstruktur – die erst in Funktion treten kann, wenn Wirklichkeit persönlich erfahren wurde – haben wir als *Tabula rasa* bezeichnet. Die Wirklichkeit hilft der Struktur, sich so zu organisieren, dass sie zum Medium, das sie umgibt und in dem sie leben muss, passt. Anfangs konnten wir keine Sprache sprechen, wir konnten nicht gehen, nicht lesen, nicht schreiben, wir konnten nicht singen, wir konnten weder pfeifen noch jodeln. Wir konnten keinen dreidimensionalen Gegenstand auf einem zweidimensionalen Blatt Papier erkennen, und wir konnten nicht zählen. Wir hatten nur diese Tabula rasa, die über die Kapazität verfügte, zu einer erstaunlichen Einrichtung organisiert zu werden, um das und vieles mehr zu erreichen.

Anfänglich hätte sich unser Nervensystem, der Mund, seine Muskeln, die Stimmbänder, die Rückmeldung von der Mundhöhle an die Ohren und der auditive Kortex genau leicht an jede der zweitausend Sprachen und mindestens ebenso viele Dialekte anpassen können.

Die menschliche Spezies war zu Beginn nichts anderes als ein Tier, doch letztendlich wurde sie zum *Homo sapiens*. Die Strukturen aller anderen Tiere sind bei der Geburt viel mehr dazu organisiert, in nahezu starren Mustern zu funktionieren. Ihre Nervensysteme sind vollständiger, und die Muster der Verbindungen, die das Handeln lenken, sind nahezu festgelegt und unabänderlich, doch zu frühem Handeln bereit. Beim Homo sapiens ist ein großer Teil des Nervensystems noch ohne Muster, ohne Verbindungen, so dass jedes Individuum – abhängig von der Umgebung, in die es hineingeboren wird – sein Gehirn so organisieren kann, dass es zu den Anforderungen der Umgebung passt. Sein Gehirn lernt, das zu tun. Der tierische Anteil, der bei der Geburt bereit ist, kann nur das tun, was andere Tiere tun. Sein Gehirn kann das, was andere tun können, auf nur eine Weise lernen, doch es kann auch mehrere Varianten lernen.

Die Freiheit zu lernen ist eine große Verantwortung; anfänglich ist es auch eine Einschränkung. Wo nur eine Verhaltensweise existiert, besteht keine Wahlfreiheit oder kein freier Wille. Lernen ermöglicht, alles auf unterschiedliche Arten und Weisen zu tun. Die Fähigkeit zu lernen ist gleichbedeutend mit freier Wahl und freiem Willen. Doch sobald wir etwas einmal gelernt haben, ist die Wahl getroffen, ist der Würfel gefallen, und es gibt keine Tabula rasa mehr. Darin besteht sowohl die Verantwortung als auch die Einschränkung.

Die Bewusstheit, ein Homo sapiens zu sein, entwickelte sich nur allmählich, und auch die traditionellen menschlichen Arten und Weisen zu lernen wuchsen allmählich und sozusagen natürlich. Herkömmlicherweise wurde der Prozess der Erziehung nicht durchdacht, und die Methoden, die sich im Umgang mit einem Kind von selbst ergeben, sind im wesentlichen gleich geblieben. Wenn wir bedenken, dass das Nervensystem beim zweijährigen Kind vier Fünftel seiner letztendlichen Größe bzw. seines schlussendlichen Gewichts erreicht hat, dann ist alles mehr oder weniger festgelegt, und Lernen wird sich entlang dieser vorgegebenen Bahnen fortsetzen, die in den meisten Fällen die Lern- und Wahlfreiheit einschränken.

***

Die meisten Menschen mit nervlichen Störungen sind sich nicht bewusst, dass die verloren gegangenen Funktionen ursprünglich erlernt und nicht – wie beispielsweise die Verdauung oder die Regulation der Körpertemperatur – geerbt wurden. Gingen Letztere verloren, würde das Leben ein rasches Ende nehmen. Doch diese Unglücklichen haben erlernte Organisation verloren und unterscheiden, wie jeder andere auch, nicht zwischen dem Homo-sapiens-Anteil und dem tierischen Anteil in ihnen. Sie können sich nicht helfen, ebenso wenig wie alle Anderen, die sich dieses Unterschieds nicht bewusst sind. Viele Übel, unter denen wir leiden, wurzeln in unserer nicht zutreffenden Überzeugung, menschliche Erziehung bestünde darin, einem fertigen Wesen beizubringen, dies oder jenes zu tun, so als brächten wir einen Computer dazu, eine gewünschte Handlung durchzuführen.

Trotz der scheinbaren Dunkelheit der menschlichen Zukunft bin ich überzeugt, dass wir noch nicht bei den Lernkapazitäten, die uns als Homo sapiens offenstehen, angelangt sind; es ist noch zu früh, um die Menschheit aufgrund der kleinen Bewusstheit zu verurteilen, die sie durch Zufall erworben hat und nicht durch ihre außergewöhnliche Fähigkeit, große Komplexität zu vertrauter Schlichtheit zu reduzieren – in anderen Worten: die Fähigkeit, zu lernen. Wir haben unsere maßgebliche Freiheit zu wählen noch nie wirklich genutzt, und wir haben kaum gelernt zu lernen.

Es ist nicht leicht, dies anschaulich zu illustrieren, doch das folgende einfache Beispiel kann verdeutlichen, wie sehr unser erreichtes Lernniveau eine Verantwortung und eine Einschränkung darstellt und wir keinen Nutzen aus dem ziehen, was uns unsere Bewusstheit erlaubt: Verbinden Sie sich zuhause oder in einer anderen vertrauten Umgebung die Augen, und orientieren Sie sich nur über die Ohren. Tun Sie das anfangs nur eine halbe Stunde lang. Sie werden rasch merken, wie Ihre Bewusstheit hauptsächlich auf das beschränkt ist, was Sie sehen können. Kein Wesen, das seine persönliche Sicherheit gewährleisten muss, könnte überleben, wenn es zwei Drittel seiner Umgebung ignorieren und sich nicht bewusst machen wurde.

Wenn wir für das aufmerksam sind, was wir sehen, können wir nicht anders, als unsere Aufmerksamkeit aus dem größten Teil des Raumes um uns herum zurückzuziehen. Ein wildes Tier kann ohne eine Samurai-ähnliche Bewusstheit für das, was um es herum und über ihm geschieht, nicht lange bestehen. Sie und ich, wir können tun, was ein geschulter Samurai tun kann: Wir können unsere Bewusstheit neu schulen und auf die *Wirklichkeit* rings um uns ausweiten. Das ist es, was die Ohren getan haben, bevor ihre Information teilweise ignoriert und vernachlässigt wurde, und bevor der Sehsinn alles beherrschte, anstatt nur dominant zu sein.

Wenn Sie dieses Experiment fortsetzen und sich bis zu ein paar Stunden lang ausschließlich auf Ihre Ohren verlassen, werden Sie merken, welch armseligen Gebrauch wir selbst mit geöffneten Augen von uns machen. Sie werden nicht nur eine Veränderung hin zu einer erweiterten Aufmerksamkeit bemerken, auch der Tonus Ihres gesamten Wesens erhöht sich und führt zu Spannkraft und Frische. Nach Ansicht einiger esoterischer Disziplinen wird mit einer solchen Veränderung das gesamte Bewusstsein auf eine höhere Ebene gehoben. Auf dieser Ebene wird Ihre Erinnerungskraft mehr der Qualität entsprechen, die sie in Ihrer frühen Kindheit hatte, bevor Sie Lesen gelernt haben. Zudem wird sich Ihre Fähigkeit zu lernen und das Gelernte zu behalten gleichermaßen verbessern.

4. Über Gesundheit (1979)

Dieser provokante Artikel erschien 1979 in *Dromenon*; diese Zeitschrift stand in Verbindung mit Dr. Jean Houston und Dr. Robert Masters, den Begründern der *Foundation for Mind Research*. Houston und Masters waren führende Persönlichkeiten im Bereich der Erforschung des Bewusstseins und maßgeblich am *Human Potential Movement* beteiligt. Sie waren mit Feldenkrais befreundet und zählten zu seinen frühen Unterstützerinnen und Unterstützern. Houston und Masters verfassten gemeinsam zahlreiche Bücher, darunter *Phantasie-Reisen. Zu neuen Stufen des Bewusstseins* und *Bewusstseinserweiterung über Körper und Geist*, ein Buch, das auf der Arbeit von Feldenkrais beruht, der auch das Vorwort dazu verfasste.

Ein gesunder Mensch ist, wer in der Lage ist, seine heimlichen Träume ganz zu leben.

Ein paar Jahre vor dem Zweiten Weltkrieg unterrichtete ich Judo, um mir meinen Lebensunterhalt zu verdienen, während ich für meinen Doktorgrad an der Sorbonne mit Joliot-Curie[1] arbeitete. Einer meiner Schüler entpuppte sich als afrikanischer Großwildjäger. Er lud mich zu sich nach Hause ein; dort angekommen, ließ er mich einige Minuten alleine. Zu meinem Erschrecken schlich ein Löwe ins Zimmer. Das Tier trottete zu mir herüber und begann, mich abzuschlecken. Es war als Junges nach Paris gebracht worden und zu einem echten Löwen herangewachsen.

Einige Monate später steckte die Polizei diesen Löwen in den Pariser Zoo. Er war auf die Straße gegangen und von einer alten Dame, die ihren Pekinesen ausführte und den Löwen aufgrund ihres schwachen Sehvermögens mit einem großen Hund verwechselte, mit einem Regenschirm durch die Straßen gejagt worden. Nachdem er etwa zehn Tage lang Essen und Trinken verweigert hatte, starb der Löwe in seinem Käfig. Der Kürze halber führe ich die genaueren Umstände der Geschichte nicht aus.

Wir haben also ein gesundes Tier, das offensichtlich aufgrund eines emotionalen Traumas aus dem Leben schied. Doch was ist ein gesundes Tier? Wenn ein gesunder Löwe zehn Tage nach einer plötzlichen Veränderung in seinem Leben stirbt, was ist dann Gesundheit?

Wenn ein Mensch über Jahre hinweg keiner medizinischen Hilfe bedarf und nicht unter Schmerzen oder Beschwerden leidet, ist dieser Mensch dann gesund? Wenn derselbe Mensch auf der anderen Seite ein ödes, uninteressantes Leben führt und Eheprobleme hat, die schließlich mit Selbstmord enden: Ist er dann ein gesunder Mensch? Ist ein Mensch, der seine Arbeit niemals auf die eine oder andere Art zu Ende bringt und wiederholt die Anstellung wechselt, nur um seinen Pflichten immer wieder aus dem Weg zu gehen, bei guter Gesundheit?

Offenbar ist es nicht einfach, Gesundheit zu definieren. Keiner medizinischen oder psychiatrischen Hilfe zu bedürfen, ist sicherlich kein ausreichender Beleg für Gesundheit.

Was ist dann Gesundheit?

Leben ist ein Prozess. Das bedeutet, dass alles, was sich während unseres Lebens in uns abspielt, an Zeit gekoppelt ist. Alle wissen das, auch wenn es niemand in Gedanken oder Worte fasst. Abhängig von den beteiligten Kräften kann ein Prozess nicht beliebig lange angehalten werden. Wir wissen alle, dass der Prozess als Ganzes zum Erliegen kommt, wenn das Gehirn länger als zehn bis fünfzehn Sekunden nicht mit Sauerstoff versorgt wird. Sollte es zufällig gelingen, den Prozess wieder in Gang zu setzen, dann ist das ein neuer Prozess, und der Mensch ist nie mehr der, der er vorher war. Wenn ein Mensch sehr viel Blut verliert, dann verblutet er; ein Herz, das aus diesem Grund aufhört zu schlagen, kann nur schwer wieder in Gang gesetzt werden. Kurz gesagt: Kein Prozess, der beendet wurde, setzt spontan wieder ein. Das gilt für jeden irreversiblen chemischen Vorgang oder jede Reaktion.

Gesundheit bedeutet also offensichtlich zuallererst, dass alle essenziellen Funktionen in der Lage sein müssen, ihre Arbeit ohne längere Pausen fortzusetzen. Das Bewusstsein, das zentrale Nervensystem, das Herz usw. müssen ihre Arbeit durchgängig verrichten. Das ist nun nichts wirklich Neues für uns.

Auch sehr große Funktionssysteme sind Prozesse, die von Zeit abhängen. Jedes große Unternehmen, jeder Staat ist ein gutes Beispiel. Ford, ICI, Philips oder jedes andere große System wird weiter funktionieren, selbst wenn eine bestimmte Fabrik, Mine oder Stadt nicht weiter besteht. Ein großes System bemisst sich durch das Ausmaß der Erschütterung, die es aushalten kann, ohne dass seine Prozesse zum Erliegen kommen.

Das menschliche Nervensystem besteht aus mindestens 3×10^{10} Teilen[2]. Dieses System ist hinreichend groß, dass seine Funktionen in ihrer Gesamtheit dem Gesetz großer Systeme gehorchen. Die Gesundheit eines solchen Systems bemisst sich durch die Erschütterung, die dieses ohne eine Beeinträchtigung der Kontinuität seines Prozesses aushalten kann. Gesundheit bemisst sich kurz gesagt also daran, wie viel Erschütterung ein Mensch verträgt, bevor seine gewohnte Lebensführung darunter leidet.

Damit wird die gewohnte Lebensweise zum Kriterium für Gesundheit. Schlaf, Essen, Atmung, Wetterumschwünge, Kälte, Hitze und Arbeit sollten allesamt zu großen Variationen – plötzlichen Erschütterungen – in der Lage sein. Je gesünder der Mensch, desto leichter nimmt er seine Lebensführung nach größeren plötzlichen Erschütterungen durch Veränderungen in allen Notwendigkeiten des Lebens wieder auf.

Bei genauerem Nachdenken lässt sich das alles relativ leicht akzeptieren, doch vielleicht überrascht uns zu sehen, wohin es uns führt. Unser Nervensystem wird nicht in dem Zustand geboren, in dem es sich befindet, wenn wir erwachsen sind. Um so in uns zu arbeiten, wie es das tut, ist unser Nervensystem auf die Außenwelt angewiesen. Licht ist in verschiedener Intensität und unterschiedlichen Farben vorhanden; Dinge sind nah oder weiter entfernt. Unsere Augen müssen daher erst lernen zu sehen, auch wenn es gilt, ein dreidimensionales Objekt in einem zweidimensionalen Bild zu erkennen. Kurz gesagt: Unser System braucht einen besonderen Teil der Welt, um eine Sprache zu lernen.

Doch es gibt weitere grundlegende Aspekte. Das System ist über seine sensorischen und kinästhetischen Organe mit der Außenwelt verschaltet. Ein undifferenziertes Nervensystem wird im Laufe seiner Entwicklung ausdifferenziert, um mit äußeren Gegebenheiten fein abgestimmt umzugehen. Was bedeutet das praktisch gesehen?

Es bedeutet, dass wir lernen müssen, in funktionaler Hinsicht Abgrenzungen vorzunehmen, d. h. unsere Sinne von unseren Gefühlen zu unterscheiden. Ein Säugling, der einen roten Gegenstand sieht, hat ein Gefühl von Rot, da das Objekt erst dann von Bedeutung ist, wenn wir weiter entwickelt sind und wissen, um welchen Gegenstand es sich handelt. Zum ersten Mal eine Trommel zu hören, ruft ein Gefühl des Erschreckens hervor, einen kinästhetischen Ruck. Erst später, nach vielen solchen ruckartigen Erschütterungen, führt die Unterscheidung zwischen Empfindung und akustischem Eindruck dazu, dass wir eine Trommel hören und wahrnehmen. Dieses Unterscheiden zwischen dem kinästhetischem Gefühl und äußeren Objekten, das sich auf unseren Geschmackssinn, unsere taktilen Erfahrungen, unseren Geruchssinn und die bereits erwähnten Sinne auswirkt, erfolgt nach und nach.

Dieses Differenzieren geschieht nicht für alle Sinne einheitlich, und natürlich hat jeder Säugling eine ganz individuelle Entwicklungsgeschichte. Manche Menschen nehmen deshalb die Außenwelt vor allem visuell wahr, während andere dies vorrangig akustisch, taktil oder kinästhetisch tun. Tatsächlich sind die Sinne und Gefühle der meisten Menschen unterschiedlich stark ausdifferenziert.

Vielleicht sollte ich erwähnen, dass wir alle eine Sache visualisieren oder hören können, wenn wir sie uns vorstellen oder die Erfahrungen ins Gedächtnis rufen, die zur Differenzierung führten. Das gilt genauso für die anderen Sinne.

Wir lernen, die Außenwelt durch unsere Sinne zu erkennen, und letztendlich ist es dieser Prozess, der unser Nervensystem gestaltet. Ein derart langer und komplizierter Lernprozess kann nicht bei allen Menschen perfekt oder fehlerfrei ablaufen. Ebenso wie es alle möglichen Arten von Fischen im Meer gibt, gibt es alle möglichen Arten von Menschen auf der Erde. Einige wachsen in einer sicheren Umgebung mit guten Erbanlagen heran und bilden ihre eigene Art, sich auf die Welt zu beziehen, in günstigen Phasen der Entwicklung der menschlichen Zivilisation und Kultur aus. Andere haben weniger Glück.

Manche unserer individuellen Tendenzen werden unser Leben lang Tendenzen bleiben. Sie wurden nie ausdifferenziert und sind daher von keinem praktischen Nutzen für unser Handeln und Reagieren in der Welt, die uns umgibt. Jeder Erwachsene hat verborgene Träume. Unsere Kultur, unsere Eltern und die Schule lassen uns diese Träume als kindliche Einstellungen abtun, die nicht zu einem wirklichkeitsnahen erwachsenen Menschen passen. Nach und nach unterdrücken wir sie und schämen uns dafür, sie allzu ernst zu nehmen. Doch zum Glück tun das nicht alle. Einigen außergewöhnlich vom Glück Begünstigten gelingt es sogar, diese Träume wahr werden zu lassen – und manche finden ihre Inspiration in anderen Betätigungen, einfach indem sie vermeiden, ihre Träume ernst zu nehmen.

Ich weiß nicht, ob ich das Problem hinreichend klar gemacht habe. Lassen sie mich dennoch sagen, dass derjenige ein gesunder Mensch ist, der seine verborgenen Träume voll und ganz leben kann. Es gibt gesunde Menschen unter uns, jedoch nicht allzu viele.

Der Lebensprozess beginnt mit einer Erweiterung der Differenzierung des Nervensystems hin zu einem feineren, vollständigeren und vielfältigeren Erfahren der Außenwelt; gleichzeitig wächst die Fähigkeit, es in Bezug auf unsere zunehmende willentliche Aktivität zu verändern. Dieser Prozess verlangsamt sich in unserer Kultur mit der Geschlechtsreife und verengt gleichzeitig seine Bandbreite. Das System schränkt seine Verbindungen zur Außenwelt als Ganzes ein und spezialisiert sich auf einen bestimmten Aspekt der äußeren Phänomene. Wir werden zu Experten für einen spitz zulaufenden Gipfel von Aktivitäten und Erfahrungen. Wir werden zu Dichtern, Boxern, Wissenschaftlerinnen, Politikerinnen, Malerinnen, Musikern, Volkswirtschaftlern, Chirurgen oder Tänzerinnen – der Auswahl sind keine Grenzen gesetzt. Unser Lernen ist nun nicht länger direkt damit befasst, die wesentliche Differenzierung des Nervensystems durch einen erweiterten Umgang mit der Außenwelt fortzusetzen.

An irgendeinem Punkt hilft uns unsere Ausbildung, so wie sie sich entwickelt hat, nicht weiter; oft schränkt sie uns ein und lenkt uns in

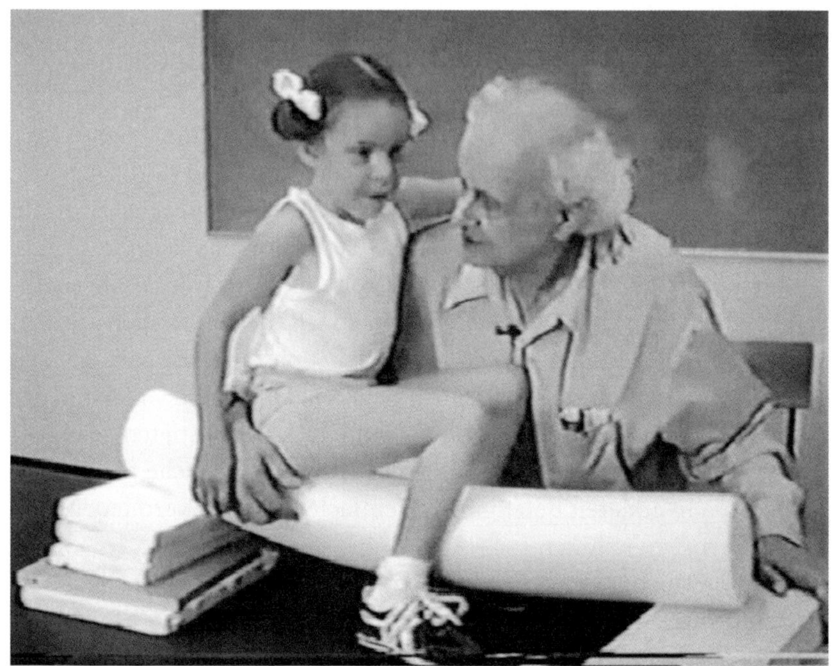

Feldenkrais hilft einem Kind, laufen zu lernen

Bahnen, die der Gesundheit abträglich sind. Wir werden so ungesund, dass wir uns in den Ruhestand verabschieden müssen, lange bevor wir biologisch gesehen alt sind. Wir sind schlicht nicht gesund. Einzelne Bereiche– jene, die an der Gestaltung unserer hauptsächlichen Aktivität beteiligt sind – sind verschlissen. Der Lebensprozess ist verengt. Aktivität beschränkt sich mehr und mehr auf den speziellen Bereich, in dem wir uns hervortun. Nur die Areale des Nervensystems, die für ein Fortsetzen der biologischen Existenz unabdingbar sind, funktionieren, und dies mehr schlecht als recht.

Selbst in unserer Kultur gelingt es einer Reihe von Menschen, ihren gesunden Lebensprozess bis ins hohe Alter beizubehalten – d. h. einem Alter, in dem die Ungesunden bereits verwirrt und krank sind. Einige unserer besten und gesündesten Mitmenschen, die übrigens durchaus bucklig sein oder andere Deformitäten aufweisen können, sind die Art von Menschen, die wir als Künstlerinnen oder Künstler betrachten. Die meisten Künstlerinnen und Künstler, ob Schuhmacher oder Bildhauer,

Komponistin oder Virtuose, Dichterin oder Wissenschaftlerin, werden mit dem Alter immer besser, wie guter Wein. Der bedeutende Unterschied zwischen diesen gesunden Menschen und den anderen besteht darin, dass sie durch Intuition oder Genie erkannten bzw. durch glückliche Umstände von einem gesunden Lehrer erfuhren, dass Lernen das Geschenk des Lebens ist. Eine besondere Art des Lernens: Lernen, sich selbst zu erkennen. Sie lernen, um zu erkennen, «wie» sie handeln und sind daher in der Lage zu tun, «was» sie wollen: Ihre verborgenen und manchmal auch erklärten Träume intensiv zu leben.

5. Der Mensch und die Welt (1979)

Dieser Aufsatz basiert auf einem Vortrag an der Konferenz *Erforscher der Menschheit*, die 1978 in Los Angeles stattfand. Zu den weiteren Referenten zählten Alexander Lowen, Ida Rolf, Charlotte Selver, Charles Brook, Carl Rogers, Karl Pribham und Margaret Mead. 1979 gab Thomas Hanna das Buch *Explorers of Humankind* heraus, das auf dieser Konferenz beruhte. Dieser Aufsatz war darin enthalten und wurde zudem im gleichen Jahr in *Somatics* veröffentlicht.

Das menschliche Nervensystem, das aus einer astronomisch hohen Zahl von Zellen besteht, kann in einer Vielzahl unterschiedlicher physischen Welten leben und funktionieren. Wie die Erfahrung zahlreicher Astronauten gezeigt hat, ist unser Nervensystem einem Mangel an Schwerkraft und der faktischen Abwesenheit von sowohl akustischen als auch visuellen Reizen gewachsen. Um die Bewusstheit auf ihrem normalen Stand zu halten, mussten die Astronauten lediglich Aktivitäten initiieren, bei denen in kurzen Abständen eine ausreichende Zahl sukzessiver Auslösereize erfolgte.

Ich bin überzeugt, dass unser Nervensystem in tausend unterschiedlichen Welten gut funktionieren würde. Es würde wachsen und sich anpassen, oder besser noch, es würde lernen zu agieren und auf alle möglichen Bedingungen, in denen Leben bestehen kann, zu reagieren. Weil es nach Ordnung und Beständigkeit strebt, kann unser Nervensystem beispielsweise so «verschaltet» werden, dass es leicht mit jeder der dreitausend Sprachen und den ebenso vielen Dialekten zurechtkommt, die auf der Erde existieren.

Die Geschehnisse des Kosmos (dem griechischen Wort für «Ordnung») sind außer einigen wenigen Dingen wie Tag und Nacht, Mondphasen und Jahreszeiten nicht sehr vorhersagbar. Ich bin nicht sicher, ob sich schlichtere Nervensysteme selbst dieser regelmäßigen Phänomene bewusst sind. Ansonsten regiert der Zufall. Meteoriten fallen auf sehr ungeordnete Weise. Niemand kann vorhersagen, welches Atom in einem radioaktiven Material zu einem bestimmten Zeitpunkt zerfällt. Wann und wo ein bestimmter Regentropfen zu Boden fällt, ist völlig offen. Das Gleiche gilt für Erdbeben, Windböen, Taifune, Sonnen und Galaxien und auf der mikroskopischen Ebene für feste Stoffe, Gase oder Flüssigkeiten. Was immer wir untersuchen: Es gibt wenig Vorhersehbares, Geordnetes, Stabiles und Unveränderliches. An den meisten Phänomenen sind zu viele Parameter beteiligt, als dass sich Ursache und Wirkung ausmachen ließen und damit das, was für uns Ordnung bedeutet.

Doch nervöse Strukturen suchen nach Ordnung und finden sie auch, wo immer und wann immer sie gefunden oder geltend gemacht werden kann. Nervensysteme, die aus derart vielen Einheiten bestehen, wie es bei den meisten Lebewesen der Fall ist, brauchen eine gleichmäßige und beständige Umgebung. Um ein Selbst zu bilden, einen Partner zu finden und in einer Herde, einem Schwarm oder in einer Gesellschaft zu leben, ist es zwingend notwendig, über eine repetitive Organisationsform zu verfügen; nur so ist es möglich zu lernen, mit der Welt zurechtzukommen. Für komplexere Lebensformen – Affen, die sich über eine Entfernung von zehn Metern von einem Ast zum nächsten schwingen, Menschen, die Geige oder Tennis spielen – müssen Gruppen von Invarianten gebildet werden, die im Verlauf der Entwicklung Lernen zulassen. Diese Art des Lernens unterscheidet sich deutlich von akademischem Lernen.

Alle Lebewesen sind bei ihrer Geburt kleiner und schwächer als ihre erwachsenen Eltern, manche für einen längeren, andere nur für einen kurzen Zeitraum. Schwache Organismen benötigen eine gleichmäßige und beständige Welt, um zu starken Erwachsenen heranzuwachsen. Wie wir wissen, ist ein Organismus bereits innerhalb seiner selbst eine ganze Welt aus Mikrowesen, die ihrerseits eine gleichbleibende Außenwelt brauchen, damit in der inneren Welt Homöostase, Ordnung und Beständigkeit möglich sind – eine Bedingung, die aufrechterhalten werden muss, wenn der Organismus eine nennenswerte Zeitspanne existieren soll.

Kurz gesagt: Ein lebendes Nervensystem ordnet die zufälligen, sich stets verändernden Stimuli, die über die Sinne einströmen und auf das System Einfluss nehmen. Der lebendige Organismus ist zudem unausgesetzt in Bewegung, und das Nervensystem muss sowohl in die mobile, sich verändernde Welt als auch in seine eigene Mobilität Ordnung bringen, um aus diesem wirbelnden Durcheinander schlau zu werden.

Das effizienteste Mittel, diesen übermenschlichen Kraftakt zu vollbringen, ist – man höre und staune: Bewegung. Der lebende Organismus muss sich bewegen, damit sich in der sich verändernden, bewegten Umgebung und dem sich unausgesetzt bewegenden Organismus feststehende Ereignisse herausbilden können. Selbst in der Beobachtung von regloser Materie nehmen unsere Sinne nach wie vor Bewegungseindrücke wahr, da ein Organismus Zeit seines Lebens niemals vollständig unbewegt ist.

Professor Heinz von Foerster[1], ein Kybernetiker des Biological Computer Laboratory, hegt ähnlichen Ideen; ihm fiel auf, dass der französische Mathematiker Henri Poincaré[2] 1887 schrieb, dreidimensionales Sehen werde nicht allein dadurch möglich, dass wir zwei Augen haben, sondern auch aufgrund der Bewegung des Kopfes, der die Augen beherbergt. Die Augen müssen sich an die Bewegung des Kopfes anpassen; mit reglos im Raum verharrenden Augen könnten keine dreidimensionalen Bilder wahrgenommen werden.

Von Foerster erwähnte auch einen österreichischen Psychologen namens Kohler[3], der einige seiner Schüler dazu überredete, sich an einem faszinierenden Experiment zu beteiligen. Kohler wollte herausfinden, was geschähe, wenn unser Gehirn die Umwelt so sähe, wie sie auf der Netzhaut abgebildet ist, nicht so, wie sie tatsächlich ist. Bekanntlich kehrt die Augenlinse – wie jede Linse – das Bild, das an die Netzhaut gelangt, um. Der Kopf einer stehenden Person befindet sich, wenn wir sie sehen, im unteren Bereich der Netzhaut und ihre Füße im oberen. Kohler gab den Teilnehmern eine Brille, die das Bild auf der Netzhaut richtig herum drehte. Wie erwartet sahen er und alle anderen alles

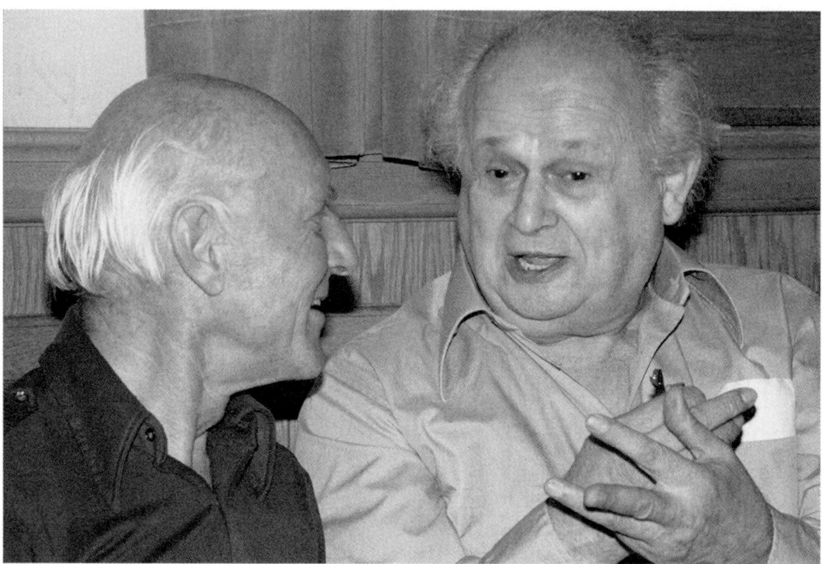

Feldenkrais mit Heinz von Foerster, 1977

verkehrt herum. Die ersten Stunden gestalteten sich sehr schwierig. Niemand konnte sich frei bewegen; alle mussten äußerst langsam vorgehen und versuchen, das, was sie sahen, zu verstehen und sich darüber klar zu werden. Doch dann geschah etwas Unerwartetes: Der gesamte Körper und das, was die Teilnehmerinnen und Teilnehmer des Experiments in ihrer unmittelbaren Umgebung berührten, sahen wieder so aus wie vorher, doch alles, was außerhalb der Reichweite ihrer Berührung lag, stand nach wie vor auf dem Kopf. Nach und nach, während sich alle vorantasteten und -bewegten, um alltäglichen Bedürfnisse nachzukommen, erschienen auch entferntere Gegenstände normal. Nach ein paar Wochen sah alles aus, als sei es richtig herum, und alle konnten jeder Verrichtung ohne besondere Aufmerksamkeit oder Vorsicht nachgehen. Irgendwann begann es während des Experiments zu schneien. Kohler schaute aus dem Fenster und sah, wie die Flocken von der Erde aufstiegen und nach oben schwebten. Er ging nach draußen, streckte seine Hände mit nach oben gerichteten Handflächen aus und fühlte, wie der Schnee auf sie fiel. Nur wenige Augenblicke später, während er fühlte, wie der Schnee seine Handflächen berührte, sah Kohler den Schnee fallen und nicht aufsteigen.

Es gab weitere Experimente mit Umkehrbrillen. Bei einem in den USA durchgeführten Experiment wurden zwei Personen mit diesen speziellen Brillen ausgestattet, wobei eine in einem Rollstuhl saß, den die andere Person schob. Diejenige Person, die den Rollstuhl schob und sich bewegte, fing an, normal zu sehen und war nach einigen Stunden in der Lage, sich zurechtzufinden, ohne herumzutasten, während die sitzende Person nach wie vor alles verkehrt herum sah.

Sieht ein Neugeborenes von Anfang an richtig herum? Oder muss es sich vielmehr bewegen und Dinge berühren, um die Eindrücke, die es empfängt, interpretieren und ordnen zu können? Was mich anbelangt: Ich vermute, dass Bewegung für das Herausbilden unserer objektiven Welt eine zentrale Rolle spielt. Wenn ich mit meiner Vermutung nicht völlig falsch liege, kann sich kein lebendes Wesen ohne Bewegung seine geordnete, objektive, äußere Welt schaffen – vielleicht sogar nicht einmal seine innere Vorstellung dieser Welt.

Eines ist sicher: Wir sind nicht einfach die konkrete Umsetzung des Programms des genetischen Codes, mit dem wir zur Welt kommen. Dieses Programm kann nur umgesetzt werden, wenn der Organismus, der diesen genetischen Code in sich trägt, wächst und sich entfaltet. Darüber hinaus geschehen Geburt und Wachstum niemals ohne mindestens eine Person, die es beobachtet oder bezeugt – diejenige, die den neuen Organismus gebiert. Und uns ist kein lebender Organismus bekannt, der außerhalb eines Gravitationsfeldes existiert.

Fassen wir zusammen: Ein genetisches Programm ist in einem Körper enthalten, der in einer Umgebung, die sich unausweichlich in einem Gravitationsfeld befindet, im Beisein von Zeugen aus zwei Zellen zu irgendeiner Anzahl von Zellen heranwächst. Keines dieser Elemente – weder der genetische Code, noch die Zeugen noch das Gravitationsfeld – kann, beim besten Willen nicht, für sich genommen ein Lebewesen bilden, das in der Lage ist zu wachsen und erwachsen zu werden.

Alle Säugetiere haben ein Skelett, Muskeln und ein Nervensystem, sie werden Eltern geboren, und die Erde übt auf jedes einzelne von ihnen die gleiche Gravitationskraft aus, die niemals aussetzt und nicht abgeschirmt werden kann. Der Mensch, der zu den Säugetieren zählt, teilt dieses Los. Doch es gibt wichtige Unterschiede. Im menschlichen Skelett ist der Daumen so angelegt, dass er alle anderen Fingerspitzen berühren kann. Die Muskulatur in den Armen eines Orang-Utans oder eines Schimpansen kann größere Kräfte freisetzen als die menschliche Armmuskulatur, doch die feinen Muskeln der menschlichen Hand erlauben ein extrem feines manuelles Hantieren. Denken Sie an Schreiben, Musizieren, Uhrmacherei usw. Die funktionalen Unterschiede des menschlichen Nervensystems unterscheiden diesen von allen anderen Säugetieren. Auch Elternschaft ist bei der Menschheit sehr anders. Ein Menschenkind hat für gewöhnlich einen Vater und eine Mutter, plus zwei Großväter und zwei Großmütter. Die menschliche Umgebung umfasst das Selbst und das Selbstbild ebenso wie seine räumlichen, zeitlichen, sexuellen, sozialen und kulturellen Aspekte.

Die Bewegungen, die zu jeder Handlung gehören, erzeugen eine räumliche Verschiebung des gesamten Organismus' und Veränderungen in seiner Konfiguration, die sich auf unterschiedliche Aspekte der Umgebung auswirken, um den Organismus mit dem zu versorgen, dessen er bedarf. Wir haben also eine sich beständig verändernde Umgebung mit einem sich beständig verändernden Organismus. Unterschiedliche Umgebungen wirken sich auf den Organismus und auf das Nervensystem aus und veranlassen sie, im Hinblick auf diese Veränderungen effektiv und effizient zu agieren und zu reagieren.

Von der Geburt bis zum Tod besteht also eine geschlossene Schleife aus vier Elementen: Skelett, Muskeln, Nervensystem und Umgebung. Diese Elemente sind tatsächlich höchst komplexe Systeme, die über zahlreiche Mechanismen von Rück- und Vorausmeldung aufeinander einwirken. Bildlich könnte die Schleife als Viereck mit vier Seiten und vier Spitzen dargestellt werden. In meiner Arbeit befasse ich mich mehr mit den Spitzen als mit den Seiten. Ich beschäftige mich mit den Verbindungen an den Spitzen, wo sich die Elemente gegenseitig beeinflussen und der erlernte Gebrauch des Selbst offener zum Vorschein tritt. Das individuelle Leben von willentlichem Agieren und Reagieren kann durch Lernen einfacher verändert werden, als über die starreren Strukturen, die von den Seiten repräsentiert werden, also Knochen, Muskeln, Nervensystem und Raum/Kultur/Zeit usw. Es ist zudem förderlicher, die Art und Weise zu verbessern, wie wir Dinge tun, als das, was wir tun. Denn wie wir etwas tun ist oft wichtiger als was wir tun.

Diese vier komplexen Elemente können vom Beginn des Lebens bis zum Tod studiert werden. Zum Zeitpunkt der Geburt ist die Verbindung zwischen Organismus und Umgebung weitestgehend passiv. Diese Passivität wird nach und nach durch zunehmend willentlicheres Handeln ersetzt. Ohne Schwerkraft sähe das gesamte System völlig anders aus. Knochen wären nicht dazu gebaut, der Kompression zu widerstehen. Geschwindigkeit und Kraft von Bewegungen wären anders; wie, können wir uns kaum vorstellen. Unter den gegebenen Umständen ist Bewegung der beste Hinweis auf Leben. Seit der Mensch sprechen kann, teilt er alles danach ein, wie es sich unter der Einwirkung der Schwerkraft bewegt. Was sich passiv hin und her bewegt, dem Strom von Luft oder Wasser folgt und ansonsten vertikal nach oben wächst, zählt zur Vegetation. Lebewesen werden anhand ihrer Fortbewegungsart klassifiziert. Was schwimmt, zählt zu den Fischen, was fliegt, zu den Vögeln, was gleitet, zu den Schlangen, was sich schlängelt und windet, zu den Würmern. Es gibt hüpfende oder krabbelnde Wesen, solche, die auf vier Beinen gehen und uns federlose aufrecht

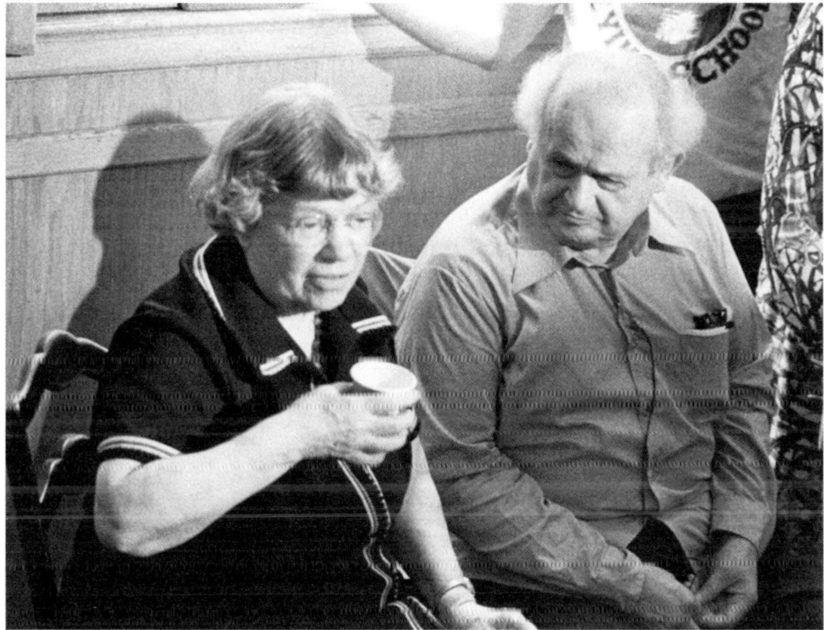

Feldenkrais mit der Anthropologin Margaret Mead, 1977

gehende Zweibeiner. Es scheint, als haben wir uns seit Menschengedenken mit Bewegung beschäftigt.

Bewegung ist für jede einzelne der lebenden Zellen, aus denen der Organismus besteht, elementar, und zusammengenommen ist alles – Skelett, Muskeln und Nervensystem – mit Bewegung befasst. Bewegung zu organisieren ist so komplex, dass die meisten Lebewesen, ob Fische, Vögel, Affen oder Menschen, einer eigenen individuellen Lehrzeit bedürfen. Die Spanne dieser Lehrzeit reicht von wenigen Sekunden oder Minuten bis zu vielen Jahren. Es scheint, als wären einige Herdentiere, vor allem Rinder, Pferde, Zebras und dergleichen, fast unmittelbar nach der Geburt in der Lage, der Herde zu folgen. Nachdem seine Nabelschnur durchgekaut und es am ganzen Körper abgeleckt wurde, unternimmt das Neugeborene sofort einen oder zwei Versuche, auf die Füße zu kommen. Gelingt es beim zweiten oder dritten Versuch, folgt das Kalb der Kuh über Sand, Kiesel oder rutschiges nasses Gras, über ebenen, abschüssigen oder ansteigenden Boden. Es vermag nicht nur alles zu tun, was notwendig ist, um bei der Herde zu bleiben, es findet auch sein Gleichgewicht wieder, wenn es ausrutscht oder stolpert. Wenn wir bedenken, wie viel Komplexität und Genialität erforderlich sind, um eine Maschine zu konstruieren, die ähnlich effizient ist, dann erkennen wir, was zu dieser außergewöhnlichen Fähigkeit gehört, sich ohne vorherige Erfahrung und nach einer derart kurzen Lernphase zu bewegen.

Denken Sie an die Bergziegen, deren Junge auf hohen Felsen geboren werden. Die Zicklein rappeln sich auf und müssen ohne vorherige Lehrzeit von einer steilen Felskante zur nächsten springen. Offensichtlich sind alle Verbindungen, die «Verschaltungen» im Nervensystem dieser Tiere schon vor ihrer Geburt erstellt. Kurz: Bei den nichtmenschlichen Tieren reicht die Spezies weiter, was ein Überleben unter schwierigen Bedingungen gewährleistet: Lernen, Entwicklung, Reflexorganisation und Instinkt. Dennoch benötigen die meisten Vögel, Hunde, jungen Katzen, ja, sogar Tigerbabys eine Art Coaching von ihren Eltern, um die «Verschaltung» zu vollenden und die funktionierenden Muster ihres Nervensystems zu etablieren. Damit diese Muster zuverlässig, autonom oder automatisch werden, ist eine Lehrzeit von einigen Wochen erforderlich.

Wenn wir uns zahlreiche Spezies vor Augen halten, erkennen wir: Je niedriger eine Spezies auf der Skala der Evolution angesiedelt ist, desto vollständiger ist die Programmierung des Nervensystems bei der Geburt. Die Synapsen, Neuronen oder was auch immer sind bereits verbunden, und die Lehrzeit ist umso kürzer, desto niedriger diese Spezies auf der Skala der Evolution rangiert. Beim Menschen beobachten wir das andere Extrem dieses Prozesses. Das menschliche Kleinkind hat meines Wissens die längste Lehrzeit aller Spezies. Obwohl in den Nerven- und Drüsensystemen bereits bei der Geburt alles miteinander verbunden ist, was für das Aufrechterhalten von Leben und Wachstum benötigt wird, sind die spezifisch menschlichen Funktionen in keinster Weise verschaltet. Es kam noch kein Kind zur Welt, das sprechen, singen, pfeifen, krabbeln, aufrecht gehen, Musik machen, zählen, mathematisch denken oder sagen konnte, wie spät es ist. Wir konnten bisher nicht beobachten, dass sich auch nur eine einzige dieser Funktionen ohne eine lange, mehrere Jahre andauernde Zeit des Lernens entwickelt hat. Was diese spezifisch menschlichen Funktionen oder Aktivitäten anbelangt, bestehen zum Zeitpunkt der Geburt keine Verbindungen oder Verschaltungen der nervösen Strukturen.

Individuelle persönliche Erfahrung oder Lernzeit ist notwendig; ohne sie wird der Säugling nicht zum menschlichen Wesen. Es ist, als gäbe es bei der menschlichen Spezies keinerlei ererbtes Lernen. Die «niedrigeren» Tiere verfügen über phylogenetisches Lernen – das ererbte und im Verlauf der Evolution entwickelte Lernen ihrer Spezies. Das «höhere» Tier lernt durch seine eigene persönliche ontogenetische Erfahrung. «Niedriger» und «höher» bedeuten wenig mehr, als auf die Komplexität zu verweisen, mit der wir die Skala der Evolution zusammenstellen. Nahezu alle niedrigen Tiere können Dinge tun, zu denen die höchsten erst nach ausgedehntem Lernen in der Lage sind, und selbst dann nur durch Nachahmung, meist unter Zuhilfenahme einer Vielzahl verschiedener Instrumente oder Strukturen.

Die Tendenz zu Wiederholung führt letzten Endes zu repetitiver Konstanz und Ordnung. Die meisten Geschehnisse werden vom Zufall regiert und sind derart ungeordnet, dass sich kaum ein Ereignis vorhersehen lässt. Wir stellen Naturgesetze auf, indem wir Ereignisse auswählen, denen wir das hinzufügen können, was wir unter Ordnung verstehen. Newton schuf Ordnung in einer eindrücklichen Zusammenstellung von ungeordnet fallenden Körpern, indem er die Schwerkraft zum

Seinszustand beförderte. Nur nervöse Gewebe und Systeme sind in der Lage, zu erfassen und zu erkennen. Beim Menschen ist es die nervliche Substanz, die ihr eigenes Funktionieren ordnet; sie schafft Ordnung in ihrer Umgebung, was wiederum die Geordnetheit des Menschen verbessert usw. Die nervliche Substanz organisiert sich selbst; dabei trifft sie eine Auswahl unter den aus der Umgebung eintreffenden Botschaften und fasst sie zu unveränderlichen Bündeln zusammen, was Wiederholung möglich macht. Viele sich beständig verändernde Nachrichten werden aus der Umgebung empfangen, bevor es dem Organismus gelingt, sie als unveränderliche Größen wahrzunehmen. Die Fähigkeit des Nervensystems ist so groß, dass es Ordnung schafft, wo jedes aus einer anderen Materie aufgebautes Instrument nur verschwommene Flecken oder fortwährende Variationen aufzeichnen würde. Denken Sie nur daran, wie es wäre, einen auf Sie zu stürmenden Windhund zu fotografieren, während Sie selbst auf einem galoppierenden Pferd sitzen. Wir sind in der Lage zu verstehen, was wir sagen, während ein Ventilator oder eine Klimaanlage so viele Hintergrundgeräusche verursachen, dass kein Gerät eine verständliche Aufzeichnung unseres Gesprächs bewerkstelligen könnte. Es fällt uns nicht schwer, aus vielen veränderlichen Störungen unveränderliche Ordnung herauszufiltern. Bei allem, was wir sehen, hören, riechen oder fühlen, organisieren wir uns aktiv so, dass wir Eindrücke aus diesen unveränderlichen Bündeln gewinnen, die uns erlauben, mit der Unordnung sowohl in uns selbst als auch in unserer Umgebung zurechtzukommen, egal ob zwischenmenschlicher, sozialer, räumlicher oder zeitlicher Natur.

Einfach gesagt ist eine Sache lebendig, wenn sie über eine Abgrenzung verfügt, die sie vom Rest der Welt trennt, wenn sie sich vermehren kann, wenn sie sich erhalten kann (d.h. Energie aus dem Bereich jenseits ihrer Abgrenzung aufnehmen) und wenn sie sich schützen kann. Keine dieser Funktionen kann ohne ein Lenken des Selbst, d.h. Bewegung geschehen. Das Erweitern von Bewusstheit durch Bewegung ist ein Lernprozess, der in Gebrauch ist, seit die erste Zelle eine Membran bildete und zu einem Individuum wurde, das sich selbst lenken musste.

Bewusstheit durch Bewegung ist ein Lernprozess, der das Lenken des eigenen Selbst einfacher und angenehmer macht, weil es dem Lernen ähnelt, das bei der Entwicklung an sich geschieht. Die beiden

Methoden, die ich nutze – Bewusstheit durch Bewegung und Funktionale Integration – sind dem Wesen nach eine effiziente, kurze und allgemeine Art und Weise, Lernen zu lernen. Beim herkömmlichem Lernen ist wichtig, was wir lernen. Doch die höhere Funktion, Lernen zu lernen, ist frei von derartigen Einschränkungen. Lernen zu lernen umfasst eine Verbesserung der Funktion des Gehirns an sich, die diesem ermöglicht, über sein schlummerndes Potential hinauszuwachsen.

Um solches Lernen zu fördern ist es nötig, das angestrebte Ziel vom Prozess des Lernens zu trennen. Der Prozess ist wichtig und sollte beim erwachsenen Lernenden ebenso so absichtslos sein wie das Lernen beim Säugling. Der Säugling ist weder an einen Stundenplan gebunden, noch hat er irgendeinen Grund, etwas zu erzwingen. Ein Nachschulen des Erwachsenen wurde durch die Lehrmethoden, die herkömmlicherweise an Schulen zur Anwendung kommen, und akademischem Unterricht im Allgemeinen korrumpiert. Dort herrscht die Annahme, der Lehrer sei dem Schüler überlegen und stelle ein Beispiel dar, dem dieser folgen und das er nachahmen soll. Errungenschaft ist das Ziel, nicht Lernen, und für spezifische Errungenschaften sind feste Zeiten veranschlagt. Ein solches Lernen hat nichts mit Entwicklung zu tun; es kann willentlich verschoben oder sogar gänzlich aufgegeben werden. Doch das Lernen, das von Wachstum und Entfaltung abhängt, kann weder straflos aufgeschoben noch über die normale Geschwindigkeit der Entwicklung hinaus beschleunigt werden.

Ich bin überzeugt, dass die Möglichkeit einer besseren Zukunft für die Menschheit näher in unserer Reichweite liegt als die oft beschworene düstere Prognose der Selbstzerstörung, der viele anhängen, annehmen lässt. Eine Gesellschaft, in der die Mitglieder nichts weiter als die Anzahl der Einheiten darstellen, aus denen sie sich zusammensetzt, ist nicht die endgültige Form von Gesellschaft. Eine Gesellschaft von Männern und Frauen, die über eine größere Bewusstheit von sich selbst verfügen, wird, davon bin ich überzeugt, eine Gesellschaft sein, die sich für die menschliche Würde ihrer Mitglieder einsetzt anstatt vorrangig an der abstrakten kollektiven Idee von menschlicher Gesellschaft zu feilen.

6. Bewusstheit durch Bewegung (1975)

Dieser kurze und prägnante Aufsatz beinhaltet sowohl theoretische Hintergründe als auch konkrete Beschreibungen von Feldenkrais' Unterrichtsansatz und diente an dessen Institut in Tel Aviv als Informationsmaterial. Die hier abgedruckte Version, die 1975 im *Annual Handbook for Group Facilitators* veröffentlicht wurde, unterscheidet sich nur minimal von dem Text, der am Institut verwandt wurde.

Der Mensch zählt aufgrund seiner Struktur zu den Tieren. Doch weil sein Nervensystems so funktioniert, wie es das tut, er das höchste Tier und ein menschliches Wesen. Die Hand des Menschen unterscheidet sich nur geringfügig von der Hand eines Affen – sie weist eine andere Stellung und Bewegung des Daumens auf –, doch das Nervensystem eines Menschen erlaubt diesem, die Muskeln und Knochen seiner Hand für Tätigkeiten zu gebrauchen, zu denen ein Menschenaffe nicht in der Lage ist: fein hantierende, spezifisch menschliche Bewegungen wie schreiben, ein Instrument spielen, Geldscheine zählen, eine Uhr reparieren oder ein Mikroskop scharf stellen.

Zwei Arten des Lernens

Die beiden Gebrauchsweisen der Hand zu lernen, geschieht auf zwei unterschiedliche Arten. Die gewöhnlichen Bewegungen der Hand erfolgen spontan und verbessern sich mit dem Heranwachsen eines jeden normalen Tieres, ob Affe oder Mensch. Das feine, menschliche, manipulative Geschick hingegen muss jedem einzelnen Menschen auf spezifische Weise und zum rechten Zeitpunkt beigebracht werden.

Der spezifische Modus des Lernens (der vielleicht wichtigsten Eigenschaft des menschlichen Nervensystems) zeigt sich nicht nur in den Händen, sondern in allen Funktionen des Menschen. Aufrechtes Stehen, Gehen, Sprechen – das alles ist erlernt und erfordert mehrere Jahre der Ausbildung und danach noch viele weitere Jahre, um Vervollkommnung zu erlangen.

Die Fähigkeit, Laute zu äußern (also der tierische Anteil von Sprache) verbessert sich sowohl beim Menschen als auch bei anderen Säugetieren im Laufe ihrer Entwicklung, doch wer außerhalb einer menschlichen Gesellschaft zum Erwachsenen heranwächst, erreicht vielleicht nie die Fertigkeit eines durchschnittlichen menschlichen Wesen. Der tierische Instinkt ist phylogenetisches Lernen oder das Lernen der Spezies; menschliches Lernen ist ontogenetisch, d. h. es ist auf persönliche Erfahrung angewiesen. Mit anderen Worten: Lernen ist für das menschliche Nervensystem das, was der Instinkt für die Tiere ist.

Hunde lernen beispielsweise alle Hundesprachen spontan; ein chinesischer Hund kann mit einem amerikanischen Hund ebenso kommunizieren wie mit einem persischen. Ein menschliches Nervensystem hingegen, das durch persönliches, individuelles Erleben «verschaltet» ist, kann nur eine Sprache sprechen. Die übrigen zweitausend Sprachen werden auf immer fremd bleiben, es sei denn, der Einzelne widmet sich neuem Lernen.

Sowohl der Instinkt als auch das menschliche Lernen haben bestimmte Nachteile. In einer Umgebung, die sich plötzlich verändert, oder einer völlig neuen Situation ist der Instinkt nutzlos. Wie viel Lernen wert ist, hängt davon ab, was gelernt wurde und von welcher Qualität das Erlernte ist. Das menschliche Nervensystem, bei dem die Handlungsmuster im Verlauf des Lernprozesses verschaltet werden und nicht (wie Instinkte) ererbt sind, verfügt jedoch über einen entscheidenden Vorteil: Umlernen oder Nachschulung ist vergleichsweise einfach.

Bewegung

Bewegung gewährt uns den besten Einblick in die Aktivität des menschlichen Nervensystems. Zittern, Lähmungen, Ataxien, Sprachstörungen oder unzureichende muskuläre Kontrolle sind im Allgemeinen ein Hinweis auf eine Verletzung oder Störung der Funktion des Hirnstamms oder anderer Bereiche des Nervensystems. Bewegung – oder ihre Abwesenheit – macht den Zustand des Nervensystems sichtbar, seine erbliche Ausstattung und den Grad seiner Entwicklung. Bewegung geschieht nur, wenn das Nervensystem die Impulse aussendet, die die entsprechenden Muskeln in den richtigen Mustern oder Gruppen und der richtigen zeitlichen Abfolge kontrahieren.

Dem Neugeborenen ist außer Weinen und einem Kontrahieren aller Flexoren in einer undifferenzierten Anstrengung nur wenig willentliche Bewegung möglich. Durch Erfahrung lernen wir uns zu drehen, zu krabbeln, uns aufzusetzen, zu gehen, zu sprechen, zu rennen, zu springen, zu balancieren, uns um unsere Achse zu drehen usw. – alles, wozu auch immer wir als Erwachsene in der Lage sind.

Unser Bewusstsein passt sich allmählich an unsere Umgebung an. Die ersten Kontakte mit der Außenwelt geschehen über die Haut und den Mund. Später lernen wir, die Teile unseres Körpers unabhängig voneinander zu benutzen; wir regulieren sie, indem wir sie anschauen. Bewegungen auszudifferenzieren ist besonders schwierig, daher wird der Ringfinger ungeschickt bleiben, es sei denn, wir spielen ein Instrument oder nehmen uns bewusst vor zu lernen, ihn willentlich zu gebrauchen. Doch gewöhnlich gelingt es uns, die Alles-oder-Nichts-Reaktion der primitiven muskulären Kontraktion in mehr oder weniger perfekt differenziertes willentliches Handeln zu verwandeln. Normalerweise geschieht das von selbst, d. h. ohne dass wir uns des entsprechenden Vorgangs oder des Zustands bzw. Grads der Perfektion, die wir in unserem Lernen erreicht haben, bewusst sind. Die meisten von uns erreichen eine unbekümmerte Mittelmäßigkeit, gerade soviel, dass wir eine oder einer unter vielen sind.

Die Feldenkrais-Methode

Meine Technik, unserem Nervensystem zu mehr Reife zu verhelfen, nutzt die reversible Beziehung zwischen unserem Muskel- und Nervensystem. Beide waren in ihrer Entwicklung dem Einfluss der Schwerkraft unterworfen, die den Standard für sowohl die Entwicklung und das Lernen jedes Einzelnen als auch die Evolution der Spezies festlegt.

Die außergewöhnliche Entwicklung der Frontallappen des Menschen zeigt, dass deren Funktion eine evolutionäre Steigerung darstellt und zum Überleben des Stärkeren beiträgt. Diese Entwicklung des menschlichen Gehirns tritt durch dessen Wachstum nach der Geburt in Kraft und wird demnach durch persönliche individuelle Erfahrung gelenkt und geformt.

Gelegenheit und Verletzlichkeit

Damit ergibt sich für den Menschen sowohl die besondere Gelegenheit – die keinem anderen Tier offensteht – einen Körper aus erlernten Reaktionen aufzubauen als auch die spezielle Verletzlichkeit, Fehler zu machen. Da bei anderen Tieren die Reaktionen auf die meisten Reize in ihren Nervensystemen in Form von instinktiven Handlungsmustern festgeschrieben sind, machen sie seltener etwas falsch.

Noch irritierender ist, dass wir wenig Gelegenheit haben, uns bewusst zu werden, wo uns ein Fehler unterlaufen ist. Da wir Lernender und Urteilender zugleich sind, hängt unser Urteil von unseren Lernerfolgen ab und ist auf diese beschränkt.

Um sich günstig weiterzuentwickeln, muss der Einzelne offensichtlich seine Urteilsfähigkeit verbessern, doch diese Urteilsfähigkeit ist das Ergebnis bereits abgeschlossenen Lernens.

Gesteigerte Sensibilität

Um diesen Teufelskreis zu durchbrechen, müssen wir den supralimbischen Teil unseres Gehirns nutzen, der in der Lage ist, das, was in unserem Körper geschieht, zu spüren, zu abstrahieren und oft auch in Worte zu fassen. Indem wir alle Reize auf ein Minimum reduzieren, verringern wir gleichzeitig jede Veränderung in unserem Muskelsystem und unseren Sinnen soweit wie möglich. Damit steigern wir unsere Sensibilität auf ihr Maximum und können so die feineren Details ausmachen, die unserer Aufmerksamkeit bis dahin entgangen waren. Wir sind wie ein Farbenblinder, der wieder zwischen Rot und Grün unterscheiden kann.

Sobald die Fähigkeit zur Differenzierung verbessert wurde, können die Details des Selbst oder der Umgebung besser gespürt werden; wir werden uns bewusst, was wir tatsächlich tun, anstatt dessen, was wir zu tun vorgeben oder meinen.

Das Erlernen der Methode

Um das Aufbrechen von muskulären Mustern zu erleichtern, finden die Lektionen anfangs im Liegen statt; entweder auf dem Bauch oder auf dem Rücken. Der gewohnte Druck auf die Fußsohlen und die sich daraus ergebende Konfiguration der knöchernen Gelenke werden umgangen. Das Nervensystem empfängt nicht die gewohnten, der Schwerkraft geschuldeten afferenten Reize, und die efferenten Stimuli sind

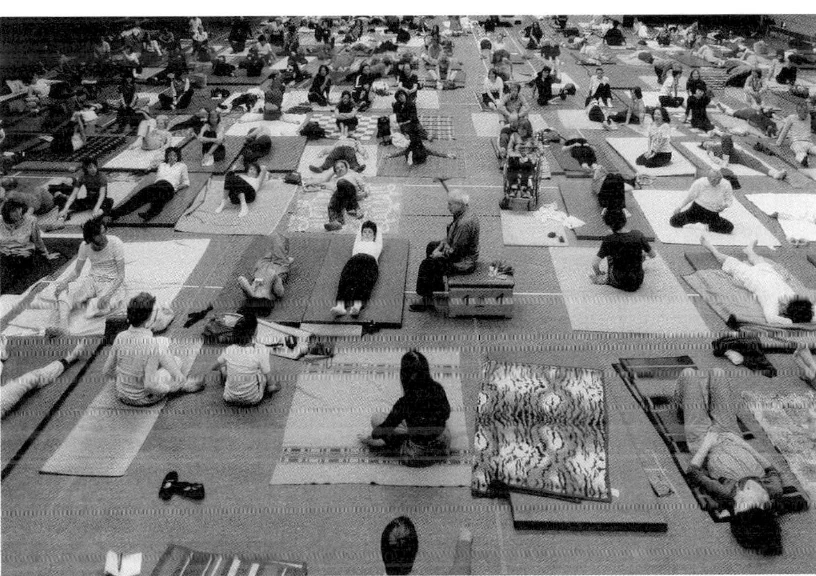

Seminar in Freiburg im Breisgau, 1981

nicht mit den gewohnten Mustern verknüpft. Empfangen wir nach den Lektionen wieder die gewohnten Reize, entdecken wir überrascht, dass wir anders auf sie reagieren.

Die Lektionen werden so langsam und so angenehm wie möglich durchgeführt, ohne die geringste Anstrengung, ohne jeden Schmerz; vorrangiges Ziel ist nicht, etwas zu trainieren, das wir kennen, sondern unbekannte Reaktionen in uns selbst zu entdecken und dadurch bessere und angemessenere Verhaltensweisen zu lernen.

Die Bewegungen sind klein und so sanft, so dass sich der ursprüngliche Aufwand nach fünfzehn oder zwanzig Wiederholungen soweit verringert, dass er praktisch nur noch ein Gedanke ist. Das erzeugt eine maximale Empfindsamkeit, die uns erlaubt, winzige Veränderungen im efferenten Tonus und in der Ausrichtung der verschiedenen Körperteile auszumachen.

Gegen Ende der Lektion ist zu fühlen, wie der Körper leicht am Kopf hängt, die Füße nicht länger in den Boden stampfen und der Körper in der Bewegung geradezu gleitet.

Der Kopf, der alle Telerezeptoren beherbergt – Augen, Ohren, Nase und Mund – und sich, aufmerksam für die Veränderungen im Raum um uns herum, bei nahezu jeder Bewegung nach rechts und links dreht, sollte sich mit einer Weichheit drehen, die selbst der perfekteste von Menschenhand gefertigte Mechanismus nicht erreicht. Auch die Augen bewegen sich nach rechts und links, und ihre Bewegung, die der Drehrichtung des Kopfes folgt oder dieser entgegengesetzt ist, sollte gleitend und mühelos sein.

Ergebnisse

Einen Körper zu schulen, alle möglichen Formen und Konfigurationen seiner Gliedmaßen zu vervollkommnen, wirkt sich nicht nur auf die Stärke und die Beweglichkeit von Skelett und Muskulatur aus, es führt zu einer tiefgreifenden Veränderung im Selbstbild und der Art, wie dieses Selbst gelenkt wird.

Zwei Haupttechniken

Die Methode verwendet eine manipulative Technik und eine Technik für die Arbeit in der Gruppe. Die manipulative Technik findet notwendigerweise als Einzelunterricht statt und wird den Bedürfnissen der jeweiligen Person genau angepasst. Etwa dreißig verschiedene Ausgangsstellungen kommen zur Anwendung. Historisch gesehen wurde die manipulative Technik als erste entwickelt.

Die Gruppentechnik wurde geschaffen, um den Effekt des manipulativen Unterrichts in so vielen Menschen wie möglich zu erzeugen. (Der Begriff «Unterricht» weist darauf hin, dass die Veränderungen im Selbstbild durch die Schülerinnen und Schüler herbeigeführt werden, indem diese sich ihres veränderten Selbstbilds bewusst werden.) Das Schweizer Radio Zürich strahlte zwei Jahre lang Lektionen aus. Derzeit existieren fast tausend fünfundvierzigminütige Lektionen auf Hebräisch und einige hundert auf Englisch, Französisch und Deutsch.

Die Anwendung der Methode

Indem sie jedes Funktionieren als Manifestation des Nervensystems betrachtet, lässt sich die Feldenkrais-Methode universell einsetzen. Zu meinen Schülern zählten weltberühmte Musiker, Violinisten und Pianisten wie der bekannte Dirigent Igor Markevitch[1], der meine Dienste viele Jahre lang im internationalen Kurs für Operndirigenten in Salzburg und der Oper in Monte Carlo in Anspruch nahm. In den letzten Jahren habe ich jedes Jahr für Peter Brook[2] gearbeitet: In seinem Internationalen Zentrum für Theaterforschung in Paris, in San Juan Bautista, wo er mit El Teatro Campesino arbeitete, und an der Brooklyn Academy of Music. Die Theaterfakultäten der Carnegie Mellon University, der University von Pittsburgh, der New York City University sowie viele andere haben meine Techniken benutzt. Ich habe auch mit Menschen mit chronischen Beschwerden und Krankheiten gearbeitet.

Literatur

Darwin, C. R. *Expressions of the Emotions in Man and Animals.* New York: AMS Press, 1972.

Feldenkrais, M. *Body and Mature Behavior.* New York: International Universities Press, 1970.

Feldenkrais, M. *Awareness Through Movement: Health Exercises for Personal Growth.* New York: Harper & Row, 1972.

Pribram, K. H. *Languages of the Brain.* (Experimental Psychology Series.) Englewood Cliffs, NJ: Prentice Hall, 1971.

Young, J. Z. *An Introduction to the Study of Man.* New York: Oxford University Press, 1974.

7. Selbstverwirklichung durch organisches Lernen (1981)

Bearbeitet von Mark Reese

Feldenkrais hielt diesen Vortrag 1981 an der Mandala-Konferenz in San Diego. Schwerpunkt der Konferenz war in jenem Jahr ganzheitliche Gesundheit und langes Leben. Mark Reese (1951–2006), der zu der ersten Gruppe von Lehrern gehörte, die Feldenkrais in den Vereinigten Staaten ausbildete, hatte diesen Vortrag organisiert und ihn später für die Veröffentlichung bearbeitet. Reese wurde zu einem der einflussreichsten und wortgewandtesten Lehrer seiner Generation und bildete seinerseits weltweit zahlreiche neue Feldenkrais-Lehrerinnen und Lehrer aus. Er schrieb eine lang erwartete Biografie über Feldenkrais' Leben mit dem Titel Moshé Feldenkrais: *A Life in Movement*, die demnächst erscheinen soll.

Normalerweise schaffe ich es nicht, auf Konferenzen zu gehen. Ich spreche mit Leuten, und es fühlt sich für mich an, als würde ich mit Freunden reden. Als Referent bin ich keiner, der Vorträge hält. Ich rede einfach mit Leuten, die etwas lernen wollen. Ich bin auch kein gewöhnlicher Lehrer; ich bin eine merkwürdige Art von Lehrer, der sich nicht für seinen Unterricht interessiert, sondern dafür, was Leute lernen. Ich habe daher noch nie einen Vortrag geschrieben oder vorbereitet. Die zahlreichen Mitglieder der Feldenkrais-Gilde®, die hier sitzen und mich kennen, werden bestätigen, dass ich in vier oder acht Jahren Unterricht niemals irgendetwas vorbereitet habe. Dieses Mal habe ich mir Notizen gemacht, aber natürlich brauche ich sie nicht.

Ich habe mir diese Notizen gemacht, weil ich nicht wusste, worauf ich mich eingelassen habe, als ich mich bereit erklärte, über «Selbstverwirklichung durch organisches Lernen» zu sprechen. Über «organisches Lernen» könnte ich ohne Vorbereitung sprechen, aber «Selbstverwirklichung»: Was ist Selbstverwirklichung? Mit abstrakten Ideen kann ich nichts etwas anfangen, außer tagelang darüber zu sprechen und nirgendwo hin zu gelangen. Ich brauche konkrete Dinge, die jedem einleuchten, die für Sie und mich verständlich sind und die wir anfassen, sehen oder hören können. Später, wenn wir einige Erfahrungen miteinander teilen, können wir uns verstehen, wenn wir Sprache verwenden. Anders geht es nicht. Ich kann ein Wort wie «holistisch» sagen, und Sie verstehen Gott weiß was darunter. Was bedeutet es? Ich kenne das Wort «holistisch», das Dr. Lomas gestern benutzte, aus Feldmarschall Smuts[1] Buch. Seither habe ich so oft erlebt, wie dieses Wort gebraucht und missbraucht wurde, dass ich nicht mehr weiß, was es bedeutet.

Ich muss mit konkreten Dingen beginnen. Was ist das Selbst? Was ist Verwirklichung? Was ist organisches Lernen? Wenn wir nicht wissen, wovon wir sprechen, führt uns das nirgendwohin. Schauen wir also zuerst: Was ist das Selbst? Es gibt viereinhalb Milliarden individuelle Identitäten, und keine zwei davon sind gleich, weder was ihren Fingerabdruck noch was ihr Immunsystem anbelangt. Wir können nichts von einer Person in die andere verpflanzen; es sind Individuen, jeder Einzelne ist aus sich heraus einzigartig. Das ist die Bedeutung von Selbst. Es ist eine einfache Sache. Doch es gibt auf der Welt vermutlich zweihundert Milliarden solcher Identitäten, denn auch die Tiere haben ein Selbst. Was allen diesen individuellen Identitäten gemeinsam ist, sind ganz grundlegende biologische Größen oder Eigenschaften.

Zuallererst die Fortpflanzung. Keine Spezies kann überleben, ohne sich fortzupflanzen. Jede existierende Spezies, auch der Mensch, muss in der Lage sein, sich fortzupflanzen. Das nächste ist Selbstversorgung. Kein Tier, keine Bakterie, keine Kreatur dieser Welt kann existieren, ohne entweder Sauerstoff oder Stickstoff – wie die anaeroben Bakterien – aufzunehmen. Auch Wasser ist essenziell für alles Lebendige, und Nahrung. Es ist nicht vorstellbar, dass eine Spezies über einen langen Zeitraum hinweg existieren könnte ohne sich selbst zu versorgen. Im Grunde ist Selbstversorgung um einiges dringlicher als Fortpflanzung, denn die geschieht bei den meisten Säugetieren nur ein bis zwei Mal pro Jahr. Die eigene Versorgung hingegen … Wenn wir nur zwei oder drei Minuten nicht atmen, tun wir es danach nie wieder. Selbsterhaltung ist sogar noch dringlicher: Nicht von einem Löwen oder einer Boa constrictor gefressen zu werden, nicht von einer Klippe, einem hohen Berg oder in einen Abgrund zu stürzen. Hier kann die Existenz die Frage einer einzigen Sekunde sein. Diese drei Eigenschaften – Fortpflanzung, Versorgung und Erhaltung des Selbst – sind allen Säugetieren gemeinsam; sie sind in keinster Weise dem Menschen vorbehalten. Keine kann ohne (Fort-)Bewegung oder Handeln befriedigt werden. Fortpflanzung ist ohne Bewegung nicht möglich; wenn wir uns nicht bewegen, wird nichts geschehen. Wenn wir uns nicht bewegen, kommen wir nicht an unsere Nahrung, Luft oder Wasser. Und wir können Gefahren nur vermeiden oder uns schützen, wenn wir weglaufen, angreifen oder in unserer Bewegung vorsichtig sind – was immer wir zu tun gelernt haben, um zu überleben.

Obwohl dies allen Lebewesen auf dieser Erde gemeinsam ist, ist der Mensch aufgrund außergewöhnlicher Dinge wie Denken, Fühlen, Spüren, Bewusstsein und Bewusstheit kompliziert. Was sind diese Dinge? Womit haben wir es zu tun? Bewusstheit, Bewusstsein. Über ein Bewusstsein verfügen auch die meisten Tiere, allerdings nur zu einem sehr geringen Grad; der Unterschied zu dem, womit wir ausgestattet sind, ist so erheblich, dass wir von einer unterschiedlichen Eigenschaft sprechen können. Auf die Frage, warum es wichtig ist, ein Bewusstsein zu haben, antworten mir die meisten: Es reicht, wach zu sein. Man schläft, man ist wach. Wozu also noch ein Bewusstsein? Und tatsächlich, was tun wir mit unserem Bewusstsein? Was ist das? Genugt es nicht, wach zu sein? Nun, es stellt sich heraus, dass es nicht reicht, und das können Sie aus eigener Erfahrung nachvollziehen. Sie können aufwachen und weder wissen, wo Sie sich befinden, noch, ob Sie wach sind oder nicht. Sie können ein Kind aus seinem Bett holen und auf die Toilette setzen, damit es pinkelt, weil Sie möchten, dass das Bett trocken bleibt. Das Kind steht auf und fühlt ganz offensichtlich nicht, dass es aufsteht. Es ist wach, tut etwas und geht wieder ins Bett, doch es ist sich dessen nicht bewusst; es weiß nichts davon und erinnert sich nicht einmal daran, dass es aus dem Bett gehoben wurde.

Wach zu sein bedeutet also nicht, bewusst zu sein. Was heißt es dann, bewusst zu sein? Wenn Sie bewusstlos sind, zum Beispiel nach einem Autounfall, oder in einem Krankenhausbett aufwachen und nicht wissen, wo Sie sich befinden, dann ist Ihre erste Frage: «Wo bin ich?» Das ist im Grunde eine der Essenzen von Bewusstsein. Erst wenn Sie im Gravitationsfeld orientiert sind und wissen, ob Sie sitzen oder stehen, und ihre Augen den Horizont auf normale Art und Weise sehen, wissen Sie, ob Sie schlafen, ob Sie träumen, ob Sie sitzen, stehen, die Arme verschränken oder nicht. Das ist einer der Hauptbelange von Bewusstsein: Zu wissen, wo wir sind und was wir tun.

Was ist nun der Unterschied zwischen Bewusstsein und Bewusstheit? Lassen Sie mich wiederholen: Bewusstsein hat mit der Orientierung im Gravitationsfeld zu tun. Ohne diese Orientierung wissen Sie nicht, wo Sie sind, was Sie sind, was Sie tun oder was mit Ihnen geschieht. Bewusstheit bedeutet, bewusst zu sein und etwas davon zu wissen. Ich schaue Sie zum Beispiel an und weiß, Sie sind Sie, doch wenn Sie mich fragen, wie viele Menschen hier sind, dann kann ich das nicht sagen. Ich müsste sie zählen. Was tue ich, um sie zu zählen? Das ist eigentlich eine innere Angelegenheit. Ich richte meine Augen auf Sie und sage im Innern «eins, zwei, drei»; ich zähle die Verlagerungen meiner eigenen Aufmerksamkeit. Dann möchte ich wissen, wie viele Frauen hier sind und wie viele Männer. Wieder verlagere ich meine Aufmerksamkeit. Das gleiche gilt, wenn ich Erbsen zählen möchte. In anderen Worten: Zählen ist eine innere Angelegenheit. Sehr seltsam. Wir denken, wir zählen Orangen, doch egal, ob wir Orangen, Erbsen, Menschen oder sonst was zählen: Wir zählen im Grunde, wie oft sich die Aufmerksamkeit unserer Augen oder Ohren verlagert. Ich werde Ihnen einige sehr interessante, fast unglaubliche Dinge zeigen, wenn Sie erst wissen, wo das hinführen wird. Bei Bewusstheit geht es darum zu wissen, was wir tun, zu wissen, wessen wir uns bewusst sind. Nun haben wir eben vom Selbst gesprochen, ohne natürlich dem Thema auch nur annähernd gerecht zu werden. Wenn Sie wissen möchten, was das Selbst wirklich ist, stehen Ihnen viele Psychologien und Theorien zur Verfügung. Mein eigener Ansatz ist ziemlich anders als das, was andere Leute tun.

Kommen wir zu Verwirklichung: Was ist das? Was verwirklichen? Meiner Ansicht nach kann ich nur erfahren, was Verwirklichung ist, wenn ich weiß, worin die Einschränkungen von Verwirklichung bestehen. Ansonsten frage ich: Verwirklichung wovon? Die Verwirklichung des Bewusstseins von viertausend oder vier Milliarden Menschen, oder was? Was wollen diese Menschen? Jeder möchte etwas anderes. Also wie? Wie möchte er oder sie etwas anderes? Durch die Einschränkungen können wir die Sache verstehen. Lassen Sie uns schauen, wie die Einschränkungen zustande kommen.

Der Mensch wird als Tabula rasa geboren. Die minimalen Fähigkeiten, über die er verfügt, wenn aus dem Uterus seiner Mutter in die Welt hinein geboren wird, spielen praktisch keine Rolle. Er ist zu keinem der Dinge in der Lage, die die meisten Tiere innerhalb weniger Stunden oder Wochen tun können. Für ihn hat alles mit der Erfahrung von Lernen zu tun. Was kann er tun? Dinge wie beispielsweise Schwitzen, also die animalischen Funktionen des Körpers, hat er größtenteils nach ein bis zwei Tagen mehr oder weniger unter Kontrolle. Doch alles, was menschliches Leben und Verwirklichung anbelangt, ist nicht existent. Der Mensch kann nicht gehen, nicht sprechen, nicht singen, nicht pfeifen; er kann nichts tun. Er kann nicht rechnen und keine Musik machen. Woran immer wir denken: Er kann es nicht. Und doch wird er sich alle diese Dinge aneignen. Wie ist das möglich? Der Mensch verfügt über ein hochentwickeltes Nervensystem. Dieses Nervensystem hat nur eine einzige angeborene Eigenschaft: Neugierde. Diese Neugierde ist allen Tieren angeboren; ohne sie wüssten sie nicht, wo ihr Zuhause ist und wie sie Gefahren aus dem Weg gehen können. Neugierde ist die einzige echte Eigenschaft, mit der ein Mensch zur Welt kommt. Mit dieser Neugierde lernen wir zu erkennen, was Zeit bedeutet, was Rhythmus ist, was es heißt, zu singen, was Musik bedeutet, was Sprechen bedeutet oder Gehen, Rennen, Springen und Schwimmen – ich kenne nicht alle Funktionen, zu denen ein menschliches Wesen in der Lage ist. Diese Funktionen sind allesamt erlernt. Lernen geschieht in ungeheurem Ausmaß, doch niemand weiß, wie wir lernen zu sprechen; niemand weiß wirklich, wie wir lernen zu krabbeln und zu laufen. Wenn es soweit ist, dass wir es mit Menschen zu tun haben – wie Piaget oder General Smuts oder wer auch immer – haben wir es mit

Erwachsenen zu tun; wir glauben, der Mensch sei so. Tatsächlich gibt es kein einziges System, das keine außergewöhnlich lange Phase des organischen Lernens durchgemacht hätte – ein Lernen, das komplett anders ist als akademisches Lernen.

Akademisches Lernen hat nichts mit der eigenen persönlichen Entwicklung zu tun, es sei denn durch Zufall, was gelegentlich vorkommt. Aus diesem Grund ist es nicht an Zeit gekoppelt. Es ist ein soziales Geschehen und eine soziale Notwendigkeit. Wir lernen etwas über Architektur, weil wir Architektur brauchen. Wir studieren Archäologie, Maschinenbau, Chemie und Informatik, weil die Gesellschaft ohne diese Dinge nicht existieren kann bzw. mit ihnen ihr Dasein verbessert. Doch nichts davon hängt von Zeit ab oder ist in irgendeiner Weise mit Zeit verbunden. Ich weiß, dass Dr. Trager[2] vor langer Zeit etwas anderes war und dann Arzt wurde; er hätte komplett darauf verzichten können. Er hätte es weitere fünfzig Jahre verschieben können. Er hätte es fünfzig Jahre früher tun können. Nirgendwo steht geschrieben, dass wir uns überhaupt mit Medizin befassen sollen. Ich habe nicht Medizin studiert, obwohl ich das gern getan hätte, und keine medizinische Fakultät besucht. Sie sehen also, Sie können tun, was immer Sie möchten. Sie können diese Dinge abbrechen, aufschieben, überhaupt nicht oder zu einem selbst gewählten Zeitpunkt im Leben angehen. Aber versuchen Sie bloß mal, Rollschuh zu laufen, bevor Sie gehen können! Können Sie das? Versuchen Sie zu gehen, bevor Sie jemals gekrabbelt sind. Jeder, der zu laufen begonnen hat, ohne vorher zu krabbeln, hat Schäden davongetragen und benötigt die Hilfe von Dr. Trager oder jemand anderem. Wenn Sie sich darüber im Klaren sind und zugleich vergegenwärtigen, wie ein Säugling zum Menschen, zu einem erwachsenen menschlichen Wesen wird, dann erkennen Sie allmählich, dass Verwirklichung keine einfache Sache ist. Sie werden merken, dass es eine Phase des organischen Lernens gibt, bei der Sie nichts am Zeitpunkt, der Reihenfolge oder der Dauer ändern können. Sie haben praktisch kein Mitspracherecht. Beim akademischen Lernen sind Sie der Boss; das ist eine soziale Angelegenheit.

Kommen wir zur Verwirklichung zurück. Bedenken Sie, was wir gelernt haben: Sprechen, Gehen, Stehen, Schreiben, Lesen, Musik machen, mathematisches Verständnis. Sie werden feststellen, dass es sich dabei um einen Großteil unserer Beschäftigungen handelt und Erfüllung oder Selbstverwirklichung in diesen Betätigungen eine Notwendigkeit darstellt. Stellen Sie sich vor, Sie könnten nicht gehen. Sie sind erwachsen und können nicht gehen. Vielleicht leiden Sie an Zerebralparese, Dystonie, Muskeldystrophie oder Gott weiß was. Es gibt Hunderte von Erkrankungen, die das Gehen beeinträchtigen. Erfüllung könnte für Sie oder mich bedeuten, gehen zu können, ohne Hilfe stehen zu können oder sich ohne Rollstuhl fortzubewegen. Das ist eine Form von Verwirklichung. Wenn ich nicht sprechen kann, wenn ich stottere, mag es Erfüllung bedeuten, klar und deutlich zu sprechen. Für manche Menschen bedeutet Erfüllung zu singen. Singen und Musik waren beispielsweise aus meiner Kindheit verbannt; mein Vater konnte diese Dinge nicht mit seiner Haltung eines Gelehrten vereinbaren. Er dachte, es sei unnütz zu pfeifen oder zu singen. Ich sollte mich mit Mathematik beschäftigen, ich sollte lernen – was ich selbstverständlich auch tat. Als ich siebzig wurde, habe ich mir ein Geburtstagsgeschenk gemacht; bis dahin hatte ich ungefähr zweihundert Krawatten zum Geburtstag bekommen, und ich trage keine Krawatten mehr. Das erste Geschenk, das ich mir machte, waren zwei Jahre Klavierunterricht. Ich nahm bei einem meiner Schüler Unterricht, einem Komponisten namens Lockner. Danach besuchte ich drei Jahre lang Gesangsstunden. Erst dann, mit fünfundsiebzig Jahren, erkannte ich, was mir mein Leben lang gefehlt hatte. Heute bedauere ich, dass ich nicht schon mit fünfzehn oder mit zwölf Jahren damit angefangen habe. Sie sehen also, die Frage nach Verwirklichung betrifft alle erlernten Dinge. Die Frage nach Verwirklichung stellt sich, wenn Sie nicht gehen können; es ist eine Verwirklichung, gehen zu können. Wenn Sie eine Athetose haben, mag es Verwirklichung bedeuten, mehr oder weniger so zu sein wie alle anderen – was niemals gleichbedeutend ist mit sich selbst zu sein. In diesen Einschränkungen des organischen Lernens liegt die Frage nach Verwirklichung.

Schauen wir weiter. Singen, Musizieren, Mathematik, Pfeifen, Gehen, Schwimmen – alle Handlungen, die möglich sind, und das Beseitigen der Schwierigkeiten, die einem menschlichen Wesen widerfahren können – können Erfüllung bedeuten. Ich kenne einige außergewöhnliche Beispiele von Menschen, die Erfüllung im Leben erreicht haben. Ich definiere Gesundheit auf eine merkwürdige Art und Weise, wie es sicher keiner von Ihnen tut. Vielleicht liege ich falsch, wenn ich «sicher» sage, denn es geschehen stets unerwartete Dinge. Mein Verständnis von Gesundheit ist, glaube ich, eher ungewöhnlich, und das nicht, weil ich dazu neige, ungewöhnlich zu sein, sondern weil ich die Dinge konkret angehe. Sie können sehen, wie konkret: Gesundheit bedeutet für mich in erster Linie, in der Lage zu sein, die eigenen verborgenen Träume zu verwirklichen. Ob Sie es glauben oder nicht – die meisten Menschen hatten als Kinder oder Jugendliche Pläne und Wünsche für ihr Leben, die ihnen letzten Endes ausgetrieben wurden. Doch diese heimlichen Träume leben in ihnen weiter, so dass sie unter Umständen ihr Leben lang unglücklich sind. Sie haben alles, was sie wollen und sind doch nicht zufrieden; sie fühlen, dass ihr Leben nicht erfüllt ist. Jemand möchte beispielsweise malen und fühlt, dass er oder sie ein Maler, eine Malerin ist, und hat das ganze Leben lang keine Gelegenheit dazu. Die Umstände erlauben es einfach nicht. Meine eigene Mutter ist ein gutes Beispiel dafür. Sie begann zu malen, als achtzig Jahre alt war; davor konnte sie keine Minute dafür erübrigen. Sie malte, bis sie dreiundneunzig war, und schuf eine Reihe von Bildern, die von vielen bewundert werden. In vielen Menschen sind Träume verborgen, ja, eigentlich in uns allen. Salvador Dali – ich weiß nicht, ob Sie seine Biografie gelesen haben – sagte, dass er Feuerwehrmann werden wollte, als er fünf Jahre als war. Ein Jahr später beschloss er, er wolle Napoleon sein. Seitdem wachsen seine Ambitionen stetig weiter. Sie sehen also, es gibt viele solcher Beispiele.

Im Hinblick auf diese Definition von Gesundheit bot sich mir vor ein paar Wochen in New York eine außergewöhnliche Gelegenheit. Ich unterrichtete einen Workshop im Statler Hilton. 350 Leute nahmen daran teil, und wir arbeiteten eine Woche lang zusammen. Unter den Teilnehmerinnen und Teilnehmern waren einige behinderte Menschen; mehrere saßen im Rollstuhl, und eine Frau lief an zwei vierfüßigen Gehhilfen. Ich hatte keine Ahnung, warum sie kam, was sie sich von meinen Lektionen in Bewusstheit durch Bewegung versprach und was sich verbessern würde, doch in der Regel treten positive Veränderungen ein. Diese Frau konnte sich nicht ohne fremde Unterstützung auf den Boden legen und benötigte auch Hilfe beim Aufstehen. Und dann kam irgendwann die Frage auf: «Sie unterrichten uns hier in Bewusstheit durch Bewegung. Wir haben von Funktionaler Integration gehört (eine nonverbale Einzelarbeit mit Berührung). Würden Sie uns zeigen, was das ist? Wir würden es gern verstehen und konkret erleben.» Ich sagte «in Ordnung», schaute mich um und fragte: «Gibt es jemanden, der wirklich verkrüppelt ist?» Wenn ich eine halbe Stunde mit jemandem arbeite, der nicht an einer deutlichen Behinderung leidet, und dieser Mensch nach der Sitzung aufsteht, wissen Sie nicht, ob er hypnotisiert wurde oder was nun genau passiert ist, indem ich ihn da und dort geschüttelt habe. Ich wollte jemanden, den innerhalb von einer Stunde nichts entscheidend verändern würde. Ich schaute mich um und wählte diese Frau aus. Sie hat Zerebralparese, ist 49 Jahre alt und sehr intelligent, wie die meisten Menschen mit Zerebralparese; sie arbeitet als Bibliothekarin in der La Rochelle Bücherei in New York. Ich bat sie, mit mir zu kommen. Wir stellten eine improvisierte Liege zusammen, und sie legte sich hin. Ich sagte, ich würde etwa fünf Minuten schweigend an ihr arbeiten, so dass sie nicht davon beeinflusst wäre, was ich sage. Dann würde ich das, was ich getan hatte, in der gleichen Reihenfolge in Worte fassen, damit alle es verstehen konnten. Die Reihenfolge ist sehr wichtig, die Anzahl der Bewegungen und vieles weitere. Ich arbeitete an der Frau, und es stellte sich heraus, dass es durch das Sprechen viel länger dauerte, als ich erwartet hatte, etwa eine Dreiviertelstunde. Als wir fertig waren, weinte und lachte sie zugleich. Fast die Hälfte der Zuschauer weinte buchstäblich, als sie die Veränderung sah, die sich ereignet hatte. Ich half der Frau von der Liege, ergriff ihre Hand, brachte sie in eine Tanzposition und sagte: «Folgen Sie einfach dem, was Sie fühlen. Tun Sie nichts.» Ich bewegte sie sehr sanft, und eine Minute später tanzten wir Walzer; sie tanzte Walzer. Dann ging sie und vergaß ihre Gehstützen neben der Liege. Später kam sie nach Amherst, wo wir 235 neue Lehrerinnen und Lehrer ausbilden, um die Feldenkrais-Gilde zu vergrößern. Sie trug eine Gehstütze in ihrer Hand, trug sie buchstäblich, kam zu mir und stand da, während ich sie dem Publikum vorstellte. Sie legte den Stock beiseite und stand den ganzen Tag auf ihren Füßen. Sie sagte: «Das war ein heimlicher Traum: Stehen zu können.» In New York sagte sie mir übrigens: «Dieser heimliche Traum ist in Erfüllung gegangen. Geben Sie mir einen neuen Traum.»

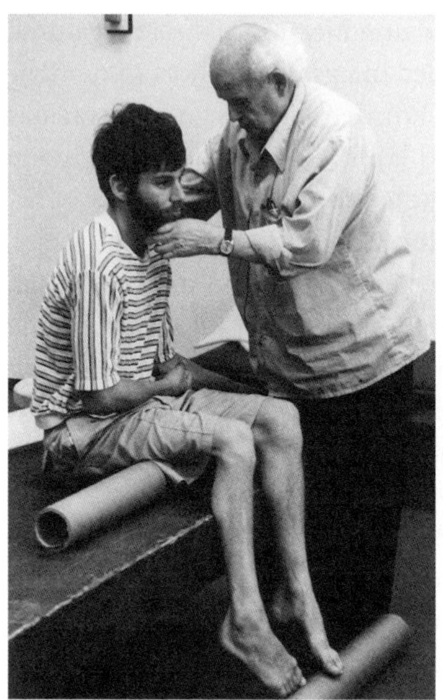

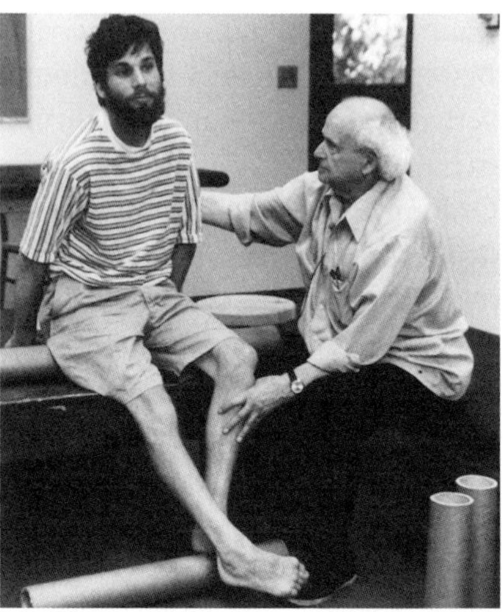

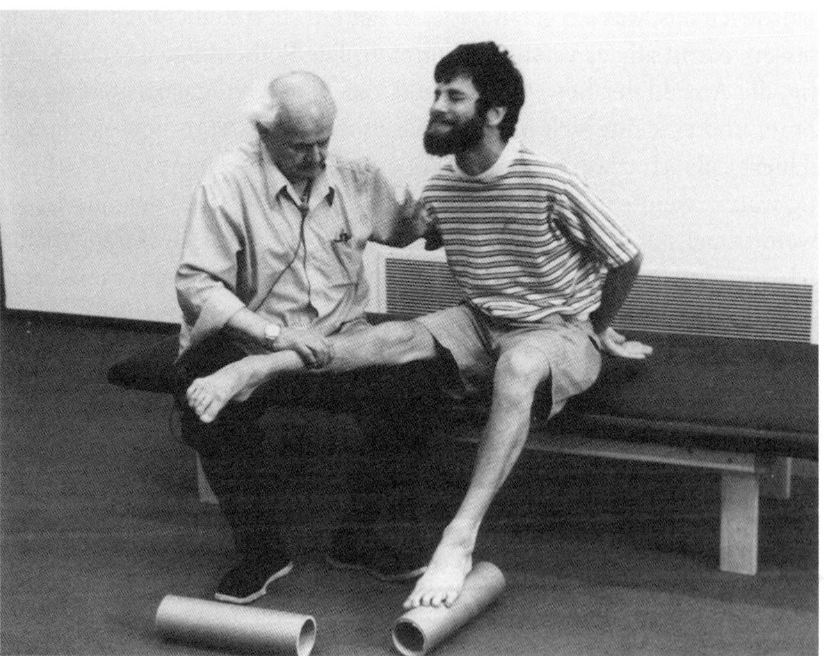

Feldenkrais arbeitet mit Neil Marcus, 1981

Mit anderen Worten: Wenn wir über Erfüllung oder Selbstverwirklichung sprechen, können Sie sehen, dass die Sache um einiges komplexer ist als etwa reine Selbstverwirklichung. Wenn Sie die Sache auf konkrete Weise sehen können, können Sie konkret helfen. Sie können erst dann konkret vorgehen, wenn Sie wissen, wie sich ein Säugling entwickelt, der nicht sprechen, nicht gehen, nicht pfeifen, nicht singen, nicht sprechen und nicht rechnen kann, der sich mit Zeit und Rhythmus nicht auskennt, der nichts weiß und alle diese Dinge lernt. Wie erreicht ein Säugling den Zustand, in dem wir uns befinden? Offensichtlich können nicht alle diese Dinge allen Kindern beigebracht werden, denn es ist das Kind, das lernt. Sie können ihm nicht beibringen, was Sie wollen. Es lernt, und sein Lernen geschieht wirklich auf sensomotorischem Wege. Die ersten anderthalb Jahre geschieht es ohne Denken. Erst wenn wir verstehen, wie diese Entwicklung, dieses ursprüngliche sensomotorische Lernen zu dem wird, was wir als Erwachsene sind, können wir verstehen, was Verwirklichung bedeutet. Dann können wir andere mit Mitteln und Wegen in ihnen selbst versehen. Ich habe keine Mittel, die ich zur Verfügung stellen kann; ich kann Umstände schaffen, in denen Menschen lernen können zu erkennen, worin ihr heimlicher Wunsch besteht, sich tatsächlich in ihn vertiefen und merken, dass sie in sich die Mittel erlangen können, ihn umzusetzen, ihn zu verwirklichen. Es gibt keinen gesunden Menschen, der nicht so ist. Ich bin überzeugt, dass ein Mensch, der seine heimlichen Wünsche niemals irgendwo in seinem Bewusstsein oder seinen Träumen zugibt, fühlt, dass er sein Leben verschwendet hat, und das im Alter erkennen wird. Selbstverwirklichung ist also eine reale, vitale Notwendigkeit.

Wenn wir organisches Lernen unter denselben Gesichtspunkten betrachten – wie es stattgefunden und den betreffenden Menschen verändert hat, wie es ausgeübt wurde und was es bedeutet – dann wird deutlich, dass es völlig anders ist als das, was wir uns normalerweise darunter vorstellen, und auf außergewöhnliche Art und Weise funktioniert. Ich kann Ihnen hier und heute Dinge zeigen, bei denen Sie sich vermutlich fragen, warum Sie nicht selbst darauf gekommen sind – was in der Tat möglich gewesen wäre. Wie schnell kann man lesen? So schnell man sprechen kann. Und wie viele Wörter können Sie pro Minute sagen? Ungefähr dreihundert. Wie viele Wörter können Sie lesen? Dreihundert Wörter pro Minute. Es sieht so aus, als wäre dies eine menschliche Eigenschaft. Unsinn, ist es nicht! Es ist deshalb keine menschliche Eigenschaft, weil wir unsere Hände benutzen, wenn wir Lesen und Schreiben lernen. Wir müssen ein «A» hunderttausendmal abmalen, und jemand spricht zu uns und sagt, das sei ein «A». Wir brauchen eine Weile, um lesen und schreiben zu lernen. Es ist damit verknüpft, Wörter zu hören, diese noch langsamer auszusprechen und die Hände beim Sprechen zu bewegen. Diese Dinge sind demnach aneinander gekoppelt. Lesen ist an unser Sprech- und Schreibtempo gekoppelt. Es ist in unserem Nervensystem so verschaltet, denn unser Nervensystem lernt, Dinge zu tun. Es ist nicht so, dass es dem Nervensystem geschieht, es kommt nicht aus dem Nichts. Es hat Jahre gedauert, bis wir lesen, schreiben und sprechen konnten. Diese Fertigkeiten sind miteinander verbunden, und ihre Geschwindigkeit wird von der Gewohnheit des Lernprozesses bestimmt. Doch diese Gewohnheiten haben nichts mit unserer biologischen physiologischen Fähigkeit zu tun.

Es ist allgemein bekannt, dass es in Amerika heutzutage Menschen gibt, die gelernt haben, dreitausend Wörter in der Minute zu lesen; Kennedy konnte das. Ich glaube, es gibt in den Vereinigten Staaten keine Stadt ohne Schnelllese-Kurse. Was tun diese Menschen? Sie tun das, was ich schon seit 1947 tue. Ich wusste nicht, dass man Schnelllesen dazu sagt. Ich nannte es einfach «normal werden». Es ging darum, Sprechen und Denken voneinander zu trennen. Das bedeutet zu lernen, nicht das Sprechsystem zu nutzen, was jedem vertraut ist und alle einschränkt. Wenn Sie in Bildern oder Mustern denken, wenn Sie visuell, auditiv, mit Ihrem Geruchssinn oder kinästhetisch denken und Worte nicht aussprechen, nicht einmal unterschwellig, dann kann jeder von Ihnen in wenigen Minuten lernen, seine Lese- und auch seine Hörgeschwindigkeit zu verdoppeln. Wenn Sie das Sprechen vom Denken trennen, können Sie mit Ihren Augen praktisch zwei bis drei Zeilen auf einen Blick lesen. Es gibt Menschen, die gelernt haben, zehnmal schneller zu lesen als normal, also dreitausend Wörter in der Minute. Sie haben den Gehalt klarer vor Augen, deshalb können Sie ihn besser behalten und verstehen. Ich habe jemanden gesehen, der ein Buch auf diese Weise gelesen hat, einen Mann namens Dr. Frank. Ich gab ihm ein Buch zu lesen, und er blätterte jede Seite nach zehn Sekunden um. Ich fragte ihn, was er tue, und er antwortete: «Ich lese das Buch.» «Und, haben Sie es gelesen?» Er sagte: «Ja.» «Und was steht drin?» Er erzählte mir alles, was darin stand. Er hatte sich das selbst beigebracht. Versuchen Sie es zu Hause; Sie werden überrascht sein. Nehmen Sie sich eine Seite vor, und bewegen Sie Ihre Hand über die erste Zeile, ohne zu versuchen, diese zu lesen – nur die erste Zeile, fünf- oder sechsmal. Tun Sie nun dasselbe erst ein wenig langsamer, dann ein wenig schneller, und Sie werden überrascht feststellen, dass Sie plötzlich wissen, was in dieser Zeile steht. Es genügt, zehn bis fünfzehn solcher Bewegungen zu machen. Ohne die Worte ausgesprochen zu haben, wissen Sie, was in dieser Zeile steht. Tun Sie das Gleiche bei der nächsten Zeile, da wird es schon schneller gehen; dann die dritte Zeile, noch schneller. Wenn Sie eine Viertelstunde lang Ihre Hand über die Seite bewegen und dieser nur mit dem Blick folgen, ohne zu versuchen, etwas zu lesen, werden Sie merken, dass Sie so schnell lesen können, wie Sie ihre Hand bewegen.

Sobald Sie gelernt haben, Sprechen von Sehen zu scheiden, können Sie nicht nur lesen, ohne die Wörter auszusprechen, und zwar zehnmal schneller als bisher, Sie entdecken auch, dass Ihr Denken zuvor gegen Null ging. Wenn Sie so denken wie jetzt, wo Sie mir zuhören, was tun Sie da? Womit sind die Worte verbunden? Wenn Sie jetzt sprechen: Was ist damit verbunden? Sprechen folgt syntaktischen Vorgaben. Es ist zu Sätzen geformt. Welcher Dichter, Maler, Erfinder, welcher kreativ Schaffende hätte jemals in syntaktisch geformter Sprache gedacht? Das ist unmöglich, denn das, was ein solcher Mensch tut, die Sache, die er erschafft, existiert nicht. Es gibt also keine Worte dafür, keine Sätze; es kann gar keine Syntax dafür geben. Man muss ein neues Wort kreieren, um es auszudrücken, wie Freud mit dem Unbewussten oder einige Mathematiker mit imaginären Zahlen. Wie wäre Mathematik mit Worten möglich? So wie ich jetzt spreche, kann ich nur Dinge sagen, die ich bereits zu einem früheren Zeitpunkt in meinem Leben gedacht habe, Dinge, die ich gelesen, gelernt, geträumt und von anderen gehört habe. Doch nichts davon hat mit der Verwirklichung meines Lebens zu tun, denn ich agiere im Grunde aus dem Gedächtnis heraus, ich käue Dinge wieder, die bereits getan wurden. Was ist das für ein Denken? Wie würden Sie etwas Neues, etwas Kreatives denken? Vielleicht geschieht das nur zwei Sekunden in Ihrem Leben, wenn überhaupt. Wenn Sie die Los

Angeles Times, die New York Times, die Financial News von Großbritannien und die London Times fünfundzwanzig Jahre lang lesen, wozu sind Sie nach diesen fünfundzwanzig Jahren der Lektüre in der Lage? Was hat es in Ihnen verbessert?

In meinem Unterricht schaffe ich Voraussetzungen für meine Schülerinnen und Schüler, die ihnen erlauben, denken zu lernen. Sie müssen lernen, ohne Worte zu denken, in Bildern, Mustern und Verbindungen. Ein solches Denken führt immer zu einer neuen Vorgehensweise. Derart geschwätzig zu reden und zu denken, wie wir es gerade tun, können wir bis in alle Ewigkeit tun, ohne dass sich irgendetwas verändert. Doch wenn Sie eine Sekunde lang in einer Weise denken, die die Verbindung zu Worten beseitigt, dann können Sie gar nicht anders als in Mustern zu denken, in Disziplinen, die miteinander in Verbindung stehen. Sie können nicht anders als Edison, Gauss oder Laplace[3] denken. Sie denken mit den Elementen des Denkens. Vielleicht ist alles, was Sie tun, bereits von anderen erfunden worden, doch Sie haben es sich selbst ausgedacht. Sie haben es erschaffen. Sie sehen also, dass Sie im Grunde genommen beginnen, zum ersten Mal in Ihrem Leben zu denken – ursprünglich und kreativ zu denken – indem Sie Schnelllesen lernen und das Sprechen vom Denken trennen. Sie werden überrascht sein, wozu Sie in der Lage sind. Mich hat es überrascht.

Ich habe mein Leben lang als Physiker gearbeitet, zehn Jahre davon mit Joliot-Curie[4]. Ich war Wissenschaftler bei der britischen Marine und vielen anderen Orten. Bis zum Alter von fünfzig Jahren war ich Wissenschaftler. Seitdem – seit ich mich mit den Überlegungen beschäftige, die ich Ihnen gerade erkläre – habe ich mehr als zehntausend Stunden an menschlicher Bewegung geschaffen und aufgezeichnet, zwei Kombinationen menschlicher Bewegung. Nur wer mit mir Kontakt hatte, wird in der Lage sein, sie auszuführen. Es sind schlichte Bewegungen des Mundes und der Hände, unseren bewusstesten Teilen. Ich habe mir ungefähr zehntausend Stunden ausgedacht und für jede einzelne dreißig Variationen aufgezeichnet. In anderen Worten: Ich habe mehr Musik komponiert als Beethoven und Bach zusammen. Nun, das hätte ich mir nicht träumen lassen.

Um Ihnen ein einfaches Beispiel zu geben: Strecken Sie den rechten Arm nach vorn aus und drehen Sie ihn, bis Ihre Handfläche nach rechts zeigt. Kreuzen Sie dann den linken Arm über den rechten und verschränken Sie die Finger beider Hände ineinander. Ziehen Sie die verschränkten Hände näher zum Körper, und stecken Sie den Kopf in die Aussparung, die Ihre Arme bilden. Das ist Ihre gewohnte Art, Ihre Finger zu verschränken. Wie wäre es, das andersrum, auf die ungewohnte Weise zu tun? Viele Leute wissen nicht einmal, dass sie das tun können. Wenn Sie glauben, das sei einfach, dann lassen Sie mich Ihnen versichern, dass dem nicht so ist. Wenn sie die Finger in der gewohnten Art und Weise hinter dem Kopf verschränken, finden Sie das bequem. Tun Sie das auf die ungewohnte Weise, dann kommt Ihnen irgendetwas im Raum um Sie herum komisch vor. Natürlich sollte das so sein, denn wenn Sie übertreiben, sehen Sie, was Ihr System gelernt hat. Wenn ich die Hände wie gewohnt verschränkt, tun diese Hand, diese Schulter, jene Hand und der Kopf das hier. Wenn ich es andersherum tun möchte, müssen sich der Kopf, die Augen und die Wirbelsäule signifikant neu ausrichten. Wenn Sie sich auf den Boden legen, werden Sie überrascht sein, welchen Unterschied das macht, denn Schulterblätter, Brustkorb – alles bewegt sich anders. Sie können sehen: Das sind Bewegungen, die die Leute nie gelernt haben.

Wozu brauchen wir ein Nervensystem? Noch vor wenigen hundert Jahren wusste die Menschheit nicht, dass es das überhaupt gibt: ein Nervensystem. Wenn man nicht weiß, dass es eines gibt, braucht man vermutlich auch keines. Das halte ich für die Essenz des Ganzen. Weiß ein Tier, dass es ein Nervensystem hat? Kann ein Löwe oder ein Schimpanse nicht besser rennen als jedes menschliche Wesen, ohne überhaupt zu wissen, dass er ein Nervensystem besitzt? Wie viele Menschen wissen, wo sich das Nervensystem befindet? Was wissen Sie darüber? Wie ist sein Zustand? Sie wissen es nicht; ich weiß es auch nicht. Wenn wir uns Lernen und Entwicklung anschauen, stellt sich tatsächlich heraus, dass ein gutes Nervensystem eines ist, von dem Sie nicht wissen, dass Sie es besitzen. Sobald das Nervensystem fehlerhaft wird und Sie merken, dass Sie I-I-I-I-hre N-N-N-ase berühren wollen und n-n-n-icht rankommen, dann interessiert es Sie sehr, was das Nervensystem ist. Das Nervensystem ist das Wertvollste, was es auf dieser Erde gibt. Wenn Sie das Wasser weglassen, aus dem das Gehirn zu neunzig Prozent besteht, dann ist das Hirngewebe an sich die wertvollste Organisation der Welt.

Es ist seltener als Kobalt, Uran oder dergleichen. Es gibt sehr viel weniger davon, als von jeder anderen wertvollen Sache dieser Erde. Es ist so wertvoll, dass Gott oder die Natur oder wer immer uns erschaffen hat sicher gehen wollte, dass keiner von uns Zugang dazu haben wird, und es deshalb dort platziert hat, innerhalb unseres Tresors. Die Natur oder die Evolution glaubt, dass wir viel zu töricht sind. Wenn wir uns einmischen könnten, ging das niemals gut. Wenn das Nervensystem bei jemandem nicht funktioniert, ist es besser für uns, dass keiner es öffnet und sich anschaut. Mit anderen Worten: Ein gesundes Nervensystem ist nicht wie ein Nervensystem, wie wir es uns normalerweise vorstellen, wenn wir über Holismus sprechen: Es ist weitaus mehr. General Smuts sah das praktisch genauso wie ich. Das Nervensystem ist eine außerordentlich wichtige komplexe Angelegenheit, von der es viel zu wissen gibt und die vielseitig genutzt werden kann.

Ich habe Ihnen vom Lesen erzählt. Ich werde Ihnen etwas noch Erstaunlicheres zeigen: Hören und Musik. Wir erinnern uns normalerweise an Melodien. Wir können uns über Melodien Noten merken und uns an eine Menge einzeln gesungener Noten erinnern. Wir sind daran gewöhnt, in einer Geschwindigkeit von dreihundert Wörtern pro Minute zu lesen und zu sprechen. Wenn ich Ihnen das, was Sie gehört haben, auf einem Kassettenrekorder abspiele, können Sie es selbstverständlich hören. Ich rate Ihnen, sich zu Hause einen Kassettenrekorder zu schnappen, einen Satz in normaler Geschwindigkeit abzuspielen, dann zurück zu spulen und auf beschleunigten Vorlauf zu drücken. Sie werden erstaunt feststellen, dass Sie bei doppelter Geschwindigkeit jedes Wort des Satzes verstehen, den Sie bereits gehört haben. Spulen Sie zwei Sätze zurück: Nehmen Sie einen hinzu, den Sie noch nie wirklich gehört haben, und Sie werden auch diesen bei doppelter Geschwindigkeit hören. Ich versichere Ihnen: Nehmen Sie sich einen Kassettenrekorder und befassen Sie sich zehn Minuten damit, und Sie werden lernen, jedes Wort zu hören und zu verstehen. Es kommt nicht darauf an, ob Sie hundert oder zwanzig Jahre alt sind. Das zeigt Ihnen, was geschieht, wenn Sie das menschliche Gehirn verstehen und erforschen, wie wir das in der Funktionalen Integration tun …

… Wir nutzen nie mehr als zehn Prozent unserer Kapazität, außer in der einen Sache, auf die wir unser Leben ausrichten. In diesem Bereich nutzen wir unsere gesamte Kapazität, oder zumindest nahezu. Doch es gibt keinen Grund, warum wir das nicht auch auf jeder Ebene unserer Existenz tun sollten.

Ich hoffe, Sie können alle Ihre heimlichen Träume verwirklichen.

Teil 2: Interviews

8. Bild, Bewegung und Schauspieler: das Wiederherstellen von Potentialität (1965)

Interview: Richard Schechner und Helen Schechner
Übersetzt und redigiert von Kelly Morris

Richard Schechner ist ein bekannter Theaterregisseur, Lehrer und Autor; er unterrichtet an der Tisch School of the Arts der Universität von New York und ist Herausgeber von *TDR: The Drama Review*. Schechner schrieb zahlreiche Bücher und Artikel zu Performancetheorien, die in mehrere Sprachen übersetzt wurden und international Verbreitung fanden.
Kelly Morris studierte zum Zeitpunkt des Interviews am Department of Theatre der Tulane University. Das Interview selbst wurde auf Englisch geführt, doch Morris übersetzte Ausschnitte anderer Texte aus dem Französischen und fügte sie dem Interview hinzu.

Vorbemerkung von Kelly Morris: Diese Darlegung von Feldenkrais' Ideen und Techniken für Bewegungstraining ist den Aufsätzen *Der körperliche Ausdruck* und *Geist und Körper* entnommen und durch Auszüge aus einem Interview erweitert, das Richard und Helen Fechner im Juni 1965 in Tel Aviv mit Feldenkrais führten. «Körperbild» und «Selbstbild» sind bei Feldenkrais austauschbare Begriffe; seiner Ansicht nach besteht zwischen dem «Selbst» und der «Geist-Körper-Einheit» kein echter Unterschied. Ich bin seinem – nicht wirklich beliebigen – Gebrauch der Begriffe gefolgt. Diese Ausführung leidet zweifellos an ihrer Kürze. Es wurde nicht versucht, die verfügbaren (und substanziellen) unterstützenden praktischen Vorführungen, Beweisführungen und Daten mitzuliefern. Feldenkrais' Anliegen und seine Praxis lassen sich eindeutig auf den Schauspielunterricht anwenden; er selbst hat – obwohl er hier nicht davon spricht – in Israel mit dem Habima-Theater gearbeitet.

Die Geist-Körper-Einheit

Feldenkrais: Meine grundlegende Behauptung ist, dass es sich bei der Einheit von Geist und Körper um eine objektive Realität handelt, dass diese Größen nicht auf die eine oder andere Art miteinander in Beziehung stehen, sondern ein untrennbares Ganzes bilden. Um es deutlicher zu formulieren: Ich behaupte, dass ein Gehirn ohne motorische Funktionen nicht denken könnte. Die serielle Genese unserer Gedanken ist wahrscheinlich durch die zeitlich serielle Bildung von Sprache bestimmt. Lassen Sie mich das ausführen: 1. Es dauert länger, die Zahlen von zwanzig bis dreißig zu denken, als die Zahlen von eins bis zehn, obwohl die numerischen Intervalle bei beiden Zahlenreihen gleich sind. Der Unterschied beruht auf der Tatsache, dass die Zeitintervalle proportional sind zu der Zeit, die wir brauchen, die entsprechenden Zahlen laut auszusprechen. Das deutet darauf hin, dass wir den Stimmapparat tatsächlich mobilisieren. Eine der reinsten Abstraktionen ist demnach unauflösbar mit muskulärer Aktivität verbunden. Die meisten Menschen können nicht klar denken, ohne die motorischen Funktionen des Gehirns soweit zu aktivieren, dass sie sich der Wortmuster bewusst werden, die den Gedanken repräsentieren. 2. Makuläres Sehen – deutliches, klares Sehen – kann in jedem einzelnen Moment nur eine sehr kleine Fläche erfassen. Um den Gehalt dessen, was wir beim Lesen sehen, deutlich wahrzunehmen, ist soviel Zeit erforderlich, wie die Muskeln des Auges für das Abtasten des entsprechenden Bereichs benötigen. Hier zeigt sich erneut die funktionale Einheit von Wahrnehmung und motorischer Funktion. 3. Betrachten wir das Fühlen genauer. Ich kann fröhlich, ärgerlich, ängstlich oder angewidert sein. Jeder, der mich sieht, kann das Gefühl erkennen, das ich erlebe. Was war zuerst da: Das motorische Muster oder das Gefühl? Ich behaupte, dass es sich bei beidem im Grunde genommen um die gleiche Sache handelt. Wir können uns eines Gefühls erst bewusst werden, wenn es durch eine motorische Mobilisation ausgedrückt wird; es gibt daher kein Gefühl, solange es keine körperliche Haltung gibt.

Schechner: Die Idee von Dualität ist in den Bereichen Theater und Schauspieltheorie derart tief verwurzelt, dass es schwierig ist, sie dort herauszulösen. Könnten Sie uns erklären, auf welcher Grundlage Sie an die Einheit glauben, woraus sich diese Überzeugung speist und welche Konsequenzen sie hat?

F: Oh, das ist eine sehr lange Geschichte. Ich habe zehn Vorträge zu diesem Thema, die zeigen, dass es abgesehen von der gedanklichen Gewohnheit keine wirkliche Grundlage dafür gibt, von der Dualität auszugehen. In jeder Analyse des Unbewussten oder des Bewussten taucht der Körper auf. Sie können keine erfolgreiche Analyse machen, ohne den Gesichtsausdruck zu verändern; das bedeutet, es gibt einen Zusammenhang mit der Muskulatur.

S: Die Verfechter der Dualität sagen, es gäbe eine Beziehung, aber keine Übereinstimmung.

F: Ich sage auch, dass es keine Übereinstimmung gibt. Ich sage, es gibt nur eine Sache. Es gibt eine Funktion im Nervensystem, und diese Funktion hat zwei Aspekte. Wenn Sie jemandem zuhören, dann sehen Sie den motorischen Aspekt und nehmen zudem den mentalen Aspekt (den Inhalt seiner Worte) wahr. Ich wiederhole: Der Zustand der Großhirnrinde ist durch Gestus, Körperhaltung und muskuläre Konfigurationen, die miteinander in Verbindung stehen, direkt und lesbar an der Peripherie zu sehen. Jede Veränderung im Nervensystem vermittelt sich deutlich durch eine Veränderung in Gestus, Haltung und muskulärer Konfiguration. Es handelt sich nicht um zwei Zustände, sondern um zwei Aspekte des gleichen Zustands.

S: Wie sind Sie auf Ihre Technik gekommen?

F: Ich habe in meiner Jugend Fußball gespielt und mir dabei einen Kreuzbandriss zugezogen. Später, in den schwierigen Zeiten meines Lebens, also während des Einmarschs der Deutschen in Frankreich usw., machte mir das Knie Probleme. Es schwoll jeden zweiten Tag an, und ich konnte kaum laufen. Nach einigen Jahren suchte ich einen Chirurgen auf. Er untersuchte das Knie, machte Röntgenaufnahmen und sagte: «Sie müssen operiert werden. So können Sie nicht weitermachen.» Ich fragte: «Besteht eine Wahrscheinlichkeit, dass die Operation nicht erfolgreich verläuft?» Er antwortete: «Ja, die Chancen stehen etwa fünfzig zu fünfzig.» Also meinte ich: «Auf Wiedersehen, ich tue das nicht.» Er sagte: «So können Sie mit diesem Knie nicht weitermachen.»

S: Was haben Sie getan?

F: Bevor ich mit dem Knie Probleme hatte, hatte ich dreißig Jahre Erfahrung damit. Ich hatte das Knie über einen langen Zeitraum richtig gebraucht, doch diese alte, gute Art und Weise irgendwann vergessen.

S: Sie haben also Ihre Bewegungen sorgfältig rekonstruiert?

F: Ja, das war eine echte Entdeckung. Ich fand heraus, dass ich den Boden festhielt, weil ich vor einer Instabilität im Knie Angst hatte. Tatsächlich bewirkte ich genau dadurch ein Gleiten im Gelenk, doch das war mir nicht klar gewesen. Ich fing an, das Knie korrekter zu benutzen und fand das leichter.

S: Und das brachte Sie auf die Idee mit dem Körperbild?

F: Nein, anfangs habe ich nicht an das Körperbild gedacht.

S: Wie kamen Sie auf diese Idee?

F: Nun, nachdem das Knie wieder in Ordnung war, bin ich auf einer Bananenschale ausgerutscht, und von der ganzen Sache war nichts mehr übrig. Das schockierte mich, denn bis dahin dachte ich, ich würde nur tun, was ich zu tun beschlossen hatte. Nun entdeckte ich, dass ich im Moment des Fallens meine Theorie vergaß und das Falsche tat. Ich rutschte aus wie jeder gewöhnliche Mensch. Es war neu für mich, dass trotz meines Gewahrseins Dinge in mir geschahen, die meiner eigenen Entscheidung entgegen liefen. Ich erkannte, dass ich mich bewegte, ohne zu wissen, was ich tat. Ich hatte mich in eine Krise hineinmanövriert. Damals wurde mir klar, dass die meisten Menschen nicht wissen, was sie tun; sie wissen bloß nicht, dass sie es nicht wissen. Also las ich eine Menge über Physiologie und Psychologie und stellte zu meinem großen Erstaunen fest, dass in Bezug darauf, wie der gesamte Mensch für Aktivität gebraucht wird, Unwissenheit, Aberglaube und vollkommener Schwachsinn verbreitet waren. Es gab kein einziges Buch, das sich damit befasste, wie wir funktionieren.

Selbstbild und Wirklichkeit

F: Jeder Mensch empfindet seine Art zu gehen und zu sprechen und seine Körperhaltung als persönlich und unabänderlich; er identifiziert sich mit diesem Bild. Seine Einschätzung der räumlichen Bezüge und Bewegungen seines Körpers scheint angeboren und er glaubt, er könne nur deren Vitalität, Intensität und Leistungsvermögen ändern. Doch alles, was für soziale Beziehungen wichtig ist, wird erst durch eine lange Phase des Lernens erworben: Wir lernen zu gehen, zu sprechen und ein Gemälde oder eine Fotografie dreidimensional zu sehen. Spezifische Bewegungen, Haltungen, Sprache usw. werden den zufälligen Umständen unseres Geburtsortes und unserer Umgebung entsprechend erworben. Die Schwierigkeit, eine körperliche oder mentale Gewohnheit zu ändern, beruht zum Teil auf Vererbung und Individualität, größtenteils jedoch auf der Notwendigkeit, eine bereits erworbene Gewohnheit zu ersetzen.

Es bietet sich an, an diesem Punkt eine schlichte Übung zu machen, um die Gegebenheiten und Möglichkeiten, die ich beschreibe, konkret zu fühlen. Legen Sie sich auf den Rücken und gehen Sie im Geist systematisch Ihren ganzen Körper durch. Sie werden merken, dass Sie sich auf bestimmte Bereiche leichter konzentrieren können als auf andere und Ihnen das Bewusstsein für diese anderen Bereiche während einer Handlung normalerweise verloren geht. Einige Bereiche tauchen tatsächlich fast nie während einer Handlung in unserem Selbstbild auf.

Schließen Sie zum Beispiel die Augen und versuchen Sie, die Breite Ihres Mundes mit den Zeigefingern wiederzugeben. Es ist nicht ungewöhnlich, die Breite dabei bis zu dreihundert Prozent zu über- oder unterschätzen. Versuchen Sie, die Tiefe Ihrer Brust mit geschlossenen Augen wiederzugeben, indem Sie dieses Ausmaß erst mit voreinander gehaltenen Händen wiedergeben, dann mit nebeneinander gehaltenen Händen und schließlich mit übereinander gehaltenen. Sie werden erstaunt feststellen, dass sich ihre Einschätzung mit jeder Veränderung der Position der Hände verändert und daher jeder Versuch ein anderes Ergebnis erzielt hat. Die Unterschiede betragen oft bis zu hundert Prozent.

Weicht die Auffassung des Selbstbilds um nahezu hundert Prozent von den objektiven (oder «realen») Tatsachen ab, dann weist das Verhalten in diesem Teil des Körpers im Allgemeinen Fehler auf. Ein Mensch, der seinen Brustkorb beispielsweise in einer übermäßigen Ausatemstellung hält, wird entdecken, dass seine Brust in seinem Selbstbild zwei- bis drei Mal tiefer scheint, als sie in Wirklichkeit ist. Umgekehrt wird jemand, der eine extreme Einatemposition beibehält, entdecken, dass sein Selbstbild die Tiefe der Brust unterschätzt. Eine detaillierte Untersuchung des ganzen Körpers wird – insbesondere im Bereich von Becken, Genitalien und Anus – noch größere Überraschungen enthüllen.

Wenn wir uns unser auf Gewohnheit beruhendes Verhalten einfach als anderen Begriff für «Selbstbild» vorstellen, wird klar, warum es so schwierig ist, eine bestimmte Aktivität zu perfektionieren. Die gewohnheitsmäßige Konfiguration des Selbstbilds ist bis zu einem gewissen Grad zwanghaft; der Mensch kann nicht anders handeln. Er ersetzt die Übung, die ihm vorgeschlagen wird, mit einer gewohnten Handlung, ohne sich bewusst zu sein, dass er nicht das tut, was er beabsichtigte.

Die Schwierigkeit liegt demnach nicht in der Substanz der Gewohnheit, sondern in der zeitlichen Abfolge, d.h. der Priorität des bestehenden Musters, das selbst nur ein Produkt des Zufalls ist. Die Frage ist also: Ist es möglich, die körperliche Einstellung zu so verändern, dass neue, willentlich andere Verhaltensweisen ebenso umfassend persönlich wären wie die zuvor erworbenen, ohne das bisherige Leben des betreffenden Menschen in Betracht zu ziehen? Es ist wichtig zu verstehen, dass es mir nicht darum geht, eine Verhaltensweise einfach durch eine andere zu ersetzen (was «statisch» wäre), sondern um einen Wandel im Modus des Tuns, der durch die «Dynamik» von Aktivität im Allgemeinen erreicht wird.

Bewegung und Haltung

F: Können Sie gute Bewegung definieren?

S: Nein, außer auf der Bühne. Da würde ich sagen: Gute Bewegung ist die, die zur Rolle passt. Es ist aber einfacher, schlechte Bewegung zu erkennen, als zu sagen, was das Gute an guter Bewegung ist.

F: Ja, aber wenn Sie sagen, «die Bewegung sollte zur Rolle passen», dann bieten Sie keine Definition an. Sie können den Leuten aber keine gute Bewegung beibringen, wenn sie nur eine vage Vorstellung haben, worin diese besteht.

S: Was ist gute Bewegung?

F: Nun, gute Bewegung ist komplexer, als es scheint. Zuallererst sollte sie umkehrbar sein. Wenn ich zum Beispiel eine Bewegung mit meiner Hand mache, dann gilt das als gute, bewusste, klare und willentliche Bewegung, wenn ich sie an jeder Stelle des Bewegungsverlaufs anhalten, umkehren, weiterführen oder in etwas anderes verwandeln kann.

S: Und Ihrer Ansicht nach ist die Umkehrbarkeit der Geste eine grundlegende Definition von Schauspiel?

F: Nicht nur der Geste, sondern der gesamten Haltung. Der Schauspieler sollte in der Lage sein, innezuhalten, wieder anzufangen oder etwas anderes zu tun. Nur dann kann er zehn Abende in Folge auf der Bühne stehen und das Gleiche tun. Reversibilität ist ein Teil davon. Als Nächstes ist wichtig, dass der Körper in einem Zustand von Aktivität bleibt, der erlaubt, dass eine Bewegung ohne vorbereitende Maßnahmen erfolgen kann. Nehmen wir beispielsweise an, dass ich normalerweise sehr breitbeinig stehe. Auf diese Weise bin ich stabil, doch um einen Schritt zu tun, muss ich erst mein Gewicht komplett verlagern. Obwohl es der Definition nach die «beste» Haltung ist, kann ich mich weder vorwärts noch rückwärts bewegen. Das ist ein Beispiel für eine extrem schlechte Haltung. Stehe ich mit gebeugten Beinen in Schrittstellung, kann ich natürlich vorwärts oder rückwärts gehen, aber sollte mich jemand auffordern zu springen, könnte ich das nicht tun, ohne zuerst meine Position zu verändern. Doch wenn ich so stehe, dass ich übergangslos auf die Zehenspitzen kommen, stampfen, nach vorn, hinten, rechts und links bewegen und mich drehen kann, dann sind die grundlegenden Anforderungen an eine gute Haltung erfüllt. Das Gleiche gilt für die Stimme und den Atem.

S: Wenn Sie von Bewegung sprechen, arbeiten Sie also mit der Stimme, dem Atem, der Bewegung, den Augen, den Ohren – dem gesamten körperlichen Organismus. Sie arbeiten sicher auch mit dem gesamten mentalen Organismus.

F: Absolut! Sie sind eins. Ich arbeite mit dem menschlichen Organismus.

Bewusstsein und Wiedergeburt durch Umkehrbarkeit

S: Impliziert Umkehrbarkeit Bewusstheit?

F: Ja. Wenn Sie sich einer Bewegung voll und ganz bewusst sind, können Sie selbstverständlich ihre Intensität, ihre Geschwindigkeit, ihren Rhythmus und ihre Betonung ändern. Eine Handlung kann reflektierend, unbewusst, automatisch oder vollständig bewusst und mit Gewahrsein geschehen. Einen neuen Modus des Tuns zu erlangen, erfordert ontogenetische oder individuelle Bewusstheit. Ist eine Handlung komplett erlernt, kann sie automatisch oder sogar unbewusst werden. Phylogenetisch erlerntes Tun ist reflektierend. «Bewusstsein» oder «Bewusstheit» bedeutet demnach nichts anderes als eine Beschreibung oder Bedingung für Handeln.

S: Wie hängt diese Bewusstheit mit dem Körperbild zusammen?

F: Ein Schauspieler, der nicht wahrnimmt, wenn sich seine Position in Bezug auf seine Kolleginnen und Kollegen verändert, hat keine echte räumliche Bewusstheit; er kann niemals antworten. Er wartet, bis der andere Schauspieler verstummt, und spricht dann seinen Part.

S: Der Schauspieler, der eine Rolle darstellt, steht in einem anderen Verhältnis zu seinem Körperbild als ein Mensch im Alltag. Er drückt das Körperbild eines Anderen aus. Obwohl er sich dessen in gewisser Weise zuvor bewusst sein muss, muss es doch spontan wirken. Kann ich Sie ganz spezifisch fragen, wie Ihre Arbeit einem Schauspieler helfen würde, der Don Juan oder Hamlet spielt?

F: Er muss geschult werden, fließend agieren und gleichzeitig überprüfen zu können, was die jeweilige Handlung wirklich bedeutet. Er sollte in der Lage sein, nicht nur Hamlet zu spielen, sondern auch eine Frau.

S: Warum erweitert Bewusstheit die Fähigkeit eines Schauspielers, sich auf einen anderen Schauspieler zu beziehen?

F: Bewusstheit hilft ihm, dem Anderen zuzuhören.

S: Wie unterrichten Sie diese Bewusstheit?

F: Die Außenwelt wird uns zuallererst über den Mund bewusst. Die meisten Menschen sind sich ihres Mundes, ihrer Lippen und ihrer Zunge mehr bewusst als aller anderen Bereiche ihres Körpers. Bewusstheit für den Rest des Körpers ist in unserer Kultur eine Sache des Zufalls. Manche Menschen haben beispielsweise überhaupt keine Bewusstheit für ihr Gehör und ihre Ohren. Das Problem ist weniger, dass sie nicht hören, sondern dass sie sich der Beziehung zwischen den Ohren und dem Mund, zwischen Hören und Sprechen nicht bewusst sind. Sie hören sich selbst nicht zu, deshalb sind sie auch so verblüfft, wenn sie das erste Mal eine Aufnahme ihrer Stimme hören.

Die entscheidende Arbeit besteht darin, Bewusstheit im Tun zu erreichen bzw. die Fähigkeit, nahezu gleichzeitig sowohl mit dem eigenen Skelett und den eigenen Muskeln als auch der Umgebung in Kontakt zu sein. Das bedeutet nicht Entspannung. Echte Entspannung kann nur im Nichtstun aufrechterhalten werden. Unser Ziel ist gesundes, kräftiges, einfaches und angenehmes Betätigen (Eutonie[1]). Spannung zu verringern ist notwendig, denn effiziente Bewegung ist mühelos. Ineffizienz wird als Anstrengung empfunden und hindert einen daran, mehr zu tun und dieses besser zu tun.

Unnütze Anstrengung allmählich zu verringern ist nötig, um die kinästhetische Sensibilität zu erhöhen, ohne die keine Selbstregulation möglich ist. Das Weber-Fechner-Gesetz zeigt deutlich, dass bei einer bestimmten Bandbreite der menschlichen Empfindung und Aktivität der Unterschied im Reiz (I), der den kleinsten wahrnehmbaren Unterschied in der Empfindung (S) hervorruft, immer im gleichen Verhältnis zum gesamten Reiz steht: (Veränderung in S) = Konstante mal (Veränderung in I) durch I; oder S = Log I + Konstante.[2]

Um das in einfachen Worten zu erklären: Wenn Sie ein Klavier tragen und eine Fliege sich darauf niederlässt, können Sie dieses zusätzliche Gewicht nicht spüren. Säße dort jedoch ein großer Hund, dann könnten Sie das merken. Die Frage ist also: Wie viel muss hinzugefügt oder weggenommen werden, damit es wahrnehmbar ist?

S: Das Verhältnis ist immer gleich.

F: Genau. Für das kinästhetische Empfinden von Gewicht liegt es bei etwa einem Vierzigstel. Wenn Sie also Unterschiede wahrnehmen (die Fliege spüren) möchten, müssen Sie das Ausmaß des bestehenden Reizes verringern (und etwas tragen, das bedeutend leichter ist als ein Klavier). Darum sage ich den Schülern, sie sollen sich auf den Boden legen. Nur wenn die nötige Muskelspannung verringert ist, können sie Veränderungen wahrnehmen.

Wenn Sie eine sorgfältige Übungsstudie mit dem Kopf durchführen und ihn langsam nach vorn neigen, wieder aufrichten und drehen, während Sie auf die räumliche Orientierung und die Bezüge zwischen verschiedenen Bereichen der linken Körperhälfte achten (das Verhältnis zwischen Kopf und linker Schulter, linkem Schlüsselbein, der Wirbelsäule usw.), werden Sie eine Veränderung im latenten Tonus der Muskulatur der gesamten linken Seite feststellen. Wir können daraus folgende wichtigen Schlüsse ziehen:

1. Waren beide Seiten des Körpers symmetrisch am Senken und Heben des Kopfes beteiligt, werden Veränderungen in Muskeltonus, Wohlbefinden und Leichtigkeit der Bewegungskontrolle nur auf der Seite erfahren, auf der die räumlichen Bezüge klar und bewusst sind. Beide Seiten beteiligen sich gleichermaßen, doch nur eine Seite zieht einen Nutzen aus der Bewegung.

2. Die Veränderung wird irgendwo im Nervensystem erzeugt, da eine Seite in ihrer Gesamtheit davon betroffen war, und zwar ausschließlich die Seite, an der wir gearbeitet haben.

3. Die Veränderung löst sich nicht sofort auf, sondern kann mehrere Stunden bis mehrere Tage anhalten, je nachdem, wie klar die räumlichen Bezüge geworden sind und wie sehr der Unterschied zwischen den beiden Seiten im Gedächtnis bleibt.

Die Bedeutung dessen, was im zentralen Nervensystem geschehen ist, wird unterstrichen von der Tatsache, dass der gleiche Effekt auf der gegenüberliegenden Körperseite durch vorwiegend mentale Arbeit erreicht werden kann. Während der ursprüngliche Effekt in einer halben oder ganzen Stunde zustande kam, sind nur zwei bis drei Minuten erforderlich, um sich systematisch von Kopf bis Fuß auf die Unterschiede im kinästhetischen Empfinden beider Seiten zu konzentrieren, solange, bis das Empfinden ausgeglichen ist. Der wichtigste Punkt ist vielleicht, dass die Arbeit – egal wie zufrieden wir mit der gewohnten Haltung unseres Kopf oder unserer Füße zu Beginn der Übung waren – einen Kontrast erzeugt, der uns zwingt anzuerkennen, wie weit die gewohnte Handhabung des Selbst von dem entfernt ist, was sie sein könnte.

Durch kluge Auswahl und geeignete Übungen werden die gewohnten Einschränkungen bezüglich der möglichen Konfigurationen im Tun allmählich beseitigt. Eine Aktivität mechanisch zu wiederholen ist nicht dazu angetan, das Bild zu erweitern und erkunden, sondern lediglich eine muskuläre Verausgabung. Damit eine Übung zu einer Entwicklung und Klärung des Selbstbilds führen kann, muss sie sich 1. auf jeden Teil der Bewegung selbst konzentrieren, 2. darauf, was während der Bewegung gefühlt wird und 3. auf das Körperbild als Ganzes sowie den Effekt der Bewegung auf dieses Bild. Nur mit einer solchen konstanten Überwachung und stetig neuen Beurteilung können Fortschritte erzielt und neue Bewegungen, Ausrichtungen und Anpassungen erreicht werden.

Wird die Theorie der Reversibilität sorgfältig angewandt, führt das zu folgenden Ergebnissen: 1. Die Struktur und die Bezüge des Skeletts werden bewusst. 2. Die latente Spannung der gesamten Muskulatur ist niedriger und ausgeglichener. 3. In allen Bereichen von Aktivität wird weniger Anstrengung aufgewandt. 4. Bewegung wird schlichter und jede Aktivität damit einfacher. 5. Die Kraft der Orientierung nimmt zu. 6. Müdigkeit und Erschöpfung verringern sich, und wir verfügen über eine größere Leistungskapazität und mehr Ausdauer. 7. Haltung und Atmung verbessern sich, was mit einer Verbesserung der allgemeinen Gesundheit und Lebenskraft einhergeht. 8. Alle Bewegungen sind besser koordiniert. 9. Lernen auf jedem Gebiet, ob mental oder körperlich, wird leichter. 10. Ein tieferes Erkennen des eigenen Selbst stellt sich ein.

Eutonie

F: Die meisten Menschen sind sich nicht bewusst, wie viel unnütze Spannung in ihren Augen, ihrem Mund, ihren Beinen und ihrem Magen besteht. Diese Anspannung ist schädlich, vor allem, weil vom Ausmaß der vorhandenen Spannung abhängt, wie leidenschaftlich wir unsere Selbstverwirklichung verfolgen.

S: In anderen Worten: Um sich wirklich zu konzentrieren, muss die Anspannung verringert werden. Ist das nicht mit einigen von Stanislawskis[3] Theorien der Entspannung vergleichbar, denen zufolge man erst wissen muss, wie man sich entspannt, bevor man sich konzentrieren kann?

F: Aber nicht bloß, sich zu entspannen, denn bei wirklicher Entspannung können wir nichts mehr tun! Einem wirklich entspannten Menschen fällt es schwer, seine Glieder in Bewegung zu bringen. Was wir wollen, ist Eutonie: Keinen Mangel an Spannung, sondern gerichtete und kontrollierte Spannung ohne überschüssige Anstrengung. Das ist keine Schlaffheit, sondern eine Muskelspannung, die ausschließlich den Anforderungen der Schwerkraft entspricht.

S: Wie schulen Sie diese perfekte Balance?

F: Wir haben unzählige Übungsreihen. Wir beginnen mit sehr kleinen Bewegungen. Wenn Sie sich hinlegen und versuchen, Ihren Kopf einen Zehntelmillimeter anzuheben, um ihn dann wieder abzulegen, und das in rascher Folge dreißig- oder vierzigmal nacheinander tun, werden Sie feststellen, dass sich Ihre Bewusstheit für das, was sich in diesem Bereich zuträgt, immens erweitert hat. Stellen Sie sich hin, heben Sie die Fersen leicht an, und lassen Sie Ihren Körper dann wieder zurücksinken. Fünfzig solcher kleiner Bewegungen, und Sie werden plötzlich fehlerhaftes Stehen entdecken. Nur zu, probieren Sie es aus. Und nun gehen Sie ein paar Schritte. Was spüren Sie? Mehr Kontakt zum Boden?

S: Es ist wirklich seltsam. Viel leichter.

F: Bei manchen Menschen ist ein Bein kürzer als das andere, und sie entdecken das erst, wenn sie diese Übung machen. Sie merken auf einmal, welches das kürzere Bein ist und wie sie damit umgehen können. Wenn Sie Ihre Wirbelsäule dreißig Sekunden lang in den Boden drücken, steif machen und dann die Spannung lösen, werden Sie merken, dass das Ihre Haltung mehr verändert als ein vierwöchiges Training. Die Bezüge der Muskeln entlang der Wirbelsäule verändern sich.

S: Und schließlich lernt man, wie diese Dinge ohne den physischen Reiz zu tun sind?

F: Ja! Die gleiche innere Organisation kann ohne weiteres Zutun eingesetzt werden.

S: Angenommen, ein Schauspieler lernt, sein Bewusstsein, sein Gefühl für sein Selbstbild zu entwickeln. Viele Schauspieler fürchten, mit dem Verlust ihrer Spontaneität auch ihre Kunst zu verlieren.

F: Wenn wir es recht betrachten, dann bedeutet Spontaneität einfach ein Idiot zu sein. Wie um alles in der Welt kann ein Schauspieler spontan sein?

S: Nun, sie möchten «die Illusion des ersten Mals» aufrechterhalten. Sie wollen sich – wie sie es nennen – «frei» fühlen.

F: Aber das können sie nicht, wenn sie sich nicht dessen bewusst sind, was sie tun. Schauspieler, die behaupten, dass sie «frei» sind, geben einen Tag eine abgründige Vorstellung und den nächsten Tag eine perfekte.

S: Kennen Sie die Arbeit von Lee Strasberg?[4]

F: Ja, sicher.

S: Und?

F: Strasberg wollte, dass ich unterrichte. Er sagte, er würde eine Schule für Schauspieler in Israel eröffnen, wenn ich bereit wäre, dort zu unterrichten. Ich besuchte das Actors Studio, und er stellte mich dort allen Leuten vor; wir sprachen sehr wohlwollend darüber.

S: Wie lange ist das her?

F: Das war vor vier Jahren.

S: Und daraus ist nichts geworden?

F: Nichts.

S: Die Arbeit, die er im Studio macht, kommt einem natürlich wie das Gegenteil Ihrer Arbeit vor.

F: Ich habe die Arbeit des Studios viele Male gesehen. Sie hat mir gefallen. Meiner Ansicht nach ist Strasbergs Methode nicht ideal, aber sie interessierte mich.

S: Sie hat – zumindest in den Vereinigten Staaten – keinen zuverlässigen Schauspielstil hervorgebracht. Ein Schauspieler kann einen Abend sehr gut und den nächsten sehr schlecht sein. Es überrascht mich, dass Sie Strasberg mögen, denn anstatt auf Bewusstsein arbeitet er eher auf einen Mangel an Bewusstsein hin.

F: Ich bin ein merkwürdiger Mensch. Ich mag die Arbeit, aber das bedeutet nicht, dass ich mit ihr einverstanden bin. Strasbergs gesamte Technik weist Mängel auf, und ich glaube, er würde sehr viel bessere Ergebnisse erzielen, wenn er sie meinen Überlegungen gemäß korrigieren würde. Sehen Sie, er fordert den Schauspieler nur zu einem gewissen Grad. Doch wenn der Schauspieler gut geschult ist, wenn er sich seines Körpers, seines Mundes, seiner Augen, seiner Willensäußerungen bewusst ist und das Innere mit dem Äußeren umfassenden Kontakt hat, kann er selbst entscheiden, was er tun möchte.

S: Was Sie tun, ist eine grundlegende Schulung des Menschen.

F: Ja. Die Großhirnrinde ist in manchen Arealen ständig mobilisiert. Dieser konstante Reiz muss reduziert werden. Das Weber-Fechner-

Gesetz gilt für Geräusche, Licht, Gerüche, Berührung, für alles. Der Index für Licht liegt bei ungefähr 1 zu 180, für das Hören bei 1 zu 200. Wenn Sie also hundert Glühbirnen zum Leuchten bringen und eine ausschalten, könnten Sie das merken. Wären es hingegen tausend Glühbirnen, würden Sie diese eine nicht vermissen. Um den Kortex in einen ausgeglichenen Zustand zu versetzen, muss die Erregung überall auf ein normales Maß an Aktivität verringert werden. Wenn Sie dieses Bestreben umsetzen, werden Sie feststellen, dass Erregung zwangsläufig mit Hemmung einhergeht; verringern Sie die Erregung, bauen Sie auch die Hemmung ab. Wenn Sie den Kortex ausbalancieren, dann bringen Sie ihn in den Zustand, den manche Menschen Nirvana nennen, während wir Eutonie dazu sagen. Das Gehirn wird mit einem Mal ruhig, und Sie sehen Dinge, die Sie noch nie gesehen haben. Neue Kombinationen, die zuvor gehemmt waren, sind wieder möglich. Indem die Technik die Spannung einer bestimmten Muskelgruppe reduziert, ermöglicht sie eine systematische Studie des gesamten Selbstbilds, und – durch diese Studie – eine Verbesserung; das macht sie so wertvoll. Sie zeigt deutlich, dass Fehler in der Organisation des eigenen Selbst auf einer unvollständigen Entwicklung des Selbst beruhen. Diese Mängel zu korrigieren ist weder als das Behandeln einer Krankheit gedacht, noch wird es als solches empfunden; es bedeutet das allgemeine Wiederaufnehmen von Wachstum und Entwicklung auf allen Ebenen.

S: Und diese Kombinationen werden so etabliert und real sein wie die alten?

F: Ja, vielleicht sogar noch mehr. Sie entdecken sich selbst, sie entdecken sich selbst erneut, während Ihre eigene Struktur in der Lage ist, bis an die Grenzen des Körpers Sie selbst zu sein. Sie können wiedergeboren werden.

Das Wiederherstellen von Potentialität

F: Ein generalisiertes und verbessertes Verhalten unseres Skeletts lässt uns die anatomischen Möglichkeiten voll ausschöpfen. Einschränkungen, die wir einem Mangel an Beweglichkeit zuschreiben, sind in Wirklichkeit meist die Folge einer Kontraktion und Verkürzung von Muskeln durch Gewohnheit und mangelnde bewusste Wahrnehmung. Diese Gewohnheiten führen zu Deformationen und einem Ungleichgewicht in der Bewegung. Degenerationen der Gelenke erlegen den Muskeln, die bemüht sind, schmerzhafte und unbequeme Bewegung zu vermeiden, weitere Einschränkungen auf. So beginnt ein Teufelskreis, der zu einer Deformation von Skelett, Wirbelsäule und Bandscheiben führt; das lässt den Körper vor der Zeit altern und verringert die Reichweite und die Vielfalt von Bewegung. Die Erfahrung lehrt uns, dass Alter nur wenig mit solchen Einschränkungen zu tun hat und die Fähigkeit, alle Bewegungen auszuüben, die die skelettalen und anatomischen Strukturen erlauben, sich wieder herstellen lässt.

Vernünftige, gesunde Menschen, die an keiner schwerwiegenden Erkrankung leiden, können diesen bemerkenswerten Zustand bis zu einem Alter von sechzig Jahren mit einer Stunde Arbeit für jedes Lebensjahr erreichen. Bei einem höheren Alter hängt von der Intelligenz und dem Willen des Betreffenden ab, wie viel Arbeit erforderlich ist.

S: Hier bieten sich aufregende Möglichkeiten, denn das Theater ist die einzige Kunst, die von uns verlangt, Menschen neu zu erschaffen, ich meine: ganze Menschen.

F: Ja.

S: Sie sagten, dass Sie bei einigen dieser Übungen zum schlichten menschlichen Gehen zurückkehren und sich das Gangbild eines Menschen nur durch seine Eigenheiten von dem eines anderen Menschen unterscheidet. Mir scheint, ein Schauspieler käme durch diese Schulung in einem Zustand der Neutralität an. Ohne diese Neutralität verfügen wir nicht über das erforderliche Bewusstsein, die Besonderheiten des Charakters wahrzunehmen. Ihnen geht es also darum, eine Art der Neutralität zu erreichen, von der aus jede Richtung eingeschlagen werden kann.

F: Ja, und Sie werden merken, dass das möglich ist.

S: Zur Zeit werden eine Menge Versuche zur Bewusstseinserweiterung unternommen. Ich habe den Eindruck, wir haben es hier mit einer sehr viel systematischeren Herangehensweise an die gleiche Sache zu tun.

Vielleicht ist Neutralität nicht das richtige Wort, vielleicht sollten wir von einem «breiteren Bewusstsein» sprechen. Eigentlich transformiert es den Menschen, anstatt ihn nur in eine Neutralität zurückzuversetzen.

F: Im Grunde genommen ist es ziemlich anders als die Idee von Neutralität. Bei der Generalität, von der ich spreche, geht es darum, den Motokortex, der sich ohne Schulung entwickelt hat, in einen Zustand ausgeglichener Erregung zu versetzen. Wenn wir es mit einem normalen Kortex zu tun haben, der sich ohne jede Schulung entwickelt hat, dann hat dieser aus den gesamten Möglichkeiten des menschlichen Körpers, aus den siebzig möglichen Sprachen eine ausgewählt. Und wo sind alle anderen Kombinationen? Im Motokortex haben wir festgelegte Verbindungen, wir haben Muster; das breite Spektrum der zuvor vorhandenen Möglichkeiten ist eingegrenzt und eingeengt. Wir haben sie zu festen Mustern verbunden, und das war's.

S: Wir sprechen also eigentlich von Potentialität?

F: Ganz genau. Neutralität möchte ich nur, um uns von der Einschränkung, ein besonderes Merkmal zu haben, zu befreien.

S: Und das erlaubt dem normalen Durchschnittsmenschen, «mehr er selbst zu sein»?

F: Ja, sicher.

S: Es erlaubt dem Schauspieler oder Tänzer, die charakteristischen Merkmale anzunehmen, die er sich für eine Rolle wünscht?

F: Ja, mit äußerster Klarheit und Leichtigkeit. Heutzutage gibt es Schauspieler, die wie ein Gigolo sprechen, obwohl sie einen Buckligen darstellen, weil sie überhaupt keine Verbindung fühlen. Sie wollen eine «schöne» Stimme. Die meisten Schauspieler sprechen immer auf die gleiche Art und Weise, egal, welche Rolle sie spielen. Nimmt man sie auf und spielt das Band rückwärts ab, hört man den gleichen Rhythmus, egal, was sie sagen oder welche Rolle sie spielen. Das finde ich langweilig.

S: Haben Sie mit Aharon Meskin[5] darüber gesprochen, was er meinte, als er sagte, Vakhtangov[6] und Stanislawski verfolgten die gleichen Anliegen wie Sie?

F: Er sagte, er verstehe erst jetzt die Bedeutung dessen, was sie gesagt hatten. Sie hatten oft Beispiele gezeigt, doch sie konnten das, was sie wollen, nicht vermitteln.

S: Weil sie keine systematische Herangehensweise hatten?

F: Weil sie selbst keine Bewusstheit für ihren Körper hatten. Sie wussten nicht, wie sie es machen sollten. Wenn ich anfange, Ihnen zu sagen, dass eine Bewegung falsch ist, werde ich Sie mit Regeln, Gesichtspunkten, Definitionen usw. überzeugen, die alle ausprobieren. Hundert Menschen, Tausende von Menschen werden zustimmen, dass dieses richtig und jenes falsch ist. Wenn Stanislawski sagte, etwas sei richtig oder falsch, dann war das nur sein eigener Eindruck. Er hatte oft Recht, weil er eine große Persönlichkeit war.

S: Werden Sie für ein Theater arbeiten? Es wäre sehr interessant, eine Generation von Schauspielern zu sehen, zehn, fünfzehn oder zwanzig Schauspieler, die umfassend in dieser Technik geschult sind.

F: Sehen Sie, ich bin inzwischen mit so vielen Dingen beschäftigt, dass ich nur bei einer Anfrage von außen …

***

Nachbemerkung der Herausgeberin: Ich habe Kontakt zu Richard Schechner aufgenommen und ihn zu seinen Erinnerungen an Feldenkrais und das Interview befragt. Hier seine Antwort vom 10. April 2010:

> Ich habe Moshé – und vielleicht trügt mich meine Erinnerung – 1965 (glaube ich) während meiner ersten Reise nach Israel kennengelernt. Körperlich gesehen habe ich ihn als «kugelrund» im Gedächtnis: Er war rundlich und eher klein, lächelte viel, sprach schnell und war voller Überschwänglichkeit, Zutrauen und von einem ansteckenden Optimismus – ihn selbst und das Leben betreffend.
>
> Er schien jeden in Israel zu kennen. Ich suchte ihn auf, weil ich seit langem unter einem «schlimmen Rücken» litt; manchmal waren die Schmerzen in meinem unteren Rücken so stark, dass ich kaum gehen konnte. In Israel überkamen sie mich erneut, und ich konnte mich kaum rühren. Jemand schlug vor, ich sollte mich an Moshé Feldenkrais wenden. «Er kann Dir helfen», hieß es. «Er weiß alles über das, was dir Probleme macht.»

Also brachte man mich zu ihm. Wir unterhielten uns. Er schaute sich an, wie ich ging. Dann sagte er, ich solle mich nach unten auf Hände und Füße begeben, also nicht auf Hände und Knie, sondern auf Hände und Füße, mit dem Hintern nach oben. Er meinte, ich solle auf diese Weise auf dem Boden herumgehen, nach Art der Tiere. «Das wird Ihnen helfen», sagte er. Ich erinnere mich, dass er Englisch sprach, aber mit «europäischem», vielleicht deutschem Akzent; allerdings kam mir sein Akzent vermutlich deshalb deutsch (und nicht hebräisch) vor, weil ich wusste, dass er Feldenkrais hieß und ihn dieser Umstand als deutschstämmig auswies.

Egal, ich wanderte also einige Minuten im Raum umher, wie Moshé mich geheißen hatte. Und wie durch ein Wunder, so schien es mir, ließ der Schmerz nach und verschwand nahezu vollständig. Er sagte: «Machen Sie das jeden Morgen, wenn Sie aufstehen.» Das tat ich, und ich habe nie wieder derartige Rückenschmerzen gehabt. Ab und zu spaziere ich noch auf Händen und Füßen umher, nach Art der Tiere, wie Feldenkrais mich gelehrt hat, doch nur noch selten. 1971, als ich das erste Mal nach Indien ging, nahm ich Yogaunterricht bei Krishnamacharya, einem bedeutenden Lehrer. Ich mache immer noch Yoga. Mein Rücken bereitet mir überhaupt keine Probleme mehr.

Nachdem ich Moshé begegnet war und er meinen Rücken «in Ordnung gebracht» hatte, kamen wir ins Gespräch. Ich weiß nicht, ob wir nach diesem Treffen oder nach meinem Interview mit ihm für TDR zusammen von Tel Aviv nach Jerusalem gingen. Doch ich erinnere mich, dass Moshé sagte oder mich fragte, ob ich mich mit ihm nach Jerusalem gehen wolle. Oder dass ich sagte, ich müsse nach Jerusalem, und er daraufhin erwiderte, er würde mich dorthin bringen oder zumindest begleiten. Natürlich sagte ich ja, ich ginge gerne mit ihm zusammen hin, oder er mit mir: wir beide zusammen. Ich glaube, ich musste nach Jerusalem zu den Treffen, die mich überhaupt nach Israel geführt hatten. Ich glaube, es war ein Treffen des internationalen Theaterinstituts (ITI).

Als ich Moshé fragte, wie wir von Tel Aviv nach Jerusalem kommen würden, antwortete er: «Wir laufen.» «Aber es ist weit», entgegnete ich. «Machen Sie sich keine Sorgen», teilte er mir mit fröhlicher Zuversicht mit und strahlte mich breit lächelnd an. Also gingen wir raus auf die Straße und machten uns zu Fuß auf den Weg.

Ich werde nie vergessen, was dann geschah. Alle paar Minuten hielt ein Auto an, und jemand sprach mit Moshé. Sie kannten ihn. Ich glaube, sie fragten, ob sie ihn irgendwohin mitnehmen könnten. Es schien, als sei er in ganz Israel, oder zumindest in ganz Tel Aviv, berühmt und auch für seine langen Fußmärsche bekannt. Wir gingen und unterhielten uns eine lange Zeit, dreißig oder fünfundvierzig Minuten, vielleicht sogar länger. Immer wieder hielt jemand am Straßenrand an und fragte Moshé, ob er mitfahren wolle. Schließlich nahm er ein Angebot an, wir stiegen beide in das Auto und wurden nach Jerusalem gebracht. Ich war sehr beeindruckt davon, wie viele Menschen Moshé kannten. Und auch von dem Gemeinschafts-, fast schon Familiensinn, der damals in Israel zu spüren war.

Abschließend möchte ich als eine Art Zusammenfassung sagen, dass wir beide uns auf einer sehr tiefen Ebene irgendwie gut verstanden haben. Ich war einunddreißig Jahre alt, ein junger Mann; ich weiß nicht, wie alt Moshé damals war, doch er kam mir alt und weise vor. Und er hat mir geholfen. Ich fühlte eine wirklich starke Verbindung zu ihm. Diese Verbindung spüre ich noch heute, fünfundvierzig Jahre später … Er war einundsechzig, als wir uns begegnet sind, ungefähr doppelt so alt wie ich.

9. Feldenkrais revisited: Spannung, Begabung und das Vermächtnis der Kindheit (ca. 1980)

Interview: Joanna Rotté

Dr. Joanna Rotté, eine Theaterprofessorin, führte dieses Interview in den frühen 1980er-Jahren in Amherst, Massachusetts. 1998 wurde es in *New Theatre Quarterly* veröffentlicht. Dr. Rotté ist Schriftstellerin, Schauspielerin und Regisseurin. Sie unterrichtet Drehbuchanalyse und Bewegung an der Universität von Villanova.

Moshé Feldenkrais starb 1984 im Alter von 80 Jahren. Einige Jahre vor seinem Tod habe ich ihn auf dem Campus des Hampshire College in Amherst, Massachusetts, interviewt. Er leitete eine neunwöchige Ausbildung in der Feldenkrais-Methode. Als ich ihm begegnete, wirkten seine Haltung und seine Art, sich zu bewegen, bequem und unangestrengt. Seine Schultern sahen entspannt aus. Seine Füße glitten dicht über den Boden, wie ein Besen. Seine Statur war nicht groß, aber kraftig. Er trug schwarze Baumwollhosen, die an Kampfsporthosen erinnerten, und ein weites weißes Hemd, das wie eine Tunika geschnitten war. Seine Füße steckten in schwarzen chinesischen Stoffschuhen. Seine eigene Erscheinung spiegelte seine Intention wider: Jedem menschlichen Wesen wieder zu seiner menschlichen Würde zu verhelfen.

Ich bat ihn, über seine Vorgehensweise, den Geist über den Körper zu erreichen, zu sprechen: Warum nutzte er Bewegung, um den Körper zu schulen und das Gehirn neu zu programmieren?

Feldenkrais: Jeder Schauspieler kennt die essenzielle Bedeutung von Bewegung. Wichtig an Bewegung ist: Kann er gehen? Kann er alleine stehen? Schafft sie es alleine auf die Toilette? Kann sie nach rechts und links schauen? Kann sie hören? Anders gesagt: Wie könnten wir uns ein Leben ohne Bewegung vorstellen? Sie ist offensichtlich für jeden Menschen die gebräuchlichste Sache und die wichtigste Kompetenz. Ein Mensch, der sich überhaupt nicht bewegt … wenn er nicht atmet, nicht aufstößt, keinen Herzschlag und keinen Stuhlgang hat, dann ist er sicher tot.

Rotté: Ihr Unterricht richtet sich an durchschnittliche Menschen, um ihre Bewusstheit durch Bewegung zu erhöhen. Doch der Durchschnittsmensch kann schon gehen und stehen und sich umdrehen …

F: Ja, das meint er!

R: … vielleicht nicht gut.

F: Es geht nicht um «gut». Ich interessiere mich nicht dafür, ob jemand «gut» läuft. Ich interessiere mich für den Menschen. Jemand kommt zu mir und sagt: «Meine Haltung ist schlecht», oder er kommt und sagt: «Mit meiner Atmung stimmt etwas nicht.» Die Leute kommen. Ich bitte sie nicht darum. Ich habe noch nie zu jemandem gesagt: «Sie haben eine schlechte Haltung, Sie schielen, und Ihr Kopf ist zu einer Seite geneigt.» Das ist nicht meine Angelegenheit.

Der Durchschnittsmensch kann also glauben, dass seine Haltung in Ordnung ist, und sich dennoch an die Arbeit machen; er kann sein Gefühl zu seiner Haltung verbessern. Das Gefühl, das ist alles. Ihre Haltung muss sich so verändern, dass sie sich für Sie gut anfühlt. Fühlt sich Ihre Atmung so perfekt an, wie Sie sich das wünschen? Sehen Sie gut?

R: Ich sehe nicht so gut, aber meine Atmung ist in Ordnung.

F: Sehen Sie, da haben wir es. Wenn Sie die Leute fragen, werden sie sagen: «Meine Stimme ist nicht so gut.» Leute beklagen sich. Der Durchschnittsmensch beklagt sich. Wenn sich der Durchschnittsmensch gut

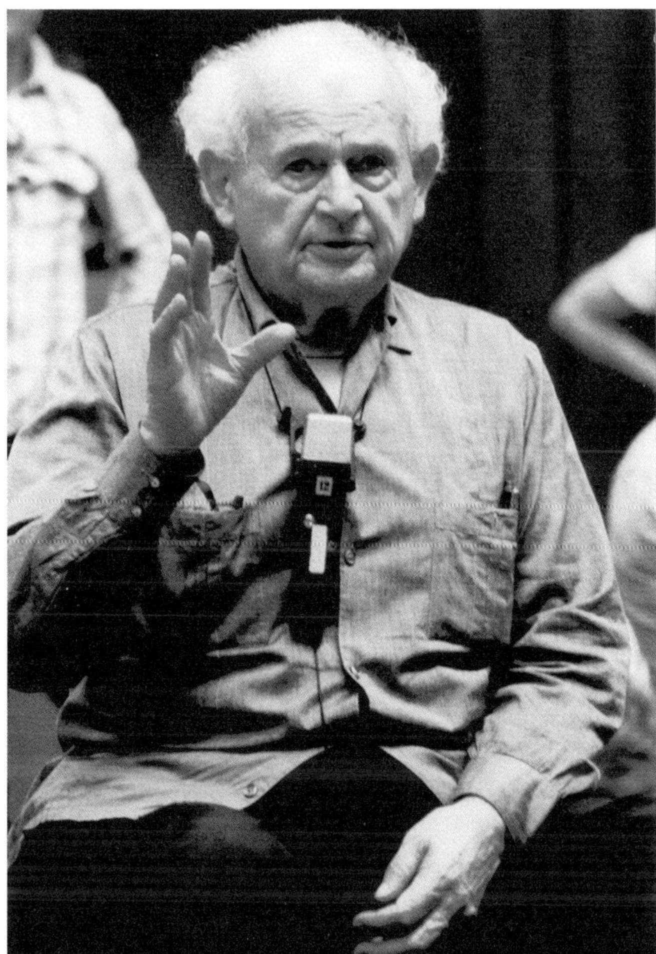

Feldenkrais im Unterricht, 1981

fühlen würde, würde er nicht joggen. In Amerika joggen Millionen von Menschen. Warum joggen sie?

R: Um sich besser zu fühlen.

F: Weil sie sich schlecht fühlen. Sie haben das Gefühl, unbeholfen zu sein. Und, nebenbei bemerkt, ihr Joggen ist auch nicht so toll. Es gibt nur wenige Leute, die joggen und sich verbessern. Joggen bleibt also fraglich. Schwimmen Sie perfekt? Können Sie so gut schwimmen wie Mark Spitz?

R: Nein.

F: Warum nicht? Sie sind ein Durchschnittsmensch.

R: Nicht genug Training.

F: Es liegt nur am Training? Es gibt jede Menge Leute, die Schwimmtraining haben, und keiner schwimmt wie Mark Spitz.

R: Nicht genug Motivation.

F: Der Durchschnittsmensch gibt auf! Sehen Sie, der Durchschnittsmensch ist eigentlich der interessanteste Mensch überhaupt, denn keiner oder nur sehr wenige der viereinhalb Milliarden Durchschnittsmenschen sind mit sich selbst zufrieden. Doch durchschnittliche Männer und Frauen sind zu dumm, um alle ihre Probleme zu verstehen. Sie haben ihre Schwierigkeiten und behalten diese entweder für sich oder gehen in psychotherapeutische Behandlung. Oder sie lesen Bücher über ganzheitliche Gesundheit und versuchen, entweder selbst etwas zu unternehmen, oder sie suchen jemanden auf, der eine der zahlreichen verschiedenen Heilmethoden praktiziert.

Das heißt, der Durchschnittsmensch ist sich im Grunde bewusst, dass er seinem eigenen Aufbau, seinem Potential nicht gerecht wird. Er spürt, dass er es besser machen könnte. Es bin also nicht ich, der möchte, dass es dem Durchschnittsmenschen gut geht, dass er seine Haltung in Ordnung bringt. Ich weiß nicht, was «in Ordnung» für ihn bedeutet. Wenn ich Ihre Haltung dahingehend verändere, wie ich sie gut finde, werden Sie sie schrecklich finden. Ich muss Ihre Haltung so verändern, dass sie sich nach der Haltung anfühlt, die Sie gerne fühlen würden.

R: Meinen Sie das, wenn Sie von einem korrekten Selbstbild für jeden Menschen sprechen?

F: Ja, jeder Mensch hat seinen eigenen Aufbau.

R: Und das richtige Bild kann nicht von außen kommen?

F: Nein, kann es nicht. Denn wenn es das könnte, dann hätte es der Mensch.

R: Wird es im Einzelnen immer einen gewissen Konflikt geben zwischen dem gesellschaftlichen Bild dessen, was er sein sollte, und seinem eigenen, persönlich korrekten Selbstbild?

F: In unserer Gesellschaft, unserer Kultur, ist das nicht zu vermeiden. Doch ein paar Anthropologen haben einige wenige, sehr kleine Gemeinschaften auf der Welt gefunden, bei denen das nicht so ist. Sie haben nicht die großen Probleme großer Länder, wo die Lösungen nicht einfach sind.

R: In Ihrer Arbeit erreicht ein Mensch sein richtiges Selbstbild durch Handeln?

F: Ja, denn ohne Handlung können wir nicht wissen, was wir gerne fühlen würden.

R: Und Sie lehren, einer der entscheidenden Faktoren, der dazu beiträgt, den Menschen von seinem richtigen Selbstbild zu entfernen, sei die Erfahrung von Schmerzen?

F: Ja. Die meisten Probleme entstehen durch Schmerzen, egal ob Zahnschmerzen, Augenschmerzen, Nackenschmerzen, Ohrenschmerzen oder Magenschmerzen.

R: Wie ist es mit sozialen Schmerzen? Oder Schmerz, der uns von unseren Eltern zugefügt wird?

F: Ja, emotionale Schmerzen; ein Kind beispielsweise, das zutiefst gekränkt wird, all sein Selbstvertrauen verliert und meint, es sei nicht wert, auf eigenen Füßen zu stehen.

R: Aber wie weiß ich, ob ich mein richtiges Selbstbild manifestiere?

F: «Richtig» ist genau genommen nicht das richtige Wort. Verstehen Sie das? Das zu wissen, hilft Ihnen bereits zu verstehen, dass Sie keine Reihe von Regeln an die Hand bekommen werden, die Ihnen vorschreiben, Ihren Kopf so zu halten, Ihre Hand so und Ihre Füße so, und alles wäre in Ordnung. Das wäre verrückt, nicht wahr?

Wenn ich Ihnen helfen möchte, sich innerlich wohl zu fühlen, muss ich Sie in einen Zustand bringen, der sich für Sie richtig anfühlt. Dieser

Zustand muss einer sein, der Sie zu einem effektiveren Menschen macht, der seine Intentionen unmittelbarer durchführt. Ich muss Ihnen dabei helfen, einen Zustand zu erreichen, in dem Sie ein gutes Nervensystem haben, ohne wissen zu müssen, dass Sie ein solches haben.

Wollen Sie mich zum Beispiel anschauen, dann tun Sie das einfach. Sie müssen dazu nicht wissen, dass Sie über ein Nervensystem verfügen. Sie müssen nur Ihren Fokus auf mich richten und den Knopf drücken, der das Sehen anschaltet. Möchte mich hingegen ein Mensch anschauen, der einen Nackentremor hat, dann weiß dieser Mensch spätestens jetzt, dass er einen Tremor und ein Nervensystem hat, und er wird zu einem Neurologen gehen, um herauszufinden, was mit seinem Nervensystem nicht stimmt. Mit anderen Worten: Ein gut organisiertes Nervensystem ist eines, von dem wir nicht wissen, dass wir es haben.

Ein Nervensystem, das auf gesunde Weise arbeitet, sorgt dafür, dass all das, was wir aus innerem Antrieb – oder als Reaktion auf etwas, das außerhalb von uns selbst geschieht – zu tun beabsichtigen, leicht, bequem und elegant ausgeübt wird, ohne dass fünf Bewegungen erforderlich sind, um eine Handlung durchzuführen. Mein Ziel ist, dem Menschen so viel über sich selbst beizubringen, dass er nichts mehr an sich auszusetzen hat. Doch wenn jemand so sitzt [sackt nach vorn in sich zusammen] kann ich ihm zehn Jahre lang sagen, er solle gerade sitzen: Er wird nicht dazu in der Lage sein. Er würde nicht wissen, wovon ich spreche.

F: Wie erlangt ein Mensch also Bewusstheit? Sie können anfangen, indem Sie einfach Ihre Arme nach vorn ausstrecken und sich anschauen, wie lang sie sind. Welcher Arm ist länger? Vielleicht sagen Sie: «Dieser ist länger.» Möchten Sie ihn kürzer machen? Oder können Sie den kürzeren Arm verlängern? Sehen Sie, wenn ich Ihren Kopf ausrichte, ist der kürzere Arm länger geworden. Ich kann also sagen: «Wenn durch das Ausrichten Ihres Kopfes der kürzere Arm länger wird, könnte es doch sein, dass Ihr Kopf immer zur anderen Seite geneigt ist und der Arm auf jener Seite deswegen länger ist.»

Weil dem so ist, werden Sie feststellen, dass Sie Ihren Kopf nur zu einer Seite bewegen und die andere Seite des Nackens steif ist und sich überhaupt nicht bewegt. Wie ist das möglich, bei einer durchschnittlich

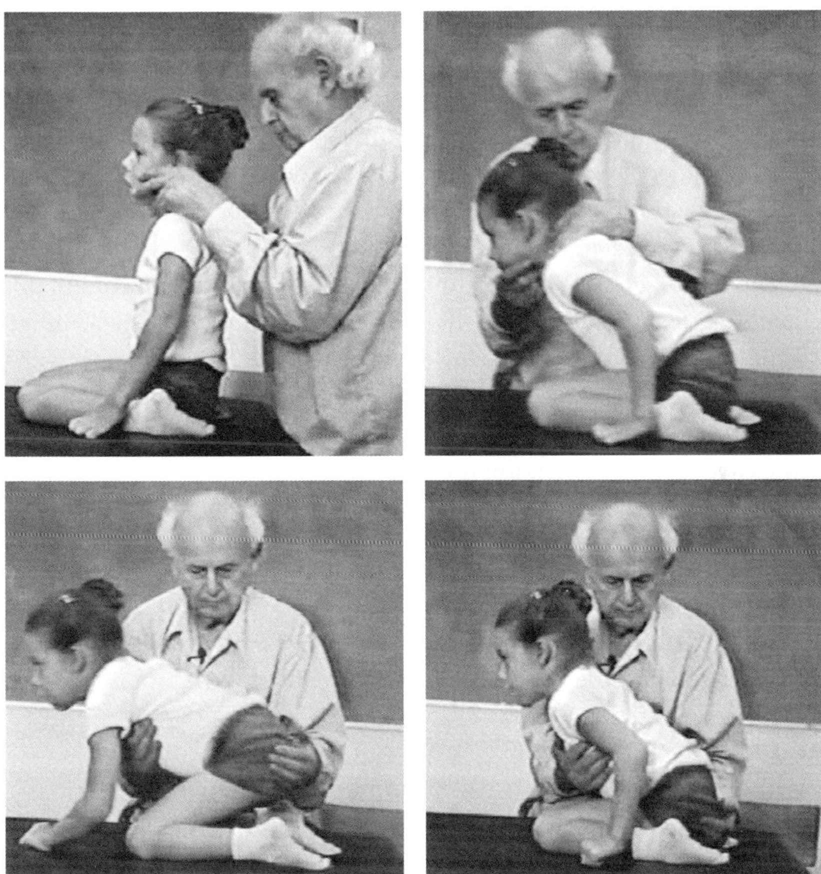

Feldenkrais arbeitet mit einem Kind, 1981

gesunden Person wie Ihnen? Wo haben Sie gelernt, den Kopf nur zu einer Seite zu bewegen und nicht zur anderen? Vielleicht sagen Sie: «Eines meiner Augen war schon immer besser als das andere.» Und ich werde erwidern: «Ach ja? Es liegt an Ihren Augen? Gut, schließen Sie die Augen, und dann schauen wir mal.» Und Sie werden merken, dass Ihr steifer Nacken in Bewegung kommt, wenn Sie die Augen langsam zur steifen Seite drehen.

Lassen Sie uns sehen, was dieser Mann tut, wenn ich ihm sage, er soll sich von seinem Stuhl erheben. Sehen Sie, er benutzt diese Seite, wenn er aufsteht, weil er auf dieser Seite sitzt. Er kann nur mit diesem Bein aufstehen, nur auf dieser Seite. Also sage ich zu ihm: «Wie könnten Sie über die andere Seite aufstehen? Wie würden Sie das tun?» Während er versucht, über die andere Seite aufzustehen, würde er merken, dass er überhaupt nicht auf seiner anderen Hüfte sitzt. Weil sein Kopf zu einer Seite geneigt oder verdreht ist. Er weiß nicht, dass ich unter die Seite, auf der er nicht sitzt, dieses Buch hier schieben könnte, aber nicht unter die andere Seite, auf der er sitzt.

Anders gesagt: Der Durchschnittsmensch von der Straße kommt mit einem kleinen Problem, zum Beispiel einer hochgezogenen Schulter. Wenn wir genauer hinschauen, dann sehen wir, dass es einer ganz außergewöhnlichen Maschine bedurfte – eines menschlichen Gehirns – und Bedingungen in der Kindheit sowie Missverständnissen vonseiten seiner Lehrer und Eltern, um dieses Kind zu einem Wesen zu machen, dem Schiefsein die leichtere Option zu sein schien. Seine schlechte Haltung beruht darauf, dass ihm nicht bewusst war, wie er stand, saß, ging und sich hielt. Er ist aufgrund einer lang währenden Gewohnheit schief.

R: Nehmen wir also beispielsweise an, eine Seite des Beckens wäre hochgezogen und die gegenüberliegende Schulter auch, um das auszugleichen …

F: Natürlich, anders ginge das gar nicht.

R: Nun, macht es für Sie einen Unterschied, wo das Ungleichgewicht seinen Ursprung nahm: ob es im Becken angefangen hat oder in der Schulter?

F: Es hat weder im Becken noch in der Schulter begonnen. Wo immer oder was immer es ist: Es hat im Kopf angefangen.

R: Sie sind also nicht daran interessiert, diesen oder jenen Bereich des Körpers zu korrigieren?

Ich interessiere mich nicht dafür, jemanden zu korrigieren bzw. irgendeinen Teil eines Menschen. Ich werde Ihnen etwas sagen [berührt mit der Spitze seines Daumens die Spitze des kleinen Fingers]: Das ist eine merkwürdig menschliche Sache. Kein Tier ist in der Lage, das zu tun. Kein Affe kann es, denn beim Affen ist der Daumen hier auf der Seite. Versuchen Sie mal, meine Finger voneinander zu lösen. Wenn Sie es nicht schaffen, diese Finger zu berühren und zusammenzuhalten, nutzen Sie sicherlich nicht Ihr volles menschliches Potential, Ihre Fähigkeit, eine Absicht in die Tat umzusetzen. Wenn Sie in eine psychiatrische Klinik gehen, werden Sie merken, dass nur wenige Menschen mit weit fortgeschrittener Schizophrenie diese Finger zusammenhalten können. Um dazu in der Lage zu sein, muss man die Fähigkeit haben, etwas zu beabsichtigen und zu handeln, was nichts anderes bedeutet, als normal vorzugehen. Wenn ich aufstehen möchte, dann stehe ich auf. Aber wenn jemand aufstehen möchte und dazu eine halbe Stunde braucht, dann ist sein Nervensystem was?

R: Schwach.

F: Der Durchschnittsmensch nutzt ungefähr zehn Prozent seiner Fähigkeit.

R: Glauben Sie, dass Ernährung zur Entwicklung von Bewusstheit beiträgt?

F: Selbstverständlich. Wenn Sie Gift nehmen, hat das einen Einfluss.

R: Ist Gift für jeden Menschen das Gleiche?

F: Es gibt Gifte, die jeden umbringen – ein paar Tropfen Zyanid zum Beispiel. Doch die Ernährung spielt zweifellos eine Rolle.

R: Die Quantität? Die Qualität?

F: Beides. Die Quantität ebenso wie die Qualität. Versuchen Sie, eine Woche lang vergammelte Tomaten zu essen, dann werden Sie sehen, dass Quantität einen Unterschied macht.

R: Einem chinesischen Sprichwort zufolge ist es zum Zeitpunkt der Geburt schon zu spät, um mit der Erziehung des Kindes zu beginnen.

F: Das ist sicher richtig. Wenn Kinder zur Welt kommen, können sie bereits hören. Ein paar Stunden oder Tage später können sie schon sehen. Sie können schwitzen und schreien. Wo haben Sie das gelernt? In der Gebärmutter! Wie könnte ein Kind sonst zur Welt kommen und atmen? Es ist im Wasser. Es kommt zur Welt, und beim ersten Kontakt mit der Luft tut es seinen ersten Schrei, atmet aus und holt Luft. Es hat offensichtlich bereits trainiert, das zu tun.

Tatsächlich wissen wir inzwischen, dass Kinder kleine Mengen an Fruchtwasser in die Lungen aufnehmen und wieder hochwürgen. Wenn sie zur Welt kommen, wird Wasser aus den Lungen gepresst und Luft eingesaugt; das setzt die Atmung in Gang. Die Lungen haben gelernt, elastisch zu sein, alles wurde geformt, es gibt bereits Hämoglobin, das Blut fließt durch die Lungen hindurch und nimmt Sauerstoff auf bzw. gibt Kohlendioxid ab.

R: Wie ist es mit künstlerischer Bewusstheit oder Bewusstsein? Wie entwickelt sich das?

F: Wissen Sie, die Eunuchen waren dafür bekannt, dass sie einen wunderschönen Chor bildeten; sie hatten starke, aber weibliche Stimmen. Sopranstimmen. Ihre musikalischen Kompositionen waren Eigentum des Vatikans und wurden nie veröffentlicht, also kannte niemand diese Musik. Doch wir wissen, dass Liszt im Vatikan war; er hat ihnen zugehört und die Musik zuhause niedergeschrieben. Man sagt, dass Mozart dieselbe Fähigkeit hatte.

Manche Menschen können also eine ausgedehnte Hymne, Andacht oder Komposition hören und danach nach Hause gehen und sie in Noten niederschreiben. Doch viele können sich nicht mal eine Melodie merken und dada-da-da ist das einzige, was ihnen von der ganzen Neunten Symphonie in Erinnerung ist. Doch es gab die außergewöhnliche musikalische Bewusstheit eines Beethovens, der sogar schreiben konnte, als er taub war. Natürlich sind Bewusstsein, Bewusstheit und Wachheit drei unterschiedliche Dinge.

R: Welche Rolle spielt hier Begabung? Betrachten Sie Begabung als Ausdruck einer angeborenen Neigung oder einer entwickelten Fähigkeit?

F: Wenn Sie eine Begabung im Alter von drei Tagen erkennen können und mir sagen, dass dieses Kind ein Feldherr werden wird und jenes ein Mathematiker, dann werde ich wissen, was Begabung bedeutet. Wir sprechen von Begabung, sobald sie da ist, nicht vorher. Niemand hätte vor fünfzig oder sogar zwanzig Jahren sagen können, dass ich Bewusstheit durch Bewegung unterrichten und Vorträge halten würde. Ist das also eine Begabung? Was verstehen wir unter Begabung? Jemand ist ein begabter Musiker. In welchem Moment wurde er zu einem begabten Musiker?

Ich bin mir über den Zeitpunkt nicht im Klaren. Nur soviel: Eine Affinität zu Musik muss immer bestanden haben. Der begabte Musiker musste sich ursprünglich zu Musik als Form des Ausdrucks hingezogen fühlen. Um ein Fertigkeit in diesem Bereich zu entwickeln, muss er Musik gemocht und sich mit ihr wohlgefühlt haben.

R: Wann entdeckt man das?

F: Wann spricht man von der Begabung als einer Begabung? Mir scheint, dass es eine von außen kommende Anerkennung ist. Jemand, der sich auskennt, erkennt ein Talent und benennt es.

R: Kann man ein Talent auch zerstören?

F: Vermutlich nicht vollständig.
Begabung ist ein Wort, das Erwachsene sich ausgedacht haben, um eine Qualität zu beschreiben, sobald sie da ist und jeder weiß, dass sie da ist. Begabung ist also keine angeborene Sache.

R: Wollen Sie sagen, Begabung entwickelt sich aus dem, dem ein Kind in seiner Umgebung ausgesetzt ist?

F: Es ist keine angeborene Sache. Das einzig Angeborene ist das Gewebe und ein Gehirn, das die Fähigkeit besitzt zu lernen. Die Begabung wurde eingeimpft. Man kann kein begabter Pianist sein, ohne zehn oder zwanzig Jahre lang Klavier zu spielen. Man kann nur sagen: Um für etwas begabt zu sein, muss man daran interessiert sein. Wer sich nicht für Musik interessiert, wird weder die Geduld aufbringen noch die Zeit finden, jeden Tag zehn Stunden zu üben, wie es viele begabte Pianisten tun müssen.

R: Ist es vorstellbar, dass jemand in einem rückständigen Land ohne jedes Musikinstrument aufwächst und sich mit sechzehn Jahren aufmacht, um ein Klavier zu suchen? Oder denken Sie, dass es bereits ein Klavier im Haus geben muss, damit jemand zum Musiker wird.

F: Wenn jemand kein Chinesisch gelernt hat, bis er sechzehn Jahre alt ist, wird er es nie lernen, es sei denn, er lebt in China oder ist darauf angewiesen, die Sprache zu können. Genauso verhält es sich mit dem Klavier. Wenn Sie einen Eskimo, der in einem Iglu zur Welt gekommen ist und noch nie von einem Klavier gehört bzw. eines gesehen hat, im Alter von sechzehn Jahren an die Juilliard-Schule brächten, würden Sie sehen, dass kein Lehrer dort den Versuch unternähme, ihn zu unterrichten. Alle würden es für Zeitverschwendung halten. Und warum sollte der Eskimo Klavier spielen?

R: Wäre es anders, wenn das Kind sieben Jahre alt wäre?

F: Nein. Für einen Eskimo, der mit sieben Jahren ans Juilliard gebracht wird, ist es zu spät. Ein Eskimokind, das dorthin kommt und sieht, wie die einen Geige bzw. Blechblasinstrumente spielen, während die anderen trommeln, würde bloß verrückt werden. Es würde davonlaufen und sagen: «Das ist eine Horde Verrückter.»

Das heißt nicht, dass dieses Kind nicht sehr musikalisch ist. Es kann die Bewegung eines Eisbären auf dem Eis ausmachen, die ganz Juilliard niemals wahrnehmen würde. Niemand würde es einen begabten Musiker nennen, doch wäre es hier auf die Welt gekommen, hätte es ein Musiker werden können. Übrigens, wenn man sich das ein wenig durch den Kopf gehen lässt: Muss ein begabter Musiker nicht irgendwo das Bedürfnis in sich haben, dass andere ihm zuhören? Warum möchte ein talentierter Musiker ein Publikum? Warum kann er nicht Klavierspielen lernen, an den Strand gehen und für sich selbst spielen.

R: Er sehnt sich nach dem Konzert. Er möchte diesen Kontakt mit der Öffentlichkeit.

F: Ein begabter Pianist braucht ein Publikum, das in der Lage ist, diesen begabten Pianisten zu verstehen. Sonst würde er es nicht schaffen, zehn Jahre lang zu üben. Wofür sollte er das tun? Und wer würde Klaviere bauen, wenn es kein öffentliches Interesse daran gäbe, Klaviermusik zu hören? Wenn jemand so spielen kann, dass die Öffentlichkeit sich dafür interessiert, dann hat er das Potential, sich zu einem Genie zu entwickeln – und viel Geld zu verdienen und so weiter. Ein Pianist braucht das.

R: Und er braucht ein Publikum.

F: Ein Eskimokind kennt dieses Bedürfnis nach einem verständigen Publikum nicht. Es würde nicht begreifen, was man mit dem Klavier von ihm wollte, warum es sich zehn Stunden am Tag quälen sollte – es sei denn, es würde der Öffentlichkeit vorgeführt, geschult und zu einem westlichen Kind gemacht. Im Alter von sieben Jahren ist es zu spät. Man müsste eine Menge Psychiater hinzuziehen, und die würden nicht wissen, was sie mit dem Kind anfangen sollten.

R: Was halten Sie vom hinduistischen Konzept des Karma – dass ein früheres Leben Einfluss darauf hat, was aus einem Menschen in seinem Leben wird?

F: Ich glaube nicht daran. Ich beschäftige mit nicht mit Dingen, von denen ich nichts weiß. Ich befasse mich nicht mit Dingen, über die man unmöglich etwas wissen kann, bei denen mir die Mittel und Wege fehlen, mich kundig zu machen. Über Dinge, die man unmöglich wissen kann, weiß ich so viel oder so wenig wie Sie. Ich weiß darüber genau so viel wie Leute, die behaupten, Bescheid zu wissen, aber auch keine Ahnung haben.

R: Wie steht es mit erblichen Einflüssen?

F: Erbliche Einflüsse können recht gut definiert werden. Erblicher Einfluss bedeutet, dass Ihre Augen japanisch sind, wenn Sie in Japan als Kind von dortigen Ureinwohnern zur Welt kommen.

R: Wollen Sie damit sagen, dass erbliche Einflüsse nur auf der physiologischen Ebene bestehen?

F: Nicht nur auf der physiologischen; auch die Gewebe des Gehirns sind betroffen. Es gibt die Qualität des Gehirns: Die Art und Weise, wie es lernen kann, wie viel es lernen kann, welche Art der Speicherkapazität es hat. Das sind alles erbliche Einflüsse.

R: Welche Rolle spielen Eltern für das, was aus einem Kind wird?

F: Was soll ich sagen? Wenn wir keine Eltern hätten, wären wir in Ordnung. Doch wenn Sie genau hinschauen, sind die meisten Eltern im Grunde genommen eher sehr viel besser als andersrum. Sie tun ihren Kindern zwei oder drei schräge Dinge an, Dinge, die falsch sind, aber im

Allgemeinen geschieht das nicht absichtlich. Sie sind vermutlich selbst ein bisschen schräg, jemand anderes hat ihnen zuvor Unrecht angetan.

Wie viel Falsches kann eine Mutter ihrem Kind antun? Oder ihrem Kind erzählen? «Sei vorsichtig», oder «mach das nicht, du Dummerchen» oder so was in der Art. Sie kann fünfzehn Fehler in ihrem Verhalten haben. Aber wissen Sie, was es bedeutet, sich um einen Menschen zu kümmern, bis er zwanzig ist? Wissen Sie, wie viele schlaflose Nächte sie mit diesem Baby hatte, mit seinem Zahnen, seinem Durchfall, seinen Kinderkrankheiten? Sie hat es geschafft, dieses Kind zur Schule zu bringen und anzuziehen. Selbst wenn Sie schlechte Eltern haben, hat das Schlechte an dem, was sie tun, nur einen Anteil von einem Prozent, der Rest ist gut. Doch dieses eine Prozent kann sein, als würden Sie einen Löffel Sand in einen Rolls-Royce kippen. Der Löffel Sand kann den Rolls-Royce ruinieren. Soviel zu Eltern.

10. Die außergewöhnliche Geschichte, wie Moshé Feldenkrais zum Judo kam (1977)

Interview: Dennis Leri

Dieses Interview fand 1977 während des Ausbildungsprogramms in San Francisco in ungezwungener Atmosphäre als Gespräch in der Gruppe statt. Dennis Leri, der das Interview leitete, zählte zu Moshé Feldenkrais' ersten Schülern in den Vereinigten Staaten und wurde einer der meist geschätzten Feldenkrais-Lehrer seiner Generation. Er praktiziert seit langem verschiedene Kampfkünste wie Aikido, Kung Fu nördlichen Stils und T'ai Chi im Chen-Stil. Mia Segal, Robert Volberg, Frank Wildman, Anna Johnson, Jerry Karzen (die alle an der laufenden Ausbildung beteiligt waren) und Charles Alston, ein T'ai Chi-Lehrer (Yang-Stil), unterstützten Leri bei diesem Interview. Es wurde erstmals 1986 in *The Feldenkrais Journal* veröffentlicht.

Leri: Was war deine persönliche Geschichte mit den Kampfkünsten?

Feldenkrais: Oh, darüber könnte ich ein Buch schreiben. Das ist eine unglaubliche Geschichte …

Wenn Ihr die Kurzform hören wollt, die geht folgendermaßen: Ihr wisst, dass ich noch sehr jung war, als ich nach Israel gekommen bin; damals war es noch nicht Israel, es war Palästina. Das Gebiet stand unter britischem Mandat, und die Briten befolgten als die großen politischen

Experten, die sie waren, die von den Römern erfundene Regel: Teile und herrsche. Das bedeutet: Alles, was man tun muss, wenn man ein Gebiet besetzen möchte ohne dort eine Million Soldaten zu stationieren, ist zu Herrn X zu sagen, Herr Y habe einem dies oder jenes erzählt, oder Herrn X eine andere Auskunft zu geben als Herrn Y – und nach fünf Wochen beißen sich die beiden gegenseitig und machen auf ewig damit weiter. Und man braucht nur zu sagen, Sie, Herr X, haben Recht; nein, Sie, Herr Y, haben Recht. Nein, Sie, Herr X, haben Recht … [Lachen] … und kann fünfundzwanzig Jahre lang kostenlos, aber mit einer Menge Blutvergießen regieren. Wessen Blut wird vergossen? Das Blut der Menschen, die einander töten. Dasselbe haben sie in Indien getan. Sie tun es überall auf der Welt. Und die anderen genauso – nicht, dass ihr glaubt, nur die Briten täten es – alle, die über andere herrschen, tun es. Anders geht es nicht. Das zeigt die Erfahrung der Welt. So sah also das britische Mandat in Israel aus. Und die Schwierigkeiten zwischen Juden und Arabern halten bis heute an, mitsamt dem Hass, den die Briten zwischen diesen beiden Gruppen schürten. Im Verlauf ihrer Geschichte haben Juden und Araber wie Verwandte zusammen gelebt. Während der goldenen Ära unserer Kultur, der Zeit von Maimonides, lebten die größten jüdischen Dichter und die größten arabischen Dichter und Mathematiker; Maimonides schrieb manche Bücher auf Arabisch und andere auf Hebräisch. Die Araber taten das Gleiche. Sie konnten Hebräisch. Es war das goldene Zeitalter für beide Kulturen, und es gab überhaupt keine Streitigkeiten. Dann kamen die Briten und erzeugten einen Hass zwischen Juden und Arabern, der zweitausend Jahre lang nicht da gewesen war. Als ich also in Palästina ankam, waren wir eine kleine Gruppe von Leuten …

Wenn ich die Geschichte in diesem Tempo weiter erzähle, sitzen wir noch zwei Tage hier. Was also später geschah, ist, dass die Briten Ärger anstifteten und niemals einschritten, wenn Juden und Araber aufeinander eindroschen. Sie schickten Polizeieinheiten, um für Ruhe und Frieden zu sorgen, doch die Einsatzkräfte beschäftigten sich mehr mit ihren Pferden als mit dem Blut, das vergossen wurde. Sie erreichten die Ausläufer der Stadt und hielten dort zwei Tage lang an, um ihre Pferde zu füttern. In der Stadt selbst kamen sie erst an, als auf jeder Seite schon fünfzig Leute tot waren. Dann kamen sie und nahmen denen die Waffen weg, die welche hatten …

Nun, es gab viele junge Menschen wie mich; ich war damals sechzehn Jahre alt und ein junger Mann wie jeder andere auch. Wir beschlossen, wir würden sterben, aber diese verfluchten Briten würden nicht mehr da sein, und wir würden den Arabern nicht auf ewig als Feinde gegenüber stehen. Wir bildeten die Hagana[1], die Selbstverteidigungsarmee. Wir waren dreihundert junge Männer und hatten nichts – nicht mal Messer, nur Stöcke. Wir taten uns zusammen und lernten, wie wir unsere Hände, Stöcke, alles, was wir in die Finger bekamen, einsetzen konnten, um die Bevölkerung zu schützen, die sich überhaupt nicht verteidigen konnte.

Einer von uns war ein Junge aus Deutschland, der sich mit Jiu Jitsu auskannte und uns erste Lektionen erteilte. Nach kurzer Zeit waren wir alle große Jiu Jitsu-Experten. Wir trainierten jeden Tag. Doch dann blieb es einige Monate ruhig, und die Leute setzten mit dem Training aus. Als der Ärger wieder losging, stellte sich heraus, dass von denen, die kein Jiu Jitsu konnten, kein einziger verletzt oder getötet worden war, denn alle, die nicht in dieser Methode geschult waren, waren davongelaufen und hatten sich versteckt. Doch die großen Experten hatten sich mit bloßen Händen oder einem Stock Messern und Schwertern entgegen gestellt, und die Hälfte von ihnen war tot oder verletzt. Stellt Euch das mal vor! Die Leute, die nie trainiert hatten, wurden gerettet, weil sie wegrannten oder sich versteckten, wenn es gefährlich wurde. Doch von den törichten Idioten, die ein paar Monate lang trainiert hatten und sich selbst Experten nannten, weil sie in der Lage waren, in einer mit Matten ausgelegten Turnhalle etwas anzustellen mit jemandem, der halb angriff und halb nicht – von denen war die Hälfte tot. Genauso gut könnt ihr einen Monat lang Aikido lernen und dann gegen jemanden kämpfen, der ein Schwert hat: Dann seht ihr, was euer Aikido wert ist. Soviel dazu.

Ich konnte das nicht hinnehmen. Ich fand, dieses Jiu Jitsu war ein idiotisches System. Klar, wenn ich mein Leben lang trainieren würde, wenn ich daran interessiert wäre, ein Samurai zu sein und mein gesamtes Leben auf das Training ausrichten würde, dann wäre ich stets bereit. Meine Hände wären auch auf der Straße bereit, mein Schwert zu ziehen, und ich würde wissen, dass ich unangreifbar wäre. Doch wenn du zwei Monate trainierst, zwei Jahre lang damit aussetzt und dann glaubst, du könntest jemandem, der versucht, dich umzubringen, das Schwert entreißen, dann bist du ein naiver Idiot. Und deine Chancen auf Erfolg sind verdammt klein. Ich setzte mich also hin und sagte, schaut mal, ich schlage euch was sehr Merkwürdiges vor. Die meisten Techniken, die ich beim Jiu Jitsu gelernt habe, sind nichts wert. Wenn ich euch mit einem Messer angreife, was würdet ihr tun? Die Hand nach oben heben? Deshalb fangen wir genau damit an. Ich werde euch ausschließlich in dieser Bewegung trainieren, bis ihr – ohne zu denken oder ohne zu wissen, was ihr tut – auf der Grundlage der ersten Bewegung, die ihr spontan tut, euren Kopf, eure Kehle und euren eigenen Körper weiterhin gegen Angriffe schützt.

Ich trommelte eine Gruppe von Leuten zusammen, schnappte mir ein Messer, griff jeden Einzelnen an und machte Fotos. Ich hielt ihre erste Bewegung fest und entdeckte, dass im Falle eines echten Angriffs niemand dasteht und sich dem Messer anbietet. Jeder tut etwas zu seiner Verteidigung; er greift dich nicht an, aber er hält anstelle des Kopfes, der Kehle oder des Rückens einen Arm hin. Wenn du versuchst, jemanden zu schlagen, dann siehst du, was er tut. Er wird nicht mit hängenden Armen wehrlos dastehen und dir das Gesicht zuwenden. Wenn du mit einem Stock auf jemanden einschlägst, dreht dieser Mensch dir den Rücken zu, er schützt seinen Kopf und lässt sich auf den Rücken schlagen. Die meisten Menschen werden dir den Rücken zuwenden. Das sieht man selbst im Kino. Wenn sie dort zeigen, wie Leute zur Strafe mit Stöcken geschlagen werden, sieht man, dass sich alle auf den Rücken schlagen lassen. Schläge auf den Rücken sind schmerzhaft, aber nicht gefährlich, außer natürlich, dir werden dabei sämtliche Knochen gebrochen, was durchaus möglich ist. Doch selbst dann, mit gebrochenen Knochen, stirbt man nicht. Man stirbt nicht sofort. Man stirbt später, aber nicht auf der Stelle. Das war die Idee: Ich wollte herausfinden, was die erste Bewegung ist, die man macht. Ich entwickelte ein System der Verteidigung gegen alle Arten von Angriffen, bei dem die erste Bewegung nicht etwas ist, was man zu tun überlegt oder beschließt, sondern in der Bewegung besteht, die man tatsächlich tut, wenn man Angst hat. Ich sagte: In Ordnung, lasst uns mal sehen; wir schulen die Leute, und das Ende ihrer ersten spontanen Bewegung ist die Stelle, an der wir ansetzen müssen. Wir üben mit ihnen drei Monate lang, so wie wir das getan hatten, setzen ein Jahr mit dem regelmäßigen Training aus und probieren danach noch mal, sie anzugreifen. Und siehe da, nach einem Jahr war die erste Bewegung, die sie nach ihrer ersten spontanen Bewegung zu Ihrer Verteidigung unternahmen, die Fortsetzung dieser Bewegung. Es war bemerkenswert. Die meisten wussten sofort, ohne vorherige Ankündigung, was zu tun war. Sie taten es, und ich freute mich wie ein Schneekönig. Ein paar andere Jungs der Hagana kamen mir zu Hilfe, und wir arbeiteten etwa zwei oder drei Jahre daran, diese Idee zu perfektionieren. Ich legte die ganze Sache der Führung der Hagana vor, die zu der Zeit eine geheime Gruppe war. Um zu verhindern, dass sie bei den Briten aufflögen – was Tod durch Erhängen bedeutet hätte – kannte niemand ihre Namen. Ich erinnere mich bis heute, dass sie mir 25 Pfund Sterling gaben, was 1921 etwa soviel wert war wie heute 100 000 US-Dollar. Mit diesen 25 Pfund brachte ich ein Buch auf Hebräisch heraus, das dieses System enthielt und an jeden Mann in der Hagana verteilt wurde, damit auch diejenigen, die sich nicht in Tel Aviv, sondern in anderen Siedlungen aufhielten, mit seiner Hilfe lernen konnten, was zu tun war. Das Buch enthielt Fotos, alles.

Die Briten – sollte ihnen das Buch in die Hände fallen und sie herausfinden, dass ich es geschrieben hatte – hätten mich vermutlich verhaftet und verhört, um an die Namen der Führer der Hagana zu kommen. Deshalb war ich an dem Tag, an dem es veröffentlicht wurde, in Frankreich. Ein Mann namens Colonel Kelch, ein britischer Oberst, gab uns im Übrigen die 25 Pfund, um die Sache zu bewerkstelligen. Das war also erledigt. Ich verließ das Land. Ich ging nach Frankreich, um Mechanik und Elektrotechnik zu studieren, und vergaß die ganze verdammte Angelegenheit, weil ich mit meinem Studium beschäftigt war.

Die Leute, die das Hotel betrieben, in dem ich wohnte, hatten mitbekommen, dass ich ein paar Tricks kannte; ihr habt sie ja eben selbst gesehen [Moshé hatte einige der Techniken demonstriert, die er entwickelt hatte. D. L.]. Der Hotelverwalter wusste, dass ich aus Palästina kam – damals war es noch nicht Israel –, mich mit Selbstverteidigung auskannte und Menschen zu Boden werfen und so festhalten konnte, dass sie außerstande waren, sich zu rühren. Eines Tages brachte er mir eine Zeitung, in der es ausschließlich um Sport ging. Er wies auf eine Ankündigung und sagte: «Schauen Sie, hier steht, es gibt eine Vorführung in Paris, bei der ein japanischer Bildungsminister, Professor Kano[2], Judo zeigen wird. Der japanische Botschafter Frankreichs wird ebenfalls da sein.» Ich wusste nicht, wer Kano war, aber ich war wirklich beeindruckt, dass ein Mann, der Judo konnte – eine Technik, von der ich noch nie gehört hatte, die aber wohl eine Kampfkunst war, die mit Jiu Jitsu oder so zu tun hatte – eine praktische Vorführung abhielt, und ich wollte sie sehen … Genau genommen war es so, dass ich zu Beginn sagte, ich müsse mich auf Prüfungen vorbereiten und wolle nicht gestört werden. Doch dann meinten die Leute: «Warum gehen Sie nicht hin? Es ist sicher sehr interessant.» Also beschloss ich hinzugehen und mir die Sache anzusehen. Weil der Bildungsminister und der japanische Botschafter da waren, stand ein Sicherheitsbeamter am Eingang. Jeder musste eine Einladung vorlegen. Ich kam an, hatte nichts vorzuweisen und wurde nicht hinein gelassen.

Als ich feststellte, dass nichts zu machen war und man mir nicht erlaubte, hineinzugehen, war ich beleidigt und sauer. Ich interessierte mich schließlich für diese Dinge; ich war nicht gekommen, weil der Botschafter da war, sondern weil ich sehen wollte, was Judo war. Ich wusste nichts darüber, doch es hatte zweifellos etwas mit Kampfkunst zu tun, und deshalb interessierte ich mich dafür. Ich ging nach Hause, holte mein hebräisches Buch mit den Bildern – das über die Selbstverteidigung – und kehrte zurück zum Einlass. Ich hatte eine Karte dabei, auf die ich schrieb: «Sie sehen, dass ich an Jiu Jitsu interessiert bin und diese Methode gelernt habe. Ich möchte wissen, was Judo ist. Könnten Sie dafür sorgen, dass ich die Vorführung sehen kann?» Ich adressierte das Ganze an Professor Kano und sagte dem Beamten, er solle zu ihm gehen und das Buch mitsamt der Karte überreichen. Ich hatte wenig Hoffnung, dass Kano beides zu sehen bekommen würde, und wusste nicht, ob er Französisch lesen konnte. Er konnte Japanisch lesen; vielleicht wüsste er nicht, was das ist, Französisch, aber ich hoffte das Beste. Ich stand da, wartete etwa eine Viertelstunde und erlebte dann die Überraschung meines Lebens. Ein japanischer Herr kam heraus; er öffnete mir die Tür, bahnte mir einen Weg durch die Menge, brachte mich in den Saal und bot mir einen guten Platz an – nicht wirklich erstklassig, aber doch ein Platz, von dem aus ich alles sehen konnte. [Lachen]

Da saß ich also und schaute mir alles an. Ich schaute und konnte nicht … Ich fand es sehr merkwürdig. Kano war ein winzig kleiner Mann, alt, mit einem Gesicht voller Falten und so, und hinter ihm befand sich der japanische Botschafter Sugimura, der ungefähr ein Meter neunzig groß war, was außergewöhnlich ist für einen Japaner; er war größer und breiter als ihr und von furchteinflößender Gestalt. Und wenn dieser kleine Kano … wenn Kano aufstand, um etwas zu sagen, stand der japanische Botschafter auch auf und setzte sich erst, wenn Kano sich wieder hinsetzte. Ich sagte also zu mir: Sehr seltsam. Warum sollte der Botschafter jemanden als einen Gott ansehen, nur weil er ein paar Jiu Jitsu-Kniffe oder etwas in der Art beherrschte. Im Grunde genommen wirkte es lächerlich. Ich konnte es nicht verstehen. Der französische Minister saß da und verstand genauso wenig wie ich, was vor sich ging.

Dann kamen zwei Kerle rein; einer davon war Kotani[3] und der andere Ida. Sie [weist auf Mia] ist in Japan gewesen; sie war dabei, als ich Kotani traf und zu ihm sagte: «Sie heißen Kotani und haben 1932 in Paris die Vorführung gemacht.» Er konnte nicht fassen, dass jemand wusste, dass er 1932 für eine Vorführung in Paris gewesen war.[4] Doch für mich war diese Vorführung eine außergewöhnliche Sache, deshalb bleibt sie mir in Erinnerung und deswegen erinnerte ich mich an ihn. Ida ist einer der Besten in der Bodenarbeit des Judo, im Ringen am Boden. In Japan gibt es zwei Bücher von ihm, die selbst dort eine Rarität sind – ganz wunderbare Bücher. Obwohl er ein kleiner Kerl war, war er zu Außergewöhnlichem imstande. Diese beiden waren also da, weil Kotani in Cambridge Mathematik studierte. Was Ida machte, wusste ich nicht, aber es hieß, Kano habe die beiden eingeladen, weil sie hochrangige Judokas waren. Sie führten zusammen etwas vor. Mir erschienen sie wie törichte Deppen. Erst fiel der eine zu Boden, dann der andere, dann flogen sie durch die Luft und taten Dinge, die aussahen, als müsste man sich dazu überhaupt nicht anstrengen. Offensichtlich war alles ein abgekartetes Spiel, denn sie taten nicht wirklich was, und schon flog einer der beiden, und dann machten sie Geräusche, schrien «ha!» und machten einen Wurf. Es sah völlig schräg aus … Ich dachte, es sei eine festgelegte Sache, eine Kata, eine Form, die sie übten, kein Randori oder freier Kampf. Ich glaubte nicht recht daran, doch anscheinend gehörten die beiden zu den Besten. Einer hatte den sechsten Kodokan-Dan-Grad[5] und der andere den fünften, und beide hatten bereits zweimal die japanischen Meisterschaften gewonnen. Sie waren ganz erstaunliche Zeitgenossen. Und ihre Arbeit sah tatsächlich so aus, als spielten sie. Das Podest, auf dem sie sich befanden, erinnerte an einen Ring. Sie waren im gesamten Ring; sie waren überall. Es war ein wunderbarer Anblick; ich erinnere mich heute noch daran, wie ich nicht wusste, was ich sah. Ich schaute also zu, und dann kam der kleine Mann, trat in den Ring und begann, Judo mit den beiden zu machen. Er versuchte, mit jedem von ihnen Randori zu machen. Das waren starke Kerle mit schrecklichen, furchteinflößenden Muskeln und herrlichen Bewegungen, und daneben dieser alte Mann von fünfundsechzig oder siebzig Jahren ... Ich konnte nicht sagen, wie alt er war. Ihr kennt das: Wie soll man bei diesen alten Japanern erkennen, wie alt sie sind? Und dieser kleine alte Mann tut etwas sehr Seltsames: Er nimmt diesen jungen starken Kerl, macht eine schlichte Bewegung, hält ihn irgendwo fest, sagt «@!!*#» ... und wirft ihn. Natürlich lässt der sich werfen, und dann warf er ihn noch mal. Ich hielt das für reine Augenwischerei und dachte im Stillen: Kano, du großer Experte! In meinen Händen würdest du keine zehn Sekunden überleben. [Lachen] Ich war wirklich davon überzeugt, denn ihr müsst wissen, ich hatte konkrete Erfahrung im Kämpfen mit Schusswaffen, Messern und Steinen. Das hier kam mir wie ein verlogenes theatralisches Unterfangen vor. Von daher war es selbstverständlich, dass ich sie in die Pfanne hauen konnte.

Nun, ich hatte nichts Bestimmtes zu tun; also saß ich da und schaute mir also die Vorführung an. Als sie vorbei war, gingen alle. Das Publikum war auf Einladung des Ministers gekommen; alle trugen Frack und waren fein herausgeputzt, nur ich sah aus wie ein gewöhnlicher Bürger. Ich wollte mich nicht zwischen ihnen durchdrängeln und sagte mir: In Ordnung, ich hab's nicht eilig; ich warte, und wenn alle draußen sind, geh ich bequem hinterher. Und das tat ich auch. Ich wollte nach Hause gehen. Ich war ziemlich enttäuscht. Es war ein hübscher Anblick gewesen, doch ich dachte nicht, dass man aus dieser Show etwas lernen könnte. Ich wollte also gerade aufbrechen, als plötzlich jemand an mich herantrat und fragte: «Entschuldigen Sie, sind sie Herr Feldenkrais?» Ich bejahte. «Professor Kano fragt, ob Sie mit ihm zu Abend essen würden.» Ich fiel fast vom Hocker. Ich konnte es nicht glauben und dachte, das sei ein Witz. Zusammen zu Abend essen? Ich sagte: «Ja, aber meine Frau ist zuhause, und ich hatte ihr gesagt, die Vorführung würde spätestens gegen zehn Uhr zu Ende sein. Ich hatte gesagt, ich würde danach sofort nach Hause gehen.» [Zu Jerry Karzen gewandt:] Nun, das Essen dort war wesentlich besser. [Jerry hatte Moshé einige Blintzes gebracht und ihm gesagt, sie wären schon fast kalt. Moshé fand die Erinnerung an das Essen in Paris offensichtlich angenehmer als die Aussicht auf ein paar kalte Blintzes aus einem Feinkostimbiss.] [Lachen] Egal, mir wurde gesagt: «Würden Sie bitte hier warten?» Und dann, während weiterhin Leute am Gehen sind, fährt ein riesiger Rolls-Royce vor; Kano steigt als Erster ein, der japanische Botschafter steht da und ist mir beim Einsteigen behilflich, und da sitze ich nun, zwischen Kano und diesem japanischen Botschafter. Ich fühlte mich, als säße ich auf heißen Kohlen. Ich wusste weder was ich sagen, noch, was ich tun sollte.

Ihr dürft nicht vergessen, ich war ein junger Mann, der aus einem kleinen provinziellen Nest nach Paris gekommen war und sich unvermittelt auf dem Höhepunkt dessen vorfand, was ich mir niemals hätte vorstellen können. Ich wusste wirklich nicht, was ich tun sollte. Obwohl ich mich bemühte, so gut wie möglich die Fassung zu wahren, war ich, das versichere ich euch, während dieser Fahrt mehrere Male in kaltem und heißem Schweiß gebadet.

L: Wie habt ihr euch verständigt?

F: Er spricht Französisch und Englisch. Wohin brachten sie uns? Es gibt in Paris ein großes Hotel, in dem alle angesehenen japanischen Besucher absteigen, ein sehr teures und exklusives Hotel. Wir kamen also dort an, der japanische Botschafter stieg aus, öffnete mir die Tür und bedeutete mir, ich solle aussteigen. Wir gingen ins Hotel, und Kano fragte, was ich zu Abend essen wolle. «Ich weiß nicht, was ich ...», antwortete ich, «ich nehme, was Sie nehmen.» Er meinte: «Wissen Sie, ich mag Forelle. Ich hätte gern eine Forelle zum Abendessen.» Eine Forelle war damals kein richtiges Abendessen für mich. Ich war ein junger und sehr kräftiger Mann. Ich konnte fünf Forellen nur so zum Anfang essen, als Vorspeise. Nun, ich musste tun, was sie taten. Wir gingen in einen riesigen Saal, so groß wie ein Basketballfeld, der mit Tatamimatten ausgelegt war, wie ein normales Dojo. Auf dem Boden stand ein kleiner Tisch. Komische Art, sich zum Essen hinzusetzen, dachte ich, doch ich setzte mich auch auf den Boden. Kano saß mir gegenüber und zwei riesige Kerle, ganz außergewöhnliche Burschen, bedienten uns. Einer hatte einen Schnurrbart, und man konnte sehen, wie irrsinnig stark er war. Ich erinnere mich heute noch daran. Stellt euch vor, ich sitze hier, und Kano sitzt da drüben, und der große Kerl kommt und will etwas auf den Tisch stellen und bittet mit einem Handzeichen, durchgelassen zu werden. Ich konnte mir nicht erklären, was er wollte, also bewegte ich auch die Hand. [Lachen] Ich wusste nicht, was er wollte, also wiederholte er die Geste und beugte sich dann so nach vorn, er verneigte sich. Er bahnte seiner Hand einen Weg zwischen mir und dem Tisch. Danach tat er jedes Mal, wenn er etwas brachte, genau das Gleiche, bum, bum, bum. Nun gut, alles war neu und merkwürdig; da saß ich also mit Kano und wusste nicht, was er wollte. Ich verstand nicht, warum wir so vornehm speisten.

Dann erzählte er mir von seinen Schülern, zum Beispiel von Nagaoka[6]. Damals bedeutete Nagaoka für mich so viel, als hättet ihr «Gerald Ford» gesagt. [Lachen] Um das Gespräch in Gang zu halten, fragte ich: «Wer ist Nagaoka?» Er sagte: «Der oberste Lehrer des Kodokan.» Damals, um 1930 herum, gab es zwei Judo-Größen: Nagaoka und Mifune[7]. Nagaoka war der mächtigste Mann im Kodokan und Mifune der Schnellste, der mit der besten Technik. Ein eher kleiner Mann, der jedoch jeden schlagen konnte. Ich hörte sehr viele sehr lange Geschichten; Kano erzählte mir unglaubliche Dinge. Von Mifune erzählte er mir später; wir trafen uns danach noch etwa zwölf Mal. Er meinte, Mifune sei der geborene Kämpfer; er müsse jedes Jahr zwei oder dreimal zur Polizei gehen, um ihn aus der Haft zu holen. Bei jedem Streit, jeder Schlägerei war Mifune dabei; meistens musste ein Dutzend Leute von Krankenwägen abgeholt werden und er wurde verhaftet. [Lachen] Seht ihr? Kano musste seinen Einfluss als Zweiter Staatssekretär für Bildung und Erziehung in Japan geltend machen. Er erzählte, er habe Mifune vielleicht dreißig Mal in seinem Leben aus dem Gefängnis holen müssen.

Hier jedoch traten sie als zwei nette Herren auf; sie waren nur komisch gekleidet, mit ihren schwarzen Gürteln und den Judo-Gis [weiße Trainingskleidung], die ich zum ersten Mal in meinem Leben sah. Beide trugen japanische Sandalen. Sie servierten uns das Abendessen, Kano und ich saßen am Tisch. Nachdem wir gegessen hatten, fragten sie mich, wer ich war und was ich in Paris machte. Ich war überrascht, dass Kano wusste, was eine Bibel war. Ich erzählte ihm, dass ich aus Palästina kam. Er wusste von der Bibel, und dass es auf der Welt Juden gab. Ich hatte gedacht, in Japan wüsste man nichts davon, doch er war offensichtlich ein gebildeter Mann und wusste eine Menge. Er fragte mich, wie und warum ich nach Israel gekommen war und wo meine Eltern waren. Ich erzählte ihm meine ganze Lebensgeschichte, aber ich hatte keine Ahnung, was er von mir wollte.

Nach dem Essen nahm er mein hebräisches Buch zur Hand und sagte zu mir: «Ich verstehe das, obwohl ich es nicht lesen kann. Doch hier ist etwas, das ich nicht verstehe. Zeigen Sie mir, wie Sie diese Technik hier [eine Entwaffnungstechnik bei einem Messerangriff] machen.» Es handelte sich um einen Teil meines Buches, meine eigene Erfindung, eine abgewandelte Jiu Jitsu-Technik. Die war in diesem Buch. Er hatte sich also offensichtlich die Bilder angesehen. Er meinte: «Das ist sehr merkwürdig. Ich kenne elf japanische Ryūs, elf verschiedene Schulen der Kampfkünste; ich habe sie studiert, bevor ich mit Judo begonnen habe. Ich habe elf Ryūs gelernt und kenne alle Techniken, die es gibt, aber diese Technik hier habe ich noch nie gesehen. Wo haben Sie die her?» Also erzählte ich ihm – genau wie euch – wie ich darauf gekommen war. Er sah verblüfft aus und meinte: «Das ist wunderbar. Zeigen Sie mir die Technik noch mal.» Ich zeigte sie ihm also mit einem echten Messer, das auf dem Tisch lag, und schleuderte es natürlich beiseite. Ich war stark und schnell und schleuderte das Messer weg. Es flog durch die Luft und landete ungefähr eine halbe Meile weit entfernt. Er klatschte laut in die Hände, und Nagaoka kam; Kano reichte ihm das Messer und sagte: «Versuch du es mit ihm; ich möchte es noch einmal sehen.» Ich machte das Gleiche noch mal. Er sah es und billigte es. Er zeigte er nicht offen … Ihr wisst, die Japaner zeigen ihre Regungen nicht. Doch er war offensichtlich interessiert.

Er blätterte das Buch weiter durch und meinte: «Das ist sehr interessant, aber sehen Sie, das, was Sie hier zeigen [ein Würgegriff], taugt nichts.» Ich erwiderte: «Wie meinen Sie das: Er taugt nichts? Warum taugt er nichts?» Ich sagte ihm, meiner Erfahrung nach habe es noch niemand geschafft hatte, sich – anders als zu sterben – aus diesem Griff zu befreien. Er wiederholte: «Hm, er taugt nichts.» Ich sagte: «Er taugt nichts? Dann zeigen Sie mir doch, warum er nichts taugt.» Bei dieser Technik bringe ich meinen Gegner zu Boden, fasse seine Kehle mit meinen Händen und mithilfe einer Jacke oder etwas in der Art und vollem Krafteinsatz hat er noch eine Minute zu leben. Eine Minute, eine Sekunde. Ihm wird sofort schwarz vor Augen. Er erstickt. Kano sagte: «Probieren Sie es an mir aus.» Da ich viel kräftiger war als dieser kleine Mann, dachte ich, ich müsse mit so einem alten Herrn sanft umgehen. Ich führte die Technik also langsam durch und merkte dann, dass es ihn überhaupt nicht kümmerte, was ich tat; daraufhin drückte ich zu, so fest ich konnte, und – ob ihr glaubt oder nicht – verlor das Bewusstsein. Ich hatte keine Ahnung, was passiert war. Er meinte: «Sehen, Sie, es taugt nichts.» [Lachen] Ich fragte ihn, was geschehen war; ich wusste es nicht, ich war ohnmächtig geworden. Und so erklärte er es mir: «Sehen Sie, strangulation», sagte er auf Französisch, «strangulation, pardon? Comme ça? Pardon, comme ça? Sie können niemanden erdrosseln, indem Sie Ihre Arme strecken.» Ich entgegnete: «Aber ich mache es immer so, und es funktioniert immer.» Er sagte: «Ja, weil gewöhnliche Menschen nicht wissen, wie sie sich wehren können. Versuchen Sie es noch mal.» Ich war nicht wirklich scharf darauf, es noch mal zu versuchen, weil mir so etwas wie eben noch nie passiert war. Ich sagte: «In Ordnung, ich versuch's noch mal.» Und während ich das tat, sah ich, dass seine Hände vollkommen frei waren und er meine Kraft nutzte, um mich zu erdrosseln. Er würgte mich nicht nur, schnitt mir nicht nur die Luft ab: Er unterbrach den Blutfluss zum Gehirn. Ich fühlte mich schrecklich, denn ich hatte auf meine Kraft und meine Art, die Technik auszuüben, vertraut und plötzlich merkte ich, dass ich mich desto mehr strangulierte, je stärker ich drückte. Ich wurde ohnmächtig, nicht er. Und weil er es so perfekt machte, bekam ich es überhaupt nicht mit; ich merkte überhaupt nicht, dass er mich festhielt. Ich sah, dass er seine Hände hielt, dass er seine Finger dorthin legte, aber was kümmerte mich das? Ich halte ihn in einem Griff fest, der ihn – da bin ich mir sicher – erledigen wird. Er sagte: «Sie sind ein intelligenter Mann. Ich muss diese Messertechnik ausprobieren. Aber Sie sehen, dass Ihr Buch nicht sehr gut ist. Doch es ist sehr interessant.» Es war zwei Uhr morgens, als wir aufhörten.

Ich kam erst um drei Uhr zu Hause an, und meine Frau machte sich große Sorgen. Sie war zum Ort der Veranstaltung gegangen, doch dort war alles geschlossen gewesen und ich nicht zu sehen. Ich hatte sie anrufen wollen, aber was macht man in so einem Fall? Ich habe mich nicht getraut. Ich dachte, ich könnte nicht darum bitten, anzurufen. Ich wollte anrufen, ich habe zwanzig Mal daran gedacht, aber irgendwie kam es mir mühsam vor. Ich hätte für das Telefongespräch bezahlen müssen. Es sind kleine Dinge wie diese, die das Leben schwierig machen. Ich saß also da und wollte nach Hause. Ich musste zur Schule gehen. Damals studierte ich Ingenieurswesen. Ich musste frühmorgens zur Schule und hatte mich, wie ihr wisst, nicht auf meine Mathematikprüfung vorbereitet. Ich hörte zu und war interessiert, aber ich wollte nach Hause. Am Schluss erklärte mir Kano, warum man auf diese Art und Weise würgen muss; er erklärte mir das Prinzip. Er teilte mir mit, er werde meine Messer-Entwaffnungs-Technik ein Jahr lang im Kodokan ausprobieren, um herauszufinden, warum sie nicht benutzt wurde. Er meinte, sie wäre vielleicht zu gefährlich, würde vielleicht nicht funktionieren oder wäre zu leicht abzuwehren. Doch er war fasziniert, dass er sie noch nie gesehen hatte. Es war spät, halb drei Uhr morgens. Er wollte schlafen gehen, also schickte er mich weg. Ich fragte: «Kann ich ein Taxi bekommen? Die U-Bahn fährt nicht mehr, und ich muss nach Hause.» «Oh!» sagte er, und der Rolls-Royce des Botschafters kam mitsamt dem Fahrer vorbei und brachte mich nach Hause. Ich saß alleine im Auto und beschloss, dass es Spaß machte. Als ich zuhause ankam, war meine Frau noch auf. Sie hatte sich Sorgen gemacht und nicht gewusst, was sie tun sollte. Also dauerte es ein paar weitere Stunden, ihr die ganze Geschichte zu erzählen, und ich bekam diese Nacht keinen Schlaf.

Ich vergaß das Ganze. Es war eine nette Erfahrung, weiter nichts. Zwei Tage später bekam ich einen Anruf von der japanischen Botschaft. Man teilte mir mit, Kano habe einen Brief für mich hinterlassen und der japanische Botschafter würde mich gerne treffen. Ich dachte, oh nein, ich habe nicht die Zeit, einen Abend nach dem anderen mit solchen Dingen zu verplempern. Ich habe gesehen, was ich gesehen habe, und damit Schluss. Aber ich wagte nicht, nicht zu antworten, also rief ich zurück. Der Botschafter sprach sehr freundlich mit mir, so als waren wir alte Bekannte, und sagte: «Wissen Sie, Professor Kano ist in London, aber er kommt morgen zurück. Er hat mich gebeten, Sie zum Mittagessen einzuladen, weil er mit Ihnen sprechen möchte. Ich werde auch dabei sein.» Dieses Mal wusste ich nicht, was ich tun sollte. Ich konnte nicht in meiner normalen Kleidung zu diesem Mittagessen erscheinen, also ging ich los und kaufte eine Art Frack mit Fliege, den ich danach nie wieder getragen habe. Ich mochte ihn nicht. In diesem Aufzug war ich ungeschickt wie ein Affe. Ich dachte, ich müsse vornehm sein, um mit ihnen zu Mittag zu essen. Die beiden sprachen mit mir wie mit einem echter Gast. Sie waren sehr höflich, ließen mich zuerst Platz nehmen usw. Ich fragte mich im Stillen, in welchen Schlamassel ich da geraten war. Und dann verkündete Kano: «Schauen Sie, ich denke, Sie sind genau der Mann, dem es gelingen wird, Judo nach Europa zu bringen. Wir haben es bereits drei oder vier Mal versucht und sind gescheitert. Wir haben Ida geschickt, den Mann, den Sie bei der Vorführung gesehen haben. Er fing mit einer großen Gruppe an, doch nach sechs Monaten war keiner mehr da, und er musste zumachen. Wir haben es noch mehrere andere Experten versuchen lassen, und es hat nicht funktioniert. Ich glaube, Sie haben das Zeug dazu, aber Sie können nicht länger diesen Müll unterrichten, der in Ihrem Buch steht. Sie müssen richtiges Judo lernen.»

Ich sagte: «Ich habe keine Zeit, irgendwas richtig zu lernen, denn ich studiere an der Universität.» Er sagte: «Wir sorgen dafür, dass Sie die Zeit haben, die Sie brauchen. Wir schicken Ihnen einen Experten aus Japan, der Ihnen Judo beibringt. Ich werde dafür sorgen, dass er einen guten Judo-Kämpfer aus Ihnen macht. Wenn sie die entsprechenden Prüfungen abgelegt haben, werden Sie mit seiner Hilfe eine Schule eröffnen. Ich schicke ihnen vier Filmrollen, auf denen Sie mich, Nagaoka, Yokoyama[8] und Mifune beim Judo sehen können; das ist das beste Judo, das jemals gefilmt wurde. Wir werden Ihre Technik testen. Wenn sie wirklich gut ist, werden Sie der erste Weiße sein, dessen Trick im Lehrplan des Kodokan steht. In der Zwischenzeit kümmert sich der japanische Botschafter um alles, was Sie brauchen, während Sie Judo lernen. Was immer Sie brauchen: Rufen Sie ihn an. Er wird alles tun, was Sie wünschen, um Ihnen behilflich zu sein.» So kam ich zum Judo. Auf diesen Filmen sind ein paar sehr schöne Sachen zu sehen und auch etwas sehr Kurioses. Der Schwarzgurt ersten Dan-Grades, kämpft mit dem, der den zweiten Dan hat, und man sieht, dass der erste Dan nicht

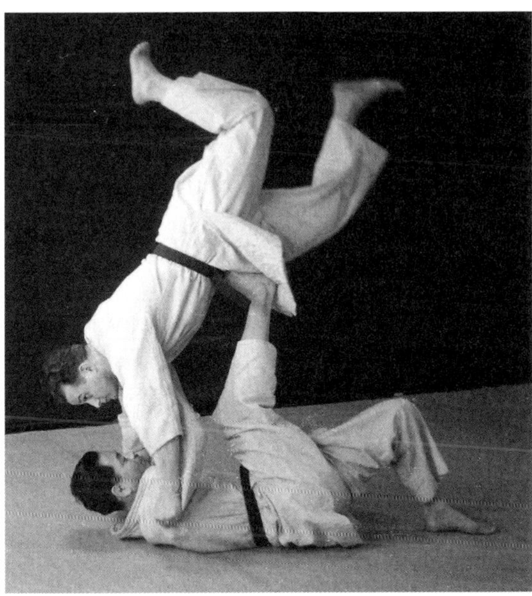

Feldenkrais wird von M. Kawaishi geworfen

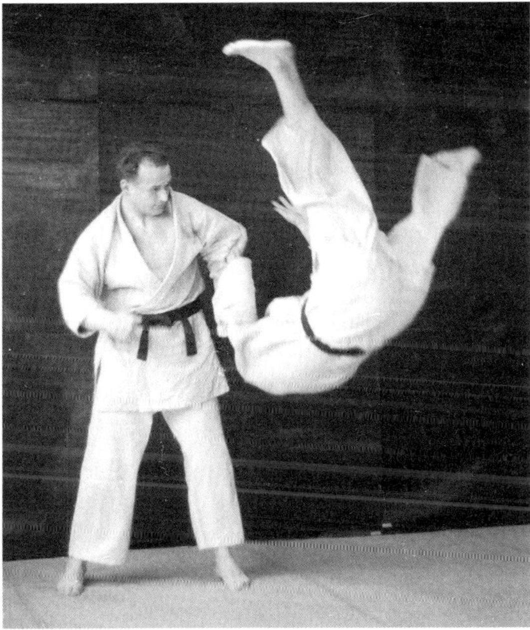

Feldenkrais bei einem Judo-Wurf

den Hauch einer Chance hat. Man kann das sehen; der zweite Dan macht, was er will. Man sieht also, wie dieser große Held alles Mögliche tut, und dann trifft er auf einen dritten Dan, und plötzlich ist er es, mit dem gespielt wird. Damals dauerte es fünf bis sieben Jahre, einen Dan-Grad zu erreichen, und die Leute wurden wirklich trainiert, nicht wie heute, wo man den Gürtel bekommt, wenn man einen bestimmten Betrag zahlt und sechs Monate lang das Dojo besucht hat. Um den sechsten Dan zu bekommen, musste man einer aus fünf Millionen sein, man musste der Beste sein. Heutzutage bekommt jeder, der sich einem Verein anschließt, in eineinhalb Jahren den schwarzen Gürtel. Es bedeutet nicht mehr viel. Ein schwarzer Gürtel ist heutzutage eine zweitklassige Errungenschaft. Man kann sogar höhere Grade bei den Olympischen Spielen kämpfen sehen. Es ist hässlicher als alles, was ich je gesehen habe, schlimmer als Boxen oder Ringen. Beides ist besser als das Judo, das man bei den Olympischen Spielen zu sehen bekommt. Kano würde sich im Grabe umdrehen.

L: Warum hat Judo so an Qualität verloren?

F: Weil Kano, solange er lebte, weder Gewichtsklassen zuließ noch, dass Judo eine olympische Disziplin wurde. Letztendlich kommt es auf das Können an. Bei den Olympischen Spielen gibt es Gewichtsklassen, denn dort glauben sie wie beim Ringen, ein Leichtgewicht könne kein Schwergewicht schlagen. Jetzt gibt es das System der Gewichtsklassen, das von einem Leichtgewicht nur verlangt, ein anderes Leichtgewicht zu schlagen, niemals ein Schwergewicht. Ihr seht also, wie sich diese Kerle mit Kraft gegenseitig schieben. Sie machen kein Judo. Es ist eine Parodie auf Judo. Es geht gegen den Kern von Judo, sieht hässlich aus und ist ineffizient. Kano hat gesagt: «Solange ich lebe, gibt es im Judo keine Gewichtsklassen, und sollte es jemals dazu kommen, dass es eine olympische Disziplin wird, wird das ein Reinfall. Sobald es Teil der Olympischen Spiele ist, ist es mit Judo vorbei.» Er hatte leider Recht.

L: Ist der gesamte Kanon des Judounterrichts heute sehr anders als damals?

F: Absolut, selbst in Japan. Seht ihr, die Japaner sind sehr stolz auf ihr Judo. Doch inzwischen ist alles nur noch eine Frage von Gewalt und

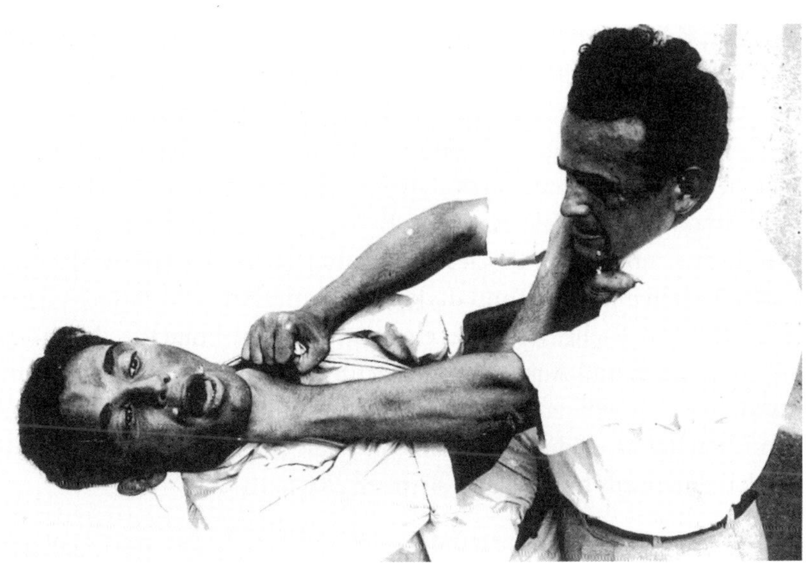

Feldenkrais würgt einen unbekannten Gegner

Kraft, und das widerspricht der Essenz von Judo. Beim Judo machst du dir die Kraft des Angreifers zunutze; es beruht daher auf Bewegung, nicht auf Widerstand, nicht darauf, einen Schub mit einem Gegenschub zu erwidern. Was bringt es, den Anderen stärker zu schieben? Kano war ein winzig kleiner Mann, der jeden Ringer, der ihn schob, werfen konnte, jederzeit, sofort. Das ist das Prinzip: Wenn er geschoben wurde, glitt er unter den Angreifer, und der Kerl stürzte – nur weil er selbst diesen Schub ausübte – über Kanos Körper. Kano bewegte sich unter die Hüften des Angreifers und nutzte den Schub aus. Er entzog sich dem Angriff so geschmeidig, dass der andere über ihn fiel, ohne zu wissen, wie oder warum. Heutzutage schieben sie zurück. Niemand ist geschmeidig genug für dieses *tai sabaki* – so heißt die Beweglichkeit der Hüften im Judo, das Nach-vorn-Drehen der Rückseite. Keiner hat die nötige Beweglichkeit. Sie werden nicht mehr so trainiert.

Die echten Meister kämpften nie. Sie kamen, um dich zu schlagen, nicht um mit dir zu kämpfen. Sie waren da, um dir zu zeigen, dass du ihnen nicht gewachsen bist, und darum ging es auch. Sie kamen nicht, um zu kämpfen. Einer von ihnen kam, um dir zu zeigen, dass du nichts bist, dass sein Können so viel größer ist als deines, dass deine Chancen nicht mal eins zu einer Million stehen. Er lässt dich welchen Griff auch immer an sich ausprobieren, nur um zu zeigen, dass er sich daraus befreien kann. Mein Lehrer legte sich öfters auf den Boden ohne seine Kehle zu schützen, und zwei Leute pressten einen Stock gegen seinen Hals. Jeder wäre innerhalb von Sekunden tot. Er lag da, und bevor wir uns versahen, kam er unter dem Stock hervor und war frei. Er konnte das zehn Mal hintereinander tun, und du konntest ihn immer noch nicht davon abhalten. Die Sache ist ganz einfach, aber du brauchst das nötige Geschick dazu, und Ausdauer. Er machte es über links und über rechts, wann immer er wollte. Es sah aus wie eine gottgegebene Fähigkeit, doch dann brachte er es dir bei. Wenn du heutzutage einem Judoka einen Stock an den Hals hältst, dann stirbt er. [Kichern]

L: Gibt es noch welche, die auf diese alte Art und Weise unterrichten?

F: Ja, es gibt ein paar alte Männer in Japan, die über die Entwicklung genauso sauer sind wie ich. Sie sehen diese jungen, törichten Dummköpfe, die ihr Judo-Erbe ruinieren, das auf der Welt einzigartig war, und Scheiße daraus machen. Es gibt viele, die …

L: Gibt es sie nur in Japan?

F: Nun, da sind auch einige meiner Schüler, zum Beispiel Glen in Paris: Er ist sehr klein und hat inzwischen den sechsten Dan. Er lernte bei mir und bei Kawaishi[9], und er ist klein. Er konnte Gegner besiegen, die dreimal so schwer waren wie er. Selbst heute – obwohl er nur ein paar Jahre jünger ist als ich – kann er immer noch die besten Lehrer in Paris schlagen. Es gibt noch einige andere wie ihn, aber nicht viele. Sie sterben.

L: Du hast vor einigen Tagen von Ki, Chi, etwas in dieser Art, gesprochen. Ich wüsste gern, was du dazu denkst.

F: Ki und Chi sind dasselbe. Ihr fragt dazu besser Leute aus China oder aus anderen asiatischen Ländern, denn die sprechen von Ki und Chi. Ich kann euch nur sagen, dass ich dabei war, als Koizumi[10] bei einem internationalen Kongress von Schwarzgurten in London darüber sprechen wollte. Wir waren ungefähr fünfhundert Teilnehmer, und Koizumi leitete einen speziellen Kurs. Mitten im Kurs, am fünften Tag, sagt er unvermittelt: «Nun werde ich mit euch über das wichtigste Prinzip im Judotraining sprechen, über das *saika tanden*. Manche nennen es *tan tien*, den Sitz von Ki oder Chi oder was immer ihr wollt, aber im Japanischen ist es das *saika tanden*. Feldenkrais, komm her!» Er wandte sich an die ganze Versammlung: «Ich glaube, er wird vernünftiger über das *saika tanden* sprechen als ich, und zudem auf eine Art, die ihr versteht. Ich spüre und kenne es, aber ich kann es nicht erklären.» Und dann ließ er es mich den Leuten dort erklären. Er schrieb die Einleitung zu meinem Buch. Die Sache ist die: Wenn wir auf meine Art über diese Dinge sprechen, wird niemand es für Ki oder Chi oder was auch immer halten. Die meisten Leute sprechen darüber, als sei es eine geheimnisvolle Sache im unteren Bauchraum mit allen möglichen metaphysischen Bedeutungen und Kräften. Ich habe keinen Bezug zu so was. Deshalb ist meine Art zu denken für solche Leute tatsächlich nutzlos. Wenn man sie in Bezug auf dieses Thema herausfordert, sagen sie: «Ach, was weiß der schon. Er ist doch nur ein Wissenschaftler.»

L: Das ist aber nur ein semantischer Unterschied, oder?

F: Oh, nein! Ein semantischer Unterschied? Nein, Geister sind kein semantischer Unterschied! Geister sind etwas, an das man glaubt. Wenn du dich vor Geistern fürchtest, setzt du keinen Fuß in ein Haus, in dem es spukt.

L: Ja, aber du kennst doch … Es ist nicht semantisch, aber du kennst durch deine Praxis sicher die Bedeutung dessen, was als *tanden* bezeichnet wird.

F: Selbstverständlich kenne ich das.

L: Und ihre Beschreibung davon, auch wenn diese …

F: Ich beschreibe das ausschließlich in Bewegung; mit etwas anderem befasse ich mich nicht.

L: Aber läuft es nicht auf das Gleiche hinaus?

F: Nein, tut es nicht, denn, seht ihr, beim einen verhält es sich so: Wenn ihr sagt, ihr habt Chi, versuchen viele Leute, so zu sein wie ihr und die Dinge so zu machen wie ihr, und wenn ihnen das nicht gelingt, sagen sie: «Ich kann einfach kein Chi bekommen.» Um Chi zu bekommen, müsst ihr moralischen Mut besitzen; ihr müsst mit den höheren Sphären der Dinge verbunden sein. Das ist etwas, was Lernen behindert, versteht Ihr? [An einen der Fragenden gewandt] Hast du Chi?

L: Das kann ich nicht sagen.

F: Das meine ich: Wenn du es nicht sagen kannst, ist das genau das, wovon ich spreche. Du kannst zwanzig Jahre lang arbeiten, und man sieht es nicht. Du weißt nicht genau, ob du es hast oder nicht. Denn wenn es eine geheimnisvolle Größe ist, musst du sie dir verdienen, musst du Teil einer Elite-Gruppe oder in China zur Welt gekommen sein. Wie kann man Chi bekommen, wenn es eine metaphysische Sache ist, von der niemand weiß, worin sie besteht? Es ist eine Eigenschaft wie geistiges Heilen: Wenn du ein Heiler bist, bist du ein Heiler. Wenn du nicht heilst, dann nicht. Genauso ist es auch bei Chi. Entweder hast du es, oder du hast es nicht. Wenn du es hast, dann hast du's. Wenn du es nicht hast, hast du's nicht. [Lachen] Es ist fast wie *est*.

L: Aber du sprichst von etwas anderem.

F: Ja, das habe ich doch gesagt. Ich kann euch in Bewegung zeigen, was Chi oder Ki ist, bei euch oder jedem anderen. Merkt ihr, wie meine Auffassung von Atmung anders ist als alles, was ihr bisher gehört habt und jemals hören werdet? Ihr könnt das sehen, ihr könnt es an euch selbst ausprobieren, und es gibt einen deutlichen Unterschied zwischen dem einen und dem anderen, vorausgesetzt, ihr könnt den Kontrast herstellen.

L: Okay, im Kampfkunsttraining, beim Aikido zum Beispiel, wo es das Konzept des unbeugbaren Arms gibt oder davon gesprochen wird, den Fokus auf den Bereich zu richten, der sich ein paar Zentimeter unter dem Nabel ein paar Zentimeter im Innern des unteren Bauchraums befindet, und dann das Gewicht unten zu halten und nicht steif, aber auch nicht entspannt zu sein, sondern die Aufmerksamkeit …

F: Nun, ich wüsste nicht, dass es ein paar Zentimeter weiter nach da oder dort befindet. Es hat mit der Organisation des Körpers als Ganzes zu tun; man kann es in allem sehen, was man tut. Man kann Chi bekommen, indem man das Becken und die unteren Bauchmuskeln, die starken Muskeln des Körpers, als eine Einheit benutzt, die sich dort konzentriert, wo jeder Schub oder Zug beginnt. Der Rest des Körpers und die Arme müssen nicht stark sein. Es ist kein Muskel, und es ist auch kein Punkt. Es hat nichts mit diesem Punkt zu tun, denn wenn es ein Punkt wäre … Seht mal, wenn ihr den Körper so bewegt, ist der Punkt verschwunden [macht eine Bewegung, die demonstriert, wie sich das Zentrum der Schwerkraft in den Bereich außerhalb des Körpers verlagert]. Ein Punkt, der sich ein paar Zentimeter nach hier und ein paar Zentimeter nach da befindet – wenn ihr euch dorthin begebt, werdet ihr sehen, dass er voll Scheiße ist, und zwar buchstäblich. [Lachen]. Dieser Punkt ist voller Scheiße. So sieht der Punkt des Chi aus.

L: Und, wirst du uns diese Organisation beibringen?

F: Wofür möchtest du sie? Du möchtest nicht kämpfen? Was möchtest du?

L: Wird sie nur zum Kämpfen benutzt, oder ist es eine Gesamtorganisation, die dir auch in jeder anderen Aktion nützlich ist?

F: Natürlich ist sie mir von Nutzen. Ich glaube, dass ein Tänzer ohne diese Reorganisation kein wirklicher Tänzer ist. Deshalb sind die meisten Tänzer auch halbgare Tänzer.

L: Warum würden wir ohne diese Art der Organisation durchs Leben gehen?

F: Du würdest nichts von ihr wissen. Und niemand würde das Pensum an Arbeit verrichten, die nötig ist, um sie zu erreichen, denn dazu müsste er seine Art zu tanzen verändern.

L: Aber Menschen wie wir können es lernen?

F: Ich bringe es euch bei, ob ihr wollt oder nicht. Die Verbesserung in der Bewegung, die sich einstellt, wenn man den Kopf frei bewegt, so dass das Becken die nötige Kraft produzieren kann, das ist alles. Was hat Kano getan? Das ist alles. Er steht da, und man kann ihn nicht wegschieben. Wenn er dich schieben möchte, bewegt er dich, wohin er will. Die geheimnisvolle Entwicklung von Chi besteht also im effizienten

Gebrauch der Ausstattung, die jedem gegeben ist. Um diese Frage zu verstehen, ist eine unglaubliche Menge an Wissen erforderlich. Es ist immer einfacher, Leute zu unterrichten, ohne in ihnen ein Verständnis zu wecken, indem man sagt: «Schaut her, das ist es, macht es mir nach! Seht her, hier stehe ich, unbeweglich; ihr könnt mich nicht bewegen. Schiebt mich, aber ihr könnt mich nicht wegschieben. Wenn ich euch schiebe, dann bewegt ihr euch.»

Und dann sagen sie euch, ihr sollt das Chi nach unten in Richtung Boden schicken und wieder nach oben holen. Das ist eine wunderbare Technik. Aber wisst ihr, es ist interessant, dass sie das so unterrichten, denn wenn der Motokortex dafür verantwortlich ist, die Organisation des Körpers zu lenken, würde es bedeuten, dass ich den Körper anders organisiere, um meine Energie nach unten zu schicken, und es wäre schwieriger, mein Gewicht in Bewegung zu versetzen. Doch zu sagen, man schickt seine Energie … Wie schickt man Energie nach da oder dort? Gebt mir ein Beispiel, wie ihr eure Energie irgendwohin schicken könnt! In unserer Arbeit können wir etwas mit Bewusstheit und ohne Bewusstheit tun, wir können Dinge rein mechanisch verrichten oder darauf achten, wie wir eine Bewegung tun. Ich betrachte das Konzept von Ki oder Chi als ein enormes Hindernis für Lernen. Ich sehe Leute im Unterricht, im Aikido, Kung Fu oder wo auch immer, und es ist ein bloßer Kampf. Sie werden nie dahin kommen. Sie kommen nie dahin, weil die Idee von Chi oder Ki absurd ist. Wie kann man es bekommen, wenn es eine Stelle im Bauch ist? Was fängt man mit so einem Punkt an? Was kann man damit machen? Was ändert es für dich? Es klingt wie eine mysteriöse Supermacht, die du aus einem Punkt in deinem Bauch von irgendwoher beziehen kannst, und dieser Punkt ist, wenn man ihn genau beschreibt, das Duodenum, das sich dort befindet, und buchstäblich voller Scheiße.

L: Dein Lehrer und auch Kano wurden innerhalb einer kulturellen Matrix ausgebildet, die ihnen erlaubte, das Ganze weniger geheimnisvoll zu betrachten.

F: Ja, selbstverständlich. Als Kano schon eine Schule hatte, deren Schüler fast jeden in Japan besiegen konnten, brachte er einen vierzehnjährigen Jungen ins Dojo, den keiner der großen Experten werfen konnte, denn

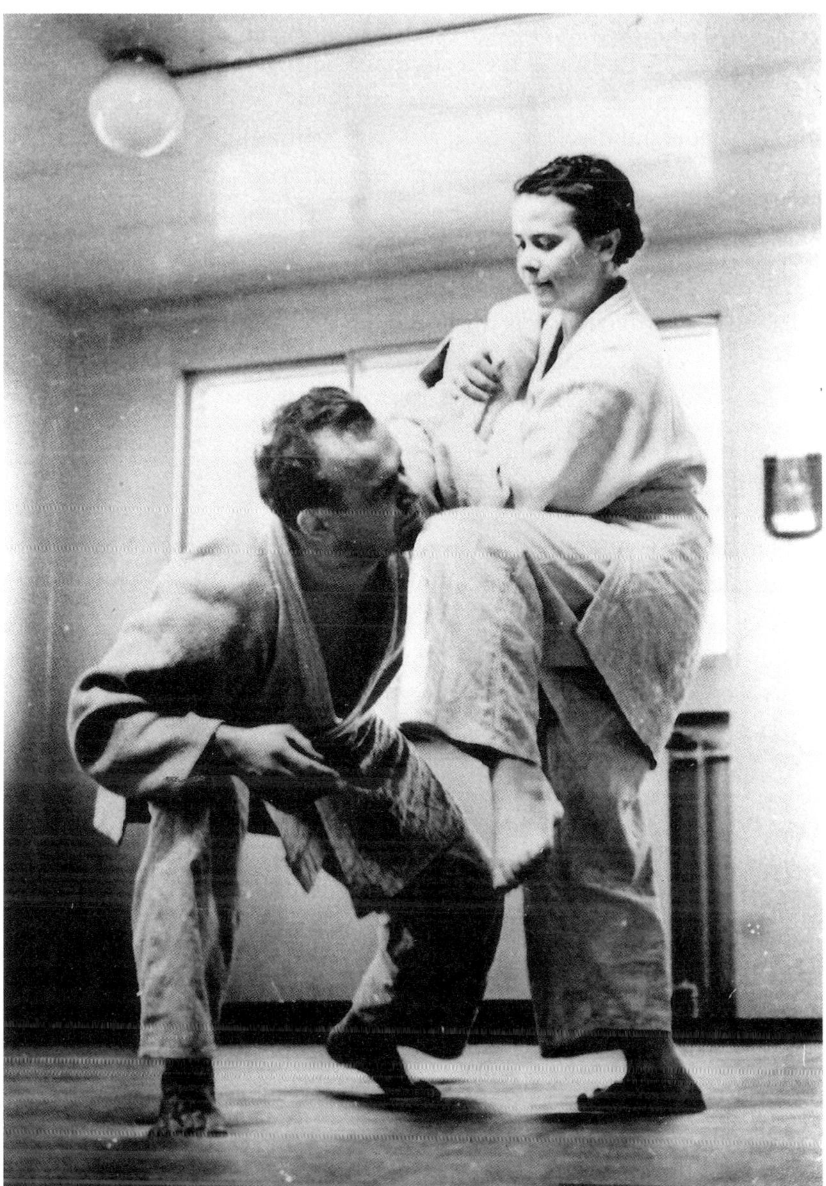

Feldenkrais wird von seiner Schwester Malka Silice geworfen

dieser Junge hatte ein natürliches sogenanntes *tai sabaki*; die Hüften bewegten sich weg. Er war nicht aus dem Gleichgewicht zu bringen: Was immer man mit ihm machte, er wich stets aus, wie eine Katze. Er kam immer wieder auf die Füße, egal, was man mit ihm machte. Die wenigsten bekamen ihn zu fassen; wenn man an ihm zog, kam er mit, aber man schaffte es nie, dass sich sein Becken nicht mehr über seinen Füßen befand, egal, was man versuchte. Alle waren mächtig sauer. Sie sagten, schaut mal, Judo taugt nichts. Und er sagte: «Ihr taugt nichts. Dieser Junge wird hier bleiben, bis ihr entweder lernt, zu tun, was er tut, oder gegen so etwas zu kämpfen. Erst dann werdet ihr ein besseres *saika tanden* haben als er. Er ist besser als jeder von euch, also müsst ihr lernen.»

L: Wenn du heute eine Judoschule aufmachen solltest, würdest du dann zuerst *Bewusstheit durch Bewegung* unterrichten?

F: Nun, ich kann euch sagen, dass ich Judo auf genau die gleiche Weise unterrichtet habe. Die Schüler, die bei mir gelernt haben, zählen heute zu den besten Judokämpfern der Welt und blicken auf vierzig Jahre Erfahrung zurück; das heißt, es sind alte Leute. Genau wie in Japan werden sie immer besser, je älter sie werden. Es zeigt, dass sie das Richtige gelernt haben. Mifune hat mit vierundsiebzig Jahren zwanzig japanische Meister öffentlich besiegt.

L: Ich würde gerne wissen, was Judo zu deiner derzeitigen Arbeit beigetragen hat.

F: Ziemlich viel, ziemlich viel.

L: In *Der Weg zum reifen Selbst* sprichst du von der Position des Beckens im Stehen oder Gehen, davon, wo sich der Kopf befindet, wie das kompensiert wird, und wie groß die Angst ist, die in Bezug auf solche Kompensationen empfunden wird …

F: Ja, ja. Nun, das ist eigentlich zuallererst bei Kano zu finden, und ich bin mir sicher, dass ich Kanos Sicht auf diese Dinge so präzise wiedergebe, wie die europäische Sprache die japanische Art des Denkens eben auszudrücken vermag. Kano und Koizumi stimmten meinen Formulierungen immer zu. Je öfter wir miteinander sprachen, desto mehr fanden wir eine andere Art, es auszudrücken, eine Art, die im Westen Sinn macht.

L: Wenn man sich Koizumis Buch anschaut, sieht man, dass er ein unglaublich intelligenter Mann ist …

F: Oh ja, er ist fantastisch … Seht ihr, in Japan haben sie ihm den achten Dan verliehen, obwohl er seit fünfzig Jahren nicht mehr dort gewesen ist. Er ist ein sehr gelehrter, sehr kluger und sehr effizienter Mann. Koizumi konnte mit achtzig diese Fünf-Winde-Kata machen, die ich euch beigebracht habe [eine besondere Art des Aufstehens, bei der man im Grunde genommen vom Liegen ins Stehen kommt und es so aussieht, als geschehe das mit gestrecktem Körper]. Mit achtzig war er der britische Nationaltrainer. Er war nach wie vor nur einen Abend die Woche zuhause; den Rest der Zeit war er unterwegs, traf Leute, unterrichtete, gab Vorführungen, trainierte und unterwies die fortgeschrittenen Schüler. Das ist ein Knochenjob, selbst für einen jungen Mann. Koizumi hat ein dünnes Buch über Judo geschrieben – hast du das gesehen?

L: Ich besitze es.

F: Ja, du siehst, wie er Leggett[11] wirft und mit ihm Würfe demonstriert. Hast du gesehen, dass er ein kleines Buch mit Übungen hat? Das ist ganz wunderbar. Da stehen einige Dinge drin, die wir auch tun, wie das Überkreuzen und Entkreuzen der Beine. Man sieht, wie dieser alte Mann seine Beine auf wunderbare Weise öffnet. Keiner hier, keiner der Aikido-Experten bewegt sich so schön wie er, keiner steht mit einer derartigen Weichheit auf. Man sieht, dass es eine wunderschöne Bewegung ist; er ist halbnackt abgebildet, nur mit einer kurzen Hose bekleidet, so dass die Details der Bewegung zu erkennen sind. Es ist unglaublich, auf diesen Fotos ist er achtundsiebzig Jahre alt. Diese Anmut der Bewegung! Eine Anmut, die nur wenige Tänzer erreichen. Und den nackten Körper zu fotografieren, damit man die Bewegung sehen kann, das ist so herrlich, der ganze Körper bildet eine Linie. Es ist schon anzusehen. Selbst wenn man nichts von Judo versteht, wird man einfach sagen: «Sieh mal, was für ein schöner Mann, was für eine schöne Bewegung.»

L: Was hat Kano zum Judo beigetragen?

F: Er hat es geschaffen.

L: Welche Beziehung hat Judo zum älteren System des Jiu Jitsu?

F: Kano entnahm dem Jiu Jitsu diese Dinge … Wisst ihr, seine Idee war damals … Die Entstehung von Judo ist an sich eine sehr interessante Geschichte. Wie ihr wisst, kam die amerikanische Flotte mit ihren robust gebauten Matrosen und Marinesoldaten nach Japan, wo diese zierlichen kleinen Menschen lebten. Sie waren nicht alle Samurais. Diese amerikanischen Burschen jagten den Japanern mit ihrem Gewicht, ihrer Kraft und ihrer Statur so viel Angst ein, dass sie sich hilflos vorkamen. Die von der Welt abgeschiedenen Japaner dachten, sie lebten als Götter im Land der aufgehenden Sonne. Heute ziert die aufgehende Sonne sogar ihre Flagge. Und plötzlich kamen ein paar große, weiße Idioten, die stärker waren und besser kämpften und mit ihnen anstellen konnten, was sie wollten. Die gesamte Nation war am Boden zerstört. Sie versuchten, die Amerikaner durch Schlauheit auszutricksen, sie probierten alles, um zu gewinnen. Wollten sie einen loswerden, dann taten sie das auch, aber nicht durch Kraft, sondern durch Strategie. Alles, was zum Ziel führte, war erlaubt, denn was kann man tun, wenn man von einem Elefanten angegriffen wird? Was würdet ihr tun? Fändet ihr es ungehörig, ihn in die Eier zu treten? Nein, sicher nicht. Ihr tretet ihn also in die Eier, und das war's. Ihr seid stolz darauf, dass ihr es getan habt, denn hättet ihr es nicht getan, wärt ihr tot. Wisst ihr, wie Karate entstanden ist? MacArthur hat es geschaffen. General MacArthur hat Karate erzeugt.

L: Du meinst, er ist verantwortlich dafür, dass es in den Westen gekommen ist?

F: Dass es nach Japan gekommen ist. Judo wurde in Japan von ungefähr fünf Millionen Menschen aktiv praktiziert; zählte man alle mit, die schon mal Judo gemacht und damit aufgehört hatten, kam man auf zehn Millionen Menschen, die sich mit Judo auskannten. Also dachte sich MacArthur: Wenn die sich in Vereinen treffen, sind das genau die Leute, die du niemals unter Kontrolle halten kannst. Zehn Millionen geschulte Leute, die sehr effizient kämpfen können. Also war den Japanern unter dem Abkommen verboten, Judo zu praktizieren. General MacArthur verbot Judo in Japan. Es war wie die Kommunistische Partei – du durftest nicht zu diesem Zweck zusammenkommen. Für diejenigen, die ihr Leben lang trainiert hatten, war das schrecklich. Sie waren daran gewöhnt; es war, als nähmest du einem Trinker die Flasche weg. Ein Mensch, der gewohnt ist, drei- oder viermal die Woche zu trainieren, der seit zehn, fünfzehn, zwanzig Jahren oder das ganze Leben lang Judo macht, muss irgendetwas machen, wenn das plötzlich nicht mehr geht. Sie fingen also an, Karate zu machen. Sie sagten: Schaut mal, wir werden kein Judo machen, auch keinen Judoanzug tragen und keine Judomatten nutzen, sondern *atemi* [Schläge] üben. *Atemiwaza*, nur den Teil, wo man schlägt. Und das wird uns dabei helfen, die Amerikaner direkt anzugreifen. Sie fingen an, aus diesem *atemi* eine Kunst zu machen. Nach und nach trainierte ganz Japan, alle diese Judo-Leute trainierten wieder; sie übten diese neue Form, die nicht verboten war. Alle übten das anstelle von Judo, und so waren sehr, sehr viele Leute daran beteiligt. Das Können einiger Judokämpfer floss in Karate ein; sie entwickelten eine spektakuläre Kampfkunst, in der sie tatsächlich wieder mit dem gleichen Prinzip wie im Judo kämpfen konnten, doch nun durfte dieses Prinzip nicht offen ausgesprochen werden. Es konnte nicht Judo genannt werden. Also taten sie es auf eine andere Art und Weise, um etwas Legales zu tun, nichts Illegales. Sie konnten ins Gefängnis gesteckt werden, wenn sie Judo machten. So kam es, dass während der Zeit, in der die Amerikaner Japan besetzt hielten, Karate innerhalb weniger Jahre nach und nach in jedem Verein praktiziert wurde. Jeder Verein, der früher ein Judoverein gewesen war, wurde zum Karateverein. So wurde Karate zu dem, was es ist.

L: Als wir uns neulich unterhielten, meintest du, niemand würde veröffentlichen, was du über Ki zu sagen hast, niemand wolle das hören. Das ist doch richtig, nicht wahr, das hast du gesagt?

F: Mmmm.

L: Ich möchte trotzdem gern darüber sprechen und …

F: Es ist nicht so, dass ich nicht darüber sprechen möchte, aber für mich beginnt das bei der Organisation des Körpers. Ki ist für mich kein Ding, kein Geist, kein irgendwas, sondern die Weise, in der ein Körper organisiert ist, um zu funktionieren, und zwar die, in der er am besten funktioniert. Das bedeutet, dass ein Körper mit seinem Gewicht, seinen Muskeln und seinem Gehirn mit einer besonderen Organisation das größtmögliche Ausmaß an Arbeit verrichten kann, und diese besondere Organisation erweist sich für das, worüber wir sprechen, als zentral. Es bedeutet ein komplexes Anerkennen dessen, wie ein menschlicher Körper gebaut ist, wie er funktioniert: Dass er einen Kopf hat, der nicht an der Bewegung beteiligt sein darf, sondern sich unter allen Umständen frei in alle Richtungen bewegen können muss; dass der untere Bauchraum so beschaffen sein muss, dass er all das, was er tun muss, tun kann, ohne den Kopf zu stören. Der Rest des Körpers und die Arme sollten nicht dazu benutzt werden, Kraft zu erzeugen. Das ist die Wahrheit. Wenn du das erreicht hast, kannst du Judowürfe machen, die allerschwierigsten. Du kannst den schwersten Menschen werfen, wenn du dahin gekommen bist. Doch für Leute, die in Bezug auf Ki und Chi auf mysteriöse Dinge versessen sind, ist das komplett ernüchternd, und es interessiert sie nicht. Sie wollen das nicht hören. Sie wollen nicht, dass es sich so verhält.

L: Es hört sich an, als sei F. M. Alexanders[12] Konzept von «Gebrauch» ein nützlicheres Konzept als das von Ki.

F: Nein, nein, das stimmt nicht, denn sein «Gebrauch» ist ein begrenzter «Gebrauch». Mit seinem Gebrauch kannst du niemanden werfen, du kannst nicht mal dich selbst werfen, du kannst damit nicht rollen. Das ist also «Gebrauch». Bewegung und Motilität kann man sehen, und meine Art, Chi zu präsentieren, war akzeptabel für Koizumi, einem Mann, dessen Bewegung bis zum Alter von achtzig Jahren erstklassig und effektiv war; er konnte jeden werfen, selbst wenn sein Gegner fünfmal schwerer war wie er selbst. Der Gedanke, dass Chi keine mysteriöse Sache war, hat ihm gefallen.

L: Da bin ich mir sicher. Eine Menge Leute hören das sicher gern.

F: Ja, und in der Lage sein, zu lernen, es zu tun. Es ist keine Frage von: Entweder hast du es oder du hast es nicht.

L: Wie verhält es sich in Bezug auf die Kampfkünste mit dem Gleichgewicht?

F: Richtig! In der Kampfkunst ist Gleichgewicht eine merkwürdige Angelegenheit. Ich kann euch sagen: Meine Mutter ist eine zerbrechliche kleine Frau, und als sie vierundachtzig Jahre alt war, hob sie mich, mit meinem ganzen Gewicht, für einen Hüftwurf auf ihre Hüfte. Es sah komplett gestellt aus, denn es ist einfach unglaublich. Meine Mutter ist … Diese Art, die Dinge anzugehen, hat sie wahrscheinlich von mir geerbt. [Lachen] Als sie sah, wie andere Judowürfe und Hebungen machten, sagte sie: «Das kann ich auch», und nach etwa zehn Minuten hatte sie es gelernt. Alle schauten zu, denn es sah wirklich so aus, als werde sie unter meinem Gewicht zusammenbrechen. Sie löste meine Beine vom Boden, vollkommen mühelos, ohne den Atem auch nur im mindesten anzustrengen. Ich habe auch ein Foto, wo meine Schwester mich hoch oben in der Luft hält. Wie hat sie mich dorthin bewegt? Ich habe das Bild. Es wurde in Frankreich veröffentlicht und von ungefähr zwanzig verschiedenen Zeitungen abgedruckt. Weil es gestellt aussah … Ein junges Mädchen, ein zartes Mädchen hebt einen schweren starken Mann hoch und stemmt ihn über den Kopf, in einer Art, wie es nur Gewichtheber tun können – und der durchschnittliche Gewichtheber wäre dazu nicht einmal in der Lage. Wie ist das möglich? Ihr sagt, es geschieht mit Ki, mit Chi. Nun, ich gebe euch, was immer ihr wollt: Geht hin und kauft euch etwas Chi und Ki und tut es. Holt euch Ki und Chi von wem ihr wollt und tut es. Der Kniff dabei ist: Die Leute, die es tun können, sagen, sie haben Chi. Das ist diese Art von … Für mich ist das genau so, wie wenn ich sage, meine Mutter hätte es von mir geerbt. Es spannt den Wagen vor das Pferd.

Das Gleichgewicht ist in den Kampfkünsten also eine sehr merkwürdige, sehr seltsame Angelegenheit. Man sollte in der Lage sein, sein Gleichgewicht schneller zurückzugewinnen als der Gegner und jeden Fehler in dessen Balance aufzuspüren und auszunutzen. Wie sorge ich nun dafür, dass ich meine Balance schneller zurückgewinne als er? Er ist ein menschliches Wesen, ich bin ein menschliches Wesen, und ich muss mein Gleichgewicht schneller zurückgewinnen als er, sonst habe ich ihn nicht unter Kontrolle und kann ihm sicherlich nichts anhaben. Auch hier herrscht der allgemeine Konsens: Du tust das, denn wenn du über Chi verfügst, kannst du es tun. Und ich sage: «Leckt mich am Arsch!» und das könnt ihr ruhig abdrucken. Du kannst es nur tun, wenn du es tun kannst. Wenn du es kannst, kannst du sagen, du hättest Ki. Doch um das zu bekommen, musst du lernen, dich selbst so zu organisieren, dass du dein Gleichgewicht rascher zurückgewinnst als dein Gegner. Wie machst du das?

Schaut euch an, wie ein achter Dan mit gewöhnlichen Leuten oder einem zweiten oder dritten Dan arbeitet. Seht ihr, was geschieht? Der Kerl macht sie zunichte. Und wie macht er das? Ihr könnt es nicht mal sehen. Warum? Der niedrigere Dan greift an, und nichts passiert. Der Angreifer mag energiegeladen und stark sein, doch nichts passiert. Warum ist das so? Weil der achte Dan sein Gleichgewicht als Erster zurückgewinnt und in dem Moment, in dem ihn der andere angreift, seinen Körper vollkommen unter Kontrolle hat und seine Balance so rasch verändert und wiedererlangt, dass er die kleinste Bewegung seines Gegners ausnutzen kann. Die Reaktionsgeschwindigkeit ist bei allen Menschen in etwa gleich; die Reaktionsgeschwindigkeit des Nervensystems ist von Mensch zu Mensch innerhalb klar bemessener Schranken ähnlich, es sei denn, jemand leidet unter einer Störung. Demnach ist das, was getan werden kann – das Wiedererlangen des Gleichgewichts, die Reorganisation – nur eine Art und Weise, den Teil von dir, der sieht und hört und zuhört und spürt, zu vernetzen. Becken und Beine koordiniert zu bewegen bedeutet, keine Energie zu verschwenden; zwischen Kopf, Wirbelsäule und Becken darf keine Arbeit, kein Schub verlorengehen. Das zeigt uns erneut, dass die Knochen und der Kopf einer Organisation folgen und die Verbindung zwischen beiden so angelegt ist, dass schnelle Bewegung möglich ist. Wenn deine Organisation die überlegene ist, dann spielt die Reaktionsgeschwindigkeit keine Rolle. Auf neurologischer Ebene ist die Reaktionsgeschwindigkeit bei dir und deinem Gegner gleich, aber du organisierst dich schneller, und deshalb kommst du rascher als er wieder ins Gleichgewicht. Und deshalb besiegst du ihn. Das ist es, was im Judo wirklich unterrichtet und getan wird.

Wenn du sechzehn Runden lang mithalten kannst, dann heißt das, du und dein Gegner seid euch fast ebenbürtig. Wenn einer dann zufällig müde wird, kriegt der andere ein paar Schläge unter und gewinnt. Ich wette, wenn ich euch einen zehnjährigen Jungen vorsetze, hebt ihr ihn einfach hoch, werft in auf den Boden und brecht ihm den Hals, egal, ob ihr was von Aikido, Judo oder sonst was versteht oder nicht. Wenn ihr jemandem derart an Kraft überlegen seid, ist das keine Frage von Ki; ihr seid einfach überlegen. Ein Hund hat wenig Mühe, eine Katze zu töten, wenn er sie im Nacken zu packen kriegt; ein Wurf, und der Hals ist gebrochen. Doch eine Katze, die einen Hund überwältigt, das habt ihr noch nie gesehen; das kann eine Katze nicht. Sie wird dem Hund die Augen auskratzen, mehr nicht. Wenn ihr das Gewicht außer Acht lasst, dann ist es einzig und allein die Organisation, die zählt. Wenn der Körper so organisiert ist, dass du dich besser und schneller bewegen kannst als dein Gegner, dann geht es nicht darum, dich mit ihm zu messen.

Kano zeigte, dass es mindestens zehn verschiedene Qualitätsgrade gibt. Ein Mifune würde niemals von einem fünften Dan besiegt werden, das wäre undenkbar. Ein Mifune würde sich den fünften Dan schnappen und durch die Gegend werfen, aber nicht in einen Wettstreit mit ihm treten. Der Bursche würde fragen: «Wie hast du das gemacht?». Er würde ihn etwa zehn Minuten lang wieder und wieder werfen, und der Bursche wüsste nicht, wie ihm geschieht. Koizumi hat fünfzig Leute geworfen, einen nach dem anderen; die Leute standen auf und fragten ihn, wie er das gemacht habe. Er sagte dann: «Schaut her, so hab ich es gemacht.» Und warf sie noch mal.

Ihr seht, für mich ist Ki wie alles, was ich tue, eine konkrete Sache, die gelehrt und gelernt werden kann. Es steht jedem Menschen offen, vorausgesetzt, dieser ist willens zu lernen und normal, soll heißen, er hat keine echten Störungen. Doch selbst mit Störungen kann man es lernen.

[Zu Charles Alston gewandt] Du kannst spüren, dass ich dich nicht mit viel Kraft geschoben habe, um dich zu werfen; ich habe dein Skelett benutzt und deine Art des Stehens. Um das zu unterrichten, zeigst du, wie du erst zu viel reingibst, dann zu wenig und dann etwas dazwischen. Ich konnte es fühlen. Ihr könnt es fühlen. So etwas würde ich als Ki betrachten, das ich allen beibringen kann. Wird es jedoch in eingeschränkter Weise unterrichtet, dann funktioniert es nur in dieser Situation. Dieses eingeschränkte Lernen auf andere Dinge zu übertragen, dauert sehr lange.

L: Du sagst also, die mystische Auffassung von Ki, die die Leute mit sich herumtragen, sei überflüssig? Und dass du sie nicht brauchst?

F: Ich glaube, dass Organisation notwendig ist, anders ist es nicht zu machen. Doch das ist keine Sache, die … Seht mal, wenn Ki eine spirituelle Größe wäre, wie übersinnlich orientierte Menschen vielleicht meinen, und angenommen, ich hätte eine Menge Ki und möchte es euch gerne schenken, dann übertrage ich also auf irgendeine Weise einen Teil der Kraft auf euch, und ihr könnt alles tun, ja? Seht ihr? Das ist die Idee. Meiner Ansicht nach ist das kompletter Humbug, doch Leute wie Kano haben einen Mifune, einen Nagaoka, einen Yokoyama sowie alle möglichen anderen außergewöhnlichen Menschen unterrichtet, die als gottgleich angesehen wurden. Das kann ich nachvollziehen, und das kann ich euch beibringen – nicht so gut, wie Kano selbst es könnte, aber auch nicht halb so schlecht, denn er ist tot und ich lebe [Lachen].

L: Diese Organisationen sind also hierarchisch, und zu Kanos Zeiten war der schwarze Gürtel tatsächlich ein Hinweis auf das Niveau der Organisation, der psycho-neuro-muskulären Organisation?

F: Ja. Ich habe diesen Film, von dem ich erzählt habe, der uns den ersten bis zum siebten Dan zeigt. Man kann sehen, dass die Unterschiede so groß sind, dass es jedes Mal unglaublich aussieht, wenn ein höherer Grad auf einen niedrigeren trifft. Der hochrangigere Kämpfer, der so unbesiegbar und schnell aussah im Vergleich zu dem, der einen Rang unter ihm bekleidete, wird zum Underdog, wenn er gegen jemanden antreten muss, der einen Dan-Grad höher steht als er. Dieser höhere Dan wirft ihn, so oft er will, alle drei Sekunden. Was immer der höhere Dan tut – der andere verliert den Boden unter den Füßen. Und wenn er fällt, hält ihn der Ranghöhere, setzt einen Hebelgriff an oder würgt ihn; er kann mit ihm machen, was er möchte, wie mit einem Baby. Und dieser Bursche ist, sagen wir mal, ein vierter Dan, und nun kommt ein fünfter Dan, und was macht der mit ihm? Er wirft den, der eben noch unbesiegbar aussah, als wäre der gar nicht da, zwanzig- oder dreißigmal die Minute. Kaum aufgestanden liegt er schon wieder auf dem Boden. Und der letzte Dan, der siebte, der das mit dem sechsten anstellt – das ist eine wirklich außerordentliche Sache, denn alle anderen arbeiten mehr oder weniger, aber bei diesen beiden macht der siebte Dan alles ausschließlich aus der Bewegung heraus. Er hält nie an, um zu werfen; er hält nicht an, wie die Schwachköpfe heutzutage, die ineinander schieben und drücken. Die Bewegung reißt nicht ab. Er bewegt sich, er dreht sich und wirft den anderen aus der Bewegung heraus. Er hält nicht an, um ihn zu werfen. Und das sieht aus wie die Vollkommenheit in Person, es sieht göttlich aus. Und der andere Kerl kann nichts tun. Was soll er machen? Wenn er sich nicht bewegt, wird er geworfen, also bewegt er sich. Die beiden sind überall, immer in Bewegung, und jede Bewegung ist ein Wurf – jede. Sie lassen keinen Winkel des Tatami aus. Alle anderen werfen ihre Gegner in der Mitte, doch dieser siebte Dan wirft ihn in dieser Ecke, in jener Ecke, in der Mitte, und die Bewegung reißt nicht ab. Jede Minute gehen sie durch ungefähr vierzig Würfe, so schnell, dass man nicht sagen kann, woher sie kommen – man könnte es nachher in Zeitlupe sehen.

Die Frage, was in der neuromuskulären Organisation eines Menschen wie geändert werden soll, und was eine solche Veränderung bedeutet, ist ein äußerst schwieriges Problem. Man kann das Gehirn nicht untersuchen, man weiß nicht, was sich da drin abspielt. Man kann nur die äußeren Aktionen beurteilen. Im Judo, Karate oder Aikido ist das eine einfache Sache: Das Problem besteht allein darin, ob man einen guten oder einen schlechten Lehrer hat. Ein guter Lehrer wird dich vorbereiten. Er wird beispielsweise einem Schüler für eine Schwarzgurt-Prüfung ersten Grades drei Gegner geben, einen Orangegurt, einen Blaugurt und einen Grüngurt, und wenn er diese Gegner effizient besiegt, also nicht drei Stunden lang herumtrödelt, sondern jeden der niedrigeren Gürtel in drei Minuten besiegt, was bedeutet, das er ihnen in Bezug auf sein Können überlegen ist, dann nimmt der Lehrer einen Braungurt – nicht den besten, aber einen Braungurt – und lässt den Schüler sein Können unter Beweis stellen. Besiegt er auch diesen anderen Braungurt in kurzer Zeit, wird ihn der Lehrer ohne Zögern befördern. Das Unglaubliche ist, dass er – sobald er aufgestiegen ist und zum ersten Mal seinen schwarzen Gürtel anlegt – alle Leute, mit denen er sich bis dahin messen musste, viermal so schnell schlagen kann, und das regelmäßig. Die Tatsache, dass sein Aufsteigen in den nächsten Grad öffentlich anerkannt wurde, befördert auch sein eigenes Selbstwertgefühl. Er ist in seinen eigenen Augen gewachsen und verfügt nun über eine größere Freiheit, den Gegner einzuschätzen und zu sehen, ob er ihn schlagen kann oder nicht. Er misst sich nicht länger mit denen, mit denen er bisher zu kämpfen hatte. Er schlägt sie. Er muss also wirklich ein höherer Grad sein. Wenn der Lehrer gut ist, verhilft er seinen Schülern zu so viel Können und Selbstvertrauen, dass sie eine große Chance haben zu bestehen, wenn er sie einer Prüfung unterzieht. Ein schlechter Lehrer stellt den Schüler einfach in einem Wettkampf auf die Probe; verliert er dort gegen einen Blau- oder Grüngurt, wird er weitere ein bis zwei Jahre brauchen, bis er gegen diese niedrigeren Ränge wieder gewinnen kann, denn nun zweifelt er an seiner Bewegung. Das macht ihn steif, und er bewegt sich nicht frei. Seine Bewegungen werden viel langsamer, viel ruckhafter, sie kommen zu spät und sind zögerlich: «Soll ich es tun? Oder besser nicht? Ist das der richtige Moment? Ich möchte nicht wieder verlieren …», genau wie wir es bei Frazier in seinen letzten Runden sehen konnten. Er hat verloren, obwohl er unendlich besser war als sein Gegner. Er hat nur verloren, weil er in früheren Kämpfen besiegt worden war, weil ihm die Vorstellung, dass er gewinnen könnte, ausgetrieben worden war.

Das ist keine einfache Sache: die Vorstellung, zu gewinnen. Ihr werdet sehen, dass die Bewegungen ungeschickt werden, dass der Betreffende Gelegenheiten verpasst, einfach weil er nicht die Freiheit hat, sich sein Gegenüber anzuschauen. Um jemanden durch Können zu schlagen, musst du sehen, wann das möglich ist und wann nicht. Können bedeutet nicht, mit dem Kopf durch die Wand zu gehen. Ein guter Lehrer wird daher folgendes tun: Wenn er den Schüler erfolgreich getestet hat, wird er ihm in den nächsten paar Tagen wichtige Dinge beibringen, denn nun ist der Schüler frei dafür, diese Dinge zu lernen. Der Lehrer wird dem Schüler Dinge beibringen, um sicherzustellen, dass dieser niemals von einem niedrigeren Rang besiegt wird. Wie garantiert er das? Er nimmt einen starken Mann und trägt dem frischgebackenen Schwarzgurt auf, mit ihm zu spielen und zu lernen, sich aus Griffen zu befreien: «Dieser starke Kerl wird dich halten und du lernst, wie du dich befreien kannst.» Der Stärkere hält den Burschen daher nicht mit ganzer Kraft, und so lernt dieser also mit jemandem, vor dem er sich wirklich fürchtet. Er macht sich mit ihm bekannt und erkennt, wie er entkommen kann, weil er Dinge sieht, die er vorher nicht sehen konnte. Beim nächsten Mal wird er sagen: «Halt mich richtig fest!» und sich den Griffen immer noch entwinden können. Danach wird der Lehrer ihn weiterhin führen. Viele sind wunderbar anzusehen, nachdem sie die

Prüfung abgelegt haben. Innerhalb von ein bis zwei Wochen schlagen sie Leute, denen sie zuvor immer unterlegen waren. Schüler desselben Grades, die ihn vorher besiegt hatten, sind nun nicht mehr dazu in der Lage. Nun, das ist neues Lernen. Der Schüler verbessert sein Geschick soweit, dass ihn der Lehrer nach einem Jahr oder neun Monaten erneut auf die Probe stellen und Gegner für ihn auswählen kann, mit der Wahrscheinlichkeit, dass sein Können effektiv sein und er sie schlagen wird. Diejenigen, die er schlägt, nehmen keinen Schaden, denn es soll so sein, dass sie von einem höheren Grad besiegt werden. Ihnen fügt es also keinen Schaden zu, aber ihn beflügelt es mächtig.

Ihr sehr also, Kano war ein sehr gelehrter kluger Mann, der die Sache so organisierte, dass der echte Judoka mit jedem echten Rang im Kodokan kämpfen kann. Er ist ein Meister in seinem Grad und muss sich mit Leuten unterhalb seines Grades nicht messen, er besiegt sie einfach. Er kann ihnen etwas beibringen. Und er lässt sich von ihnen werfen, um ihnen etwas beizubringen, denn er weiß, dass er nichts verteidigen muss. Seine Ehre ist gesichert.

Wenn sich deine Frage also speziell auf Judo, Aikido usw. bezieht, ist die Antwort hiermit vollständig. Wenn du jedoch das allgemeine Prinzip in, sagen wir mal, der Mathematik sehen möchtest, kommt es wieder auf den Lehrer an. Wenn der Lehrer schlau ist und dir zum Beispiel Matrizen beigebracht hat, stellt er dir ein Problem, das du – eingedenk dessen, was du erreicht hast und wie du lernst – wahrscheinlich lösen kannst. Die Lösung wird erfordern, dass du ruhig und gesammelt bist und auf dein Denkvermögen vertraust. Wirst du mit einem Problem konfrontiert, das deine Fähigkeiten übersteigt, wirst du scheitern, das nächste Jahr wahrscheinlich einer der Schlechtesten der Klasse sein und ein Jahr später Mathematik ganz aufgeben. Du wirst sagen, du seist kein Mathematiker. Wenn du einen Lehrer hast, der möchte, dass du lernst, dann lernst du und entwickelst dich weiter, die ganze Zeit. Ein Lehrer, der zeigen möchte, welch guter Lehrer er ist, ruiniert die meisten seiner Schüler. Höchstens einer oder zwei erzielen trotz des schlechten Unterrichts Erfolge, doch der Rest der Klasse wird zu schlechten Mathematikern. Sie werden keine Mathematiker. Dieses Prinzip lasst sich auf alles anwenden. Wenn man also in neurologischer Hinsicht von Ebenen im System selbst spricht, weiß man, dass es sie gibt, weil

Jackson[13] sie beschrieben hat. Die Wirbelsäule kann nur alles oder nichts tun, sie ist nicht zu Abstufungen in der Lage. Wir brauchen daher die anderen Zentren, die dafür sorgen, dass die Bewegung weniger ruckhaft geschieht. Die Ebenen sind hierarchisch organisiert. Und nun, wo eine Ebene erreicht wurde, wird das System niemals dort stehenbleiben, denn sobald diese Ebene gut ist, sind noch bessere Abstufungen möglich, ein noch reichhaltigeres …

L: Kann eine Ebene, die einmal erreicht wurde, wieder verloren gehen?

F: Oh ja, das kann sie, immer. Wenn dieser Bursche, der einen Dan gewonnen hat, am gleichen Tag Leuten mit niedrigeren Gürteln gegenübergestellt wird, die stärker, besser und schwerer sind als er, und gegen diese Gegner verliert, vier Mal in Folge, dann verlässt er den Verein und schließt sein Training nie ab. Er glaubt, er tauge zu nichts. Jedes Trauma, jede Aufgabe, die deine Fähigkeiten übersteigt und dir von dir selbst oder einem anderen gestellt wird, wird dich zerstören.

Sie sind also in allem, diese neuromuskulären Ebenen. Die Hierarchien sind in Bezug auf die Entwicklungsgeschichte ebenso markant wie bei einem guten Judo-, Kendo-, Aikido- oder Mathematik- und Physiklehrer.

11. Bewusstsein und Bewusstheit (ca. 1970)

Gespräch mit Aharon Katzir
Einleitung und Bearbeitung von Carl Ginsburg

Dr. Carl Ginsburg zählt zu den Schülern, die Feldenkrais persönlich in den USA ausgebildet hat, und ist ein aktiver und allgemein geschätzter Lehrer der Feldenkrais-Methode. Zu seinem breit gefächerten Erfahrungshintergrund zählt u. a. ein Doktor der Chemie; damit bringt er genau die richtigen Voraussetzungen mit, diesen Text zu bearbeiten. Carl ist Herausgeber von *The Master Moves*, der Transkription eines Workshops, den Feldenkrais leitete, und hat viel über die Methode geschrieben. Dieser Artikel erschien ursprünglich 2006 in *The Feldenkrais Journal.*

Einleitung

Moshé Feldenkrais, dem Erfinder und Vermittler der Prozesse, die zur Feldenkrais-Methode wurden, lag viel daran, seine innovative Methode und die dahinter stehenden Ideen einer breiten Öffentlichkeit nahezubringen. Im Verlauf der Klärung und Verfeinerung seiner Arbeit kristallisierte sich für ihn heraus, dass die Essenz dessen, was er unterrichtete und vermittelte, hauptsächlich darin bestand, seine Schülerinnen und Schüler an eine bessere sensorische Fähigkeit heranzuführen. Ziel war, das eigene Selbst zu kennen: Wie kann ich handeln und in meinen täglichen Verrichtungen effektiv sein, ohne mir selbst im Weg zu stehen und ohne nicht überprüfte Annahmen über das Wie des Lebens. Ein Schlüsselwort war «Bewusstheit». Der hier abgedruckte Dialog war ein wesentlicher Schritt auf dem Weg, sein Anliegen zu verdeutlichen. Feldenkrais diskutierte dazu diese Themen mit seinem Freund, dem Biophysiker Aharon Katzir, der auch unter dem Namen Katchalsky bekannt ist.

Ich selbst las vor einigen Jahren in Dynamic Patterns von J. A. Scott Kelso (1995 bei MIT Press erschienen) das erste Mal von Aharon Katchalsky. Kelso zufolge war er eine zentrale Gestalt in der frühen Entwicklung von dynamischen Systemen als einer neuen Weise, Komplexität in der Biologie und vor allem in der Aktivität des Nervensystems zu verstehen. Kelso schrieb, die Agenda der dynamischen Systeme sei durch Katchalskys Tod – er fiel am 30. Mai 1972 einem Terroranschlag auf dem Tel Aviver Flughafen Lod zum Opfer – erheblich geschmälert worden. Ein Kollege meinte, Feldenkrais habe einen Freund und Wissenschaftler erwähnt, der bei einem terroristischen Angriff getötet worden war; bei diesem Freund handelte es sich tatsächlich um Aharon Katzir.

In den nächsten Jahren versuchte ich Näheres über Katzir und Feldenkrais ausfindig zu machen und hörte von einem auf Hebräisch geführten Gespräch zwischen den beiden, das in den späten 60er- oder frühen 70er-Jahren stattgefunden hatte und auf Tonband aufgenommen worden war. Nachforschungen ergaben, dass Myriam Pfeffer, eine von Feldenkrais' ersten Schülerinnen und jetzige Ausbilderin, eine Kopie dieses Gesprächs besaß. Dank ihrer freundlichen Unterstützung konnte der Inhalt des Bandes transkribiert und ins Englische übersetzt werden, und Michél Silice Feldenkrais, der Leiter des Feldenkrais-Instituts, erteilte freundlicherweise die Erlaubnis, diese Transkription zu veröffentlichen. Wir können dafür äußerst dankbar sein, denn der Inhalt dieser Diskussion ist bei weitem nicht nur von historischem Interesse. Das Thema, das die beiden besprechen, berührt Feldenkrais' Bemühen nach einem Verständnis von Bewusstheit im Kern.

Im Verlauf der Aufzeichnung rekapitulieren die beiden Gesprächspartner frühere Unterhaltungen, in denen sie die Essenz von «Bewusstheit» ihrem jeweiligen Verständnis entsprechend herausgearbeitet hatten. Die Beiträge von Dr. Katzir beruhen auf seinem Hintergrund als Biophysiker, die von Dr. Feldenkrais auf den Erkundungen, die zur Entwicklung seiner Methode führten. Das Gespräch ist ein wahrer Dialog; durch das Zusammenspiel von Ideen und Auffassungen schält sich eine neue Sicht auf Bewusstheit heraus. Zu Beginn beschreiben beide ihre jeweiligen Ausgangsideen; die sich daraus entwickelnde Diskussion hat zur Folge, dass Etliches neu formuliert und geklärt wird. Vergessen Sie beim Lesen nicht, dass es sich bei diesem Dialog um ein Gespräch zwischen zwei neugierigen Denkern handelt und das Ergebnis ihres Unterfangens erst zum Schluss klar wird. Dieses schlussendliche Ergebnis ist eine atemberaubende Erklärung der Absichten, die Dr. Feldenkrais in der Entwicklung seiner Arbeit verfolgte; sie wurde an seine Nachfolger weitergereicht und definiert «Bewusstheit» oder «Gewahrsein» als einen Evolutionsschritt der Menschheit. Es lohnt sich, die Mühe auf sich zu nehmen und den Prozess zu verfolgen.

Ich habe das Manuskript im Hinblick auf Klarheit und Lesefluss überarbeitet und Wiederholungen gestrichen. Wo Dinge nicht leicht zu übersetzen waren, habe ich versucht, im Kontext der zum Ausdruck gebrachten Gedanken eine Kohärenz zu gewährleisten. Um dem Denken der beiden Beteiligten gerecht zu werden, habe ich mir dabei redaktionelle Freiheiten erlaubt, anstatt innerhalb der Begrenzungen einer wörtlichen Übersetzung zu verharren. Viele Worte und Sätze waren unvollendet geblieben; diese Lücken habe ich der Lesbarkeit und Klarheit des Textes willen gefüllt. Diese Ergänzungen sind durch eckige Klammern um das hinzugefügte Material gekennzeichnet. Des Weiteren habe ich einige Anmerkungen hinzugefügt, die zur Klärung der Diskussion beitragen.

Ich danke Ravhon Niv für die Transkription und die Übersetzung aus dem Hebräischen – eine Aufgabe, die sich als echte Herausforderung entpuppte – und Chava Shelhav, einer frühen Schülerin von Feldenkrais und Ausbilderin, die das Transkript auf Fehler prüfte.

Moshé Feldenkrais: Ich weiß nicht mehr, wie wir zum Schluss kamen, dass weder Bewusstsein noch Bewusstheit ohne Handeln möglich ist. Du sagst, du erinnerst dich an den Verlauf unserer Überlegungen; würdest du versuchen, mir die wichtigsten Etappen ins Gedächtnis zu rufen?

Aharon Katzir: Ich möchte den Verlauf unserer Diskussion gern rekonstruieren. Ausgangspunkt war die Frage: «Was ist eine absolute Erkenntnis?» Ich glaube, wir waren mit der Frage nach der Potenz eines Satzes beschäftigt. Ich habe dann behauptet, dass sicheres Wissen aus zwei Elementen besteht: den Konzepten und der Korrelation von Konzepten. Die elementaren Konzepte sind wahrnehmbare Konzepte, bestimmte Bilder, die über unsere Sinnesorgane an unser Bewusstsein gelangen und in unserem Bewusstsein zu Elementen der Erkenntnis verbunden werden. Ich akzeptiere diese Elemente als gewiss, nachdem sie zu einem Konzept geworden sind. Vielleicht erinnerst du dich: Wir sprachen darüber, wie variabel Empfindung sein kann. Ich sehe etwas in einem Augenblick als rot, doch in einem anderen Licht sieht es gelb, farblos oder schwarz aus. Doch nachdem sich in meinem Verstand das Konzept von Rot gebildet hat, ist das Rot eine Gewissheit, selbst in dem Moment, in dem sich das rote Bild mit einer Modifizierung auf der Ebene der Empfindung verändert.

Ja, wir waren uns einig, dass Gewissheit in unserer Kapazität besteht, Konzepte mithilfe von Gesetzen, den sogenannten Gesetzen der Logik, zusammenzustellen. Diese Gesetze können sich verändern, beispielsweise unter dem Einfluss der Wissenschaft, wie das Gesetz der Kausalität. Doch auf eine Art [des Denkens] stelle ich in einer bestimmten Zeitspanne die Konzepte zusammen, [bis ich] eine gewisse Gesetz- und Rechtmäßigkeit [erhalte]. Die Gesetzmäßigkeit wird für mich ebenso zur Gewissheit wie das Konzept selbst. Ich kann sagen, dass Konzepte dann zu Sätzen zusammengestellt werden.

Wir stimmten überein, dass das, was hinsichtlich von Wissen oder Erkenntnis wahr ist, die Konzepte und die gesetzmäßigen Korrelationen der Konzepte sind. Doch dann hast du behauptet, dass Wissen an sich nicht das Gleiche sei wie Bewusstheit, dass es nicht Teil einer wahren menschlichen Realität sei. Du sprachst von totem Wissen – dem Wissen zum Beispiel, das in Büchern begraben liegt. Wir können eine ganze Bücherei voller Erkenntnisse unser Eigen nennen, doch wir können das nicht als Bewusstheit betrachten. Als Beispiel für diese Unterscheidung – ein gutes Beispiel, wenn du mich fragst – hast du angeführt, ich könne diesen Stuhl Millionen Mal sehen und einen Eindruck von ihm haben, und doch nicht über Bewusstheit verfügen, denn vielleicht könnte ich die Frage, wie viele Streben die Rückseite dieses Stuhles aufweist, nicht beantworten. Wenn ich mich andererseits darauf konzentriere, das Bild dieses Stuhls in meiner Vorstellung zu rekonstruieren, und dir dann sagen kann, aus wie vielen Streben seine Rückseite besteht, haben wir ein weiteres Element, und zwar ein sehr wichtiges. Dieses Element verwandelt Bewusstsein in Bewusstheit.

F: Hier können wir etwas hinzufügen, das vielleicht nicht so wichtig ist. Im Zustand der Hypnose können wir diese Information abrufen. Sie wurde also von einem Teil des Gehirns registriert, doch wenn die Bewusstheit während der Aufzeichnung dieser Information nicht modifiziert wurde, kann diese nicht ins Bewusstsein zurückgerufen werden.

K: Und dann habe ich ein Beispiel angeführt: Gurdjieffs[1] Behauptung, unser Bewusstsein sei einem Schlafzustand sehr ähnlich, in dem ich viele Dinge aufnehme, die nicht bewusst festgehalten werden, und [meine Aufmerksamkeit] von einem Ort zum anderen springt. Versucht jemand ernsthaft zu messen, wie lange er sich auf eine Sache konzentriert, findet er heraus, dass diese Konzentration nicht lange anhält. [Aufmerksamkeit] springt von einem Thema zum nächsten. Bewusstheit hingegen ist ein Prozess der vollen Konzentration, ein Prozess des klaren analytischen Einwirkens auf die Punkte, mit denen du es in diesem bestimmten Augenblick zu tun hast.

Das hat uns zu dem Gedanken veranlasst, dass der Unterschied zwischen Bewusstsein und Bewusstheit [in den operationalen Konzepten] besteht. Bewusstsein ist eine Sammlung von Bildern, die auf eine bestimmte Weise, die einem mechanischen Verfahren ähnelt, zu etwas organisiert sind. Bewusstheit ist höher und freier, sie umfasst einen echten [Gebrauch einer operationalen Prozedur]. Und dann haben wir uns darauf geeinigt, dass der Unterschied zwischen Bewusstheit und Bewusstsein im Prinzip der Aktivität besteht.

Danach befassten wir uns mit der Frage: Was ist die Substanz einer Operation? Einerseits behaupten Leute wie Bridgman[2], die große Entdeckung der Wissenschaft sei, dass jedes Konzept eine durchführbare Operation umfasst. Einsteins größte Erkenntnis besteht darin, dass nicht-operationale Konzepte in der Physik keinerlei Bedeutung haben. Er ersetzte beispielsweise die herkömmliche Vorstellung von Zeit, die außerhalb des Bereichs der Physik liegt [d. h. eine Zeit, die als absoluter Zeitrahmen existiert], mit einer Vorstellung von Zeit, die in den Bereich der Physik integriert ist, da sie durch eine [Vorrichtung wie beispielsweise eine] Uhr gemessen wird. Es ist, [als sei die Zeit] damit innerhalb der Uhr. Die Uhr bemisst nichts Objektives oder Absolutes, doch Zeit ist [durch] die Uhr [definiert]. Ich kann daher keine Zeiten korrelieren, wenn ich keine Uhren korrelieren kann. Die Relativität von Zeit ergibt sich aus der Relativität ihrer Bemessung. Das Gleiche gilt für das Messen von Entfernungen.[3]

Wir kamen jedoch zum Schluss, dass Bridgmans Konzept einer Operation zu eng gefasst ist und wir mit ihr nicht sehr weit kommen. Es gibt zu viele Konzepte, die Bridgman ablehnen und von denen er behaupten würde, sie existierten nicht. Er sagt beispielsweise: «Gott existiert für mich nicht, weil ich nicht weiß, mit welcher physikalischen Operation Gott gemessen werden könnte.» Wir kamen zu dem Schluss, dass dies eine Art von Enge darstellt, eine nutzlose Einschränkung. Ich verfüge über keine spezifische Operation, mit der Weisheit oder Güte gemessen werden kann. Nichtsdestotrotz ist es für mich in der Welt der Ästhetik und der Moral, sehr einfach zu wissen, [was gut und was weise ist], obwohl ich über keine physikalische Operation zur Bemessung bzw. kein operationales System für diesen Zweck verfüge.

Bridgman führt als weiteren Punkt eine fiktive Operation an, die er «Papier-und-Bleistift-Operation» nennt. Was immer er zu Papier bringen kann, ist auch eine Operation. Natürlich wird die ganze Sache verbal erlangt. Ich kann etwas symbolisch zu Papier bringen, doch dann geht auch der Inhalt dieser fingierten Operation verloren. Wir führten dagegen den Begriff der mentalen Operation ein, die Bewusstheit von Bewusstsein unterscheidet. Wir sagten darüber hinaus, diese Operation umfasse das Gefüge von Körper und Geist. Darin liegt Bridgmans eigentlicher Fehler. Er dachte, jede Operation müsse sichtbare Bewegung umfassen, wie die Bewegung von Händen und Beinen. Wir sagten, die geistige Operation – die, die [Gewahrsein anzeigt], nicht notwendigerweise die, die bewusst ist – ist auch in einer Operation der Muskeln manifest. Sie manifestiert sich in winzig kleinen Veränderungen, die nur mit äußerst sensiblen Methoden gemessen werden kann.

F: Ich möchte diesem Thema etwas hinzufügen, um deine letzten Worte zu bestätigen. Viele Physiologen und Leute, die mit elektronischen Geräten arbeiten, haben sich mit diesem Thema befasst: Wie erkennen wir etwas als Quadrat? Wenn sich ein Quadrat direkt vor dem Auge befindet, hat es eine ganz andere Form, als wenn es weit davon entfernt ist. Wir können ein Quadrat nach wie vor als solches erkennen, selbst wenn es diagonal ausgerichtet ist. Wie erkennen die Augen und das Gehirn das Quadrat? Indem ich meine Bewusstheit darin schulte, aufmerksam zu sein, habe ich herausgefunden, dass es hauptsächlich von der Bewegung der Augen abhängt. Wenn du dich selbst beobachtest, dann merkst du, dass die Augen viermal die Bewegung eines rechten Winkels beschreiben, wenn du an ein Quadrat denkst. Versuch mal, an ein Quadrat zu denken – wenn du lernst, der Bewegung deiner Augen zu lauschen, spürst du deutlich, dass die Augen die Bewegung mit den vier Winkeln machen. Weil diese Bewegung sehr präzise ist, lernst du allmählich, die Bewegung der Augen als ein Quadrat zu spüren, während du an eines denkst.

Ich erinnere mich, dass wir an diesem Punkt der Diskussion begonnen haben, den Unterschied zwischen äußerer und innerer Welt als eine oberflächliche Unterscheidung zu betrachten, die auf unserer Kurzsichtigkeit beruht. Unser Nervensystem empfängt Information aus der Außenwelt über Augen, Ohren und Nase, und aus dem Körper über die interozeptiven Nervenenden, was wir als Propriozeption bezeichnen. Im Augenblick des Wahrnehmens unterscheidet das Gehirn zwischen den beiden Formen des Inputs, die es empfängt, und identifiziert den Input, den es über Augen, Ohren und Nase empfängt, als äußere Information. Unser Nervensystem hat faktisch keine direkte Beziehung zur Außenwelt, sondern liest das, was im Körper auf sensorischer Ebene aufgezeichnet wurde.[4]

Ich glaube, an diesem Punkt hast du angemerkt, dass bei genauerer Betrachtung selbst diese Unterscheidung zwischen innen und außen verschwimmt, da wir Wärme in unserer Haut und unseren Knochen spüren, obwohl sich die Wärmequelle in einiger Entfernung und nicht in direktem Kontakt befinden kann. Wir können [auf der sensorischen Ebene] nicht ausmachen, dass sie nicht vom Körper selbst, sondern aus der Umgebung stammt. Wir können theoretisch also tatsächlich sagen, dass das Nervensystem keine direkte Verbindung zur Außenwelt hat. Die Unterscheidung ist vollkommen künstlich, [ein Artefakt des Nervensystems selbst].

K: Ich bin froh, dass du das Problem des Objektiven und Subjektiven ansprichst. Der subjektive Bereich ist der Bereich vom Empfangen der Empfindung bis zum bewussten Empfangen; das ist die subjektive Welt. Das gewahre Bild ist der Anfang von Objektivität. Schließlich ist auch das Objektive in uns, es ist ebenso wie das Subjektive integraler Bestandteil von uns, und die Kapazität für Bewusstheit oder Gewahrsein ist das Objektive im Subjektiven. Das Instrument, das das Subjektive objektiviert, ermöglicht dem Menschen, sein Selbst zu erheben. So gesehen ist das Instrument der Bewusstheit ein Instrument der menschlichen Freiheit. Solange der Mensch am Subjektiven anhaftet, ist er vollständig von der Empfindung und ihrem bewussten Bild eingenommen. Wird dies nicht durch Bewusstheit verarbeitet, ist die Person versklavt und unfrei. Bewusstheit befreit den Menschen also in dem Sinne, dass es seine Konzepte in Objektives verwandelt. Das Entwickeln von Bewusstheit steigert demzufolge die Objektivität des Menschen, um ihn von den Einschränkungen zu befreien, die mit Subjektivität einhergehen. Wir waren uns einig, dass Gurdjieff Recht hat, wenn er sagt, dass das Entwickeln von Bewusstheit – der Kapazität, sich zu konzentrieren und zu analysieren – dem Menschen ermöglicht, sich über sein eigenes Gefühl der eingeschränkten Subjektivität zu erheben, und ihn zu einer höheren Einheit zusammenfügt; es befreit ihn von persönlichem Ehrgeiz und davon, die Aufmerksamkeit ausschließlich auf sich selbst als sein eigenes Subjekt zu richten. Das ermöglicht Bewusstheit, über oder jenseits des «Ich» zu stehen und dieses «Ich» von außen zu betrachten.

F: An diesem Punkt hielten wir es für nötig zu klären, was wir meinen, wenn wir auf Bewusstheit oder Gewahrsein verweisen. Wir müssen etwas finden, das viel wahrnehmbarer und wesentlich pragmatischer ist, etwas, auf das wir Einfluss nehmen können.

Ich habe behauptet, Bewusstheit sei der Teil des gedanklichen Mechanismus, der auf das Selbst horcht, während ich handle. Wir suchten weiterhin nach der Basis für Bewusstheit. Wo ist sie? In welchem Teil des Systems können wir sie finden?

Wir diskutierten diese Frage sehr lange. [Ich argumentierte folgendermaßen:] Was verliert ein Mensch in dem Augenblick, in dem er das Bewusstsein verliert? Zuallererst verliert er seine Orientierung. Wenn ein Mensch wieder zu sich kommt, ist beispielsweise immer die erste Frage: «Wo bin ich?» Das bedeutet, dass er in diesem Moment aufhört zu wissen, wo er sich befindet, er weiß nicht mehr, dass er denkt, atmet, liegt usw. Und es geht noch weiter. Er kann sich, wenn er geschlagen wurde, zum Beispiel erinnern, dass der Rest der wesentlichen Mechanismen funktionieren kann – jedoch nicht die Bewusstheit. Er weiß nicht «wo er ist». Mir scheint das sehr wichtig zu sein, denn es gibt uns einen Hinweis, wo wir suchen müssen. Tatsächlich habe ich eine ganze Reihe von Phänomenen, die mir ermöglichen, Bewusstheit zu verfolgen und den Weg zu ihrer Entwicklung öffnen.

Ich habe dich auch gefragt, ob du jemals deine Position im Schlaf so verändert hast, dass du beim Aufwachen nicht gleich erkennen konntest, wo die Tür ist oder sich die Decke befindet. Ich habe dich gefragt, ob du in diesem Moment eine Art Angst verspürt hast. Vielleicht bist du auch einmal halb in Ohnmacht gefallen, ohne zu wissen, wie das geschehen ist. In solchen Momenten hast du dein Denken nicht unter Kontrolle.

Du sagtest, das sei dir noch nie passiert. Ich persönlich habe das mehrmals erlebt. Ich erinnere mich deutlich, dass ich mehrmals in meinem Leben in einer Position aufgewacht bin, in der ich zunächst nicht wusste, wo sich der Kopf befindet, wo die Tür oder wo oben oder unten ist. Ich hing da, mit dem Kopf nach unten, und wusste in diesem Augenblick sehr genau, dass ich nicht erkennen konnte, wo ich war. Ich war zu keiner Bewegung imstande, bevor ich mich – während ich meine Augen öffnete – nicht angepasst hatte und zu einer mehr oder weniger normalen Position des Kopfes im Verhältnis zum Raum zurückgefunden hatte. In diesem Moment hatte ich die Dinge wieder unter Kontrolle. Anders gesagt: Ich hatte die Bewusstheit davon wiedererlangt, wo ich mich befand, was ich tat und wo dies alles stattfand. Ich weiß nicht mehr, was du dazu gesagt hast.

K: Mit folgender Schlussfolgerung, die sich aus deinem Modell ableitet, stimme ich in der Tat vollkommen überein: Bewusstheit funktioniert in Kategorien, die den Cartesianischen Kategorien sehr ähnlich sind, und diese Kategorien sind nicht absolut, wie deine Ausführungen zeigen, sondern Kategorien der Bewusstheit selbst. Wenn Bewusstheit in einigen ihrer Teile verschwommen ist und ihre Kategorien nicht funktionieren können, kann die Konzeption unserer Welt nicht existieren.

Was du über Orientierung gesagt hast, passt genau zu den Bewusstheitskategorien des Raumes. Sie entsprechen den Cartesianischen Kategorien von Raum. Hier zeigte sich sehr deutlich, dass die räumliche Kategorie [Wahrnehmung] nicht absolut ist. Nur wenn der Moment der Bewusstheit kommt, bist du im absoluten [physischen] Raum [orientiert]. Es wurde also deutlich, dass unsere Kategorie von Raum psychologischer Natur ist und sich durch das Zusammenspiel mit [dem, was uns die] Wissenschaft [erzählt,] verändern lässt. Wenn die Wissenschaft ihre räumliche Kategorie verändert, dann verändern sich auch unsere psychologischen Kategorien. Doch du hast hier wirklich die erste räumliche Kategorie ins Spiel gebracht, die psycho-physiologischen Gegebenheiten, die am Übergang zwischen psychologischen und physiologischen Gegebenheiten des Raumes herrschen. Weil es einen psychologischen Zustand [gibt], der die Organe des Gleichgewichts und die Konzeption [Wahrnehmung] von Raum modifiziert, können wir die Daten der Bewusstheit nicht dazu nutzen, uns aus ihnen ein Bild zu kreieren. Das gilt so lange, bis wir uns selbst die räumliche Kategorie schaffen.

Hier ist ein Beispiel dafür: Durch Experimente mit chemischen Substanzen wie Meskalin können wir die Kategorie von Zeit modifizieren. Damit verändern sich unsere gesamte Zeitkonzeption und die Reihenfolge der bewussten zeitlichen Daten radikal. Eine Person, die unter dem Einfluss von Meskalin steht, ist in einem Zustand wie in deinem Beispiel, wo du aus dem Schlaf erwachst und keine räumliche Orientierung hast. Unter dem Einfluss von Meskalin ist diese Person nicht in der normalen zeitlichen Dimension situiert, sondern in einer völlig anderen. Es ist hypothetisch vorstellbar, dass sich – wenn wir zu den Ursprüngen der psycho-physiologischen Kategorien gelangen könnten – der ganze philosophische Nebel über das Absolute und die Ewigkeit beseitigen ließe und die operativ-bewussten [erfahrbaren] Ursprünge des tiefen Grundes der Philosophie offen zutage träten.

F: Ich zweifle nicht daran. Lass uns mit dem Subjekt der Bewusstheit, der Orientierung weitermachen. Zunächst einmal schafft diese Verbindung an sich die Möglichkeit, die Entwicklung von Bewusstheit klar zu erforschen, denn Bewusstheit und Orientierung entwickeln sich zusammen. Das Kind versteht zu Beginn nicht, was oben oder was unten ist. Es liegt also auf der Hand, dass Bewusstheit etwas ist, was mit dem Kind wächst. Bewusstheit entwickelt sich, sie ist nicht von Geburt an vorhanden. Das bedeutet, dass sie regulierbar ist, und weil sie erlernt ist, kann sie auch wiedererlernt werden. Wir können herausfinden, ob das Lernen auf die richtige Art und Weise geschieht.

Ich glaube, dass die meisten Menschen viel zu früh damit aufhören, Bewusstheit zu lernen. Viele Wissenschaftler vertreten die Ansicht, das menschliche Gehirn sei im Alter von vierzehn Jahren vollständig entwickelt und die bis dahin entwickelte Intelligenz bleibe stabil und nehme nicht weiter zu. Ich glaube, das ist nicht ganz richtig, denn im Alter von vierzehn Jahren entwickeln wir weiterhin sowohl unsere Kapazitäten für Orientierung als auch die Eigenheiten und Merkmale des Körpers in Bezug auf die Schwerkraft. Später vernachlässigen wir das. Wer sich nicht darum kümmert, sein eigenes Verständnis zu vertiefen, hält zugleich die Verbesserung von Bewusstheit an. Wir können selbstverständlich mit diesen Elementen etwas anfangen, etwas Experimentelles oder etwas, an das wir uns halten können. Doch ich habe dieses Wissen wesentlich ausführlicher entwickelt. In unserem ersten Gespräch haben wir das natürlich nur rudimentär besprochen. Ich gebe jetzt an dich weiter.

K: Ich möchte uns an dieser Stelle an die Fragen erinnern, die wir uns gestellt haben. Sind die Kategorien unserer Bewusstheit permanent und unveränderlich? Ist unsere Bewusstheit in der Lage, sich anzupassen, wenn uns die Wissenschaft zu einer Veränderung der Kategorien zwingt? Wir sind zu dem Schluss gekommen, dass unsere Kategorien nicht beliebig, sondern verbal sind, daher können wir uns eine Evolution der Kategorien von Bewusstheit vorstellen, die sich an die Dynamik von Bewusstheit selbst anpasst.

Das liegt daran, dass Wissenschaft zunächst einmal Bewusstheit erweitert und auf der Basis dieser erweiterten Bewusstheit neue Fakten [schafft]. Das Problem ist: Wie passen wir Bewusstheit an Bewusstsein an? Zum Beispiel: Erst wenn das «Ich» im Menschen anerkannt und zu einem integralen Bestandteil seines Lebens geworden ist, kann dieser Mensch eine relative Welt akzeptieren. Bis dahin sollte unsere Bewusstheit euklidisch und platonisch[5] sein, wohingegen die Erfahrung, unsere Bewusstheit an eine relativ tolerante Welt anzupassen, die allen Bezugssystemen die gleiche Berechtigung einräumt, eine Revolution erfordert, die der kopernikanischen Wende entspricht.

Als weiteres Beispiel haben wir das Prinzip der Unbestimmtheit[6], den Verzicht auf absolute Kausalität und die Bereitschaft, variable Gründe anstelle von monovalenten Gründen zu sehen, Gründe aus dem Bereich der modernen Physik. Der dynamischen Konzeption zufolge lässt die Evolution der Kategorien an sich darauf hoffen, dass der Mensch in der Lage sein wird, die Kategorien seines Geistes und seiner Seele zu verändern. Daraus ergibt sich eine sehr wichtige Folgerung: Es ist richtig, dass sich die körperliche Struktur des Menschen physiologisch und biologisch gesehen in den letzten fünfzigtausend Jahren, also seit der Entstehung des Homo sapiens, nur minimal verändert hat. Ziehen wir nur den groben physischen Aspekt in Betracht, sind die Veränderungen allem Anschein nach klein. Auf der anderen Seite haben wir den Eindruck, dass die Bewusstheit in diesen fünfzigtausend Jahren eine enorme Entwicklung durchgemacht hat. Es besteht jedoch kein Zweifel, dass die bewusste Fähigkeit, die elementare konzeptuelle Fähigkeit des Homo sapiens vor zwanzigtausend Jahren ähnlich beschaffen war wie heute. Andererseits hat die dem Bewusstsein folgende Bewusstheit zweifellos entscheidende Veränderungen durchlaufen. Wenn wir von Evolution sprechen, sprechen wir also von der Evolution der Bewusstheit. Wir können sogar sagen, die grundlegende Richtung der Evolution besteht in der Entwicklung von Bewusstheit, der Verfestigung der Orientierung des Menschen, der beständigen Entwicklung der menschlichen Kategorien, einer Fortsetzung der Konzentration und dem Schaffen einer freien Objektivität. Letzteres ist vielleicht der Weg zu dem, was wir als Reife bezeichnen können, in dem Sinne, dass der Mensch über sich hinauswächst und zu der objektiven Person wird, die sich selbst aus größerer Entfernung sieht und zu unaufhaltsamer und unbegrenzter Entwicklung in der Lage ist. Innerhalb des begrenzten Rahmens, der unveränderlichen physischen Basis, sind der Entwicklung der Bewusstheit keine Grenzen gesetzt.

F: Ich habe dir in allem zugestimmt, und ich erkenne deutlich, dass wir in unserer Bewusstheit einen winzig kleinen Teil der möglichen Orientierung unseres Körpers sehen. Die meisten Menschen schauen beispielsweise nur nach vorn und zur Seite; nur sehr wenige schauen nach oben und unten. Und die meisten von uns sind nicht aufmerksam; wir schauen uns nicht an, wir achten nicht auf andere oder andere Organe. Wenn wir versuchen, uns selbst zu untersuchen, stellen wir im Nachhinein fest, dass viele Teile des Körpers, eigentlich fast der ganze Körper, nicht präsent sind; der Mensch hört sich in seiner Bewusstheit nicht zu, wenn er handelt. Das ist eines der wichtigsten Dinge für Bewusstheit: das, was wahrnehmbar ist, die Eindrücke, die empfangen werden, zu verbinden. Dann können wir steuern, wie die Eindrücke im Körper aufgenommen werden. Um ein einfaches Beispiel zu nehmen: Ich gehe eine Straße entlang, durch die ich jeden Tag komme, und frage mich, wie viele Fenster dieses Gebäude neben mir hat. Obwohl ich das Gebäude tausendmal gesehen habe, kann ich es nicht sagen. Doch wenn ich nur einmal mit der Absicht dort lang gehe, zu sehen, wie ich mich erinnern kann, wenn ich weiß, was ich tue, dann ist ein Teil meiner Aufmerksamkeit auf mich gerichtet, während ich handle und sehe und an das denke, was ich sehe. Dann sehe ich mit solcher Klarheit, dass ich die Klarheit absorbiere; ich komme nach Hause und sehe die Dinge auf neue Weise. Und das geschieht, obwohl ich die gleichen Dinge tausendmal gesehen habe, ohne irgendetwas zu bemerken.

K: Du hast sehr richtig angemerkt, dass wir unsere Bewusstheit nur für einen sehr begrenzten Teil der Optionen nutzen, die uns zur Verfügung stehen. Wir kamen überein, dass es weniger als ein Prozent ist, vielleicht nicht mal ein Tausendstel. Das erinnert mich übrigens an die bekannte Beobachtung zur Physiologie des Gehirns, der zufolge riesige Areale in der grauen Substanz des Großhirns leer und ungenutzt sind. Nur ein sehr kleiner Anteil der grauen Substanz ist mit einer Funktion verbunden; ein großer Teil «liegt brach». Das ist ein immenses Potential, das mit Bewusstheit gefüllt werden kann, die im Augenblick nicht existiert.[7]

Zusätzlich diskutierten wir über das Thema, eine freie Bewusstheit zu entwickeln, die ein kritisches und freies Operieren ermöglicht, das sich aus den Bedürfnissen der Bewusstheit für sich selbst ergibt. Von einer bestimmten Warte aus gesehen können wir das als einen Prozess der Ent-Konditionierung betrachten, einer «Un-Konditionierung». Danach sprachen wir über Kultur, die durch die Möglichkeit von Konditionierung festgeschrieben wird. Ohne Konditionierung kann es keine Sprache, keine gegenseitige Verständigung zwischen Menschen geben. Es können keine wirksamen sozialen Konzepte existieren, auch kein Verhalten, und das nicht nur unter dem Gesichtspunkt der sozialen Kommunikation. Vor allem in einer technokratischen Gesellschaft, in der alle Verrichtungen von der Fähigkeit bestimmt sind, uns ein System von konditionierten Reflexen aufzuerlegen, das uns ermöglicht zu leben, könnte kein Verhalten existieren. Zugleich wissen wir, dass die tatsächliche Konditionierung eine Verzögerung in der Entwicklung von Bewusstheit verursacht und zudem enorme «brachliegende» Flächen geschaffen hat, die inzwischen frei genutzt werden könnten.[8]

Das große Problem ist demnach das Problem der Harmonie zwischen dem konditionierten Bereich, der von sozialen Bedürfnissen bestimmt wurde, und der Ent-Konditionierung, der Befreiung, bei der wir einen eigenaktiven Bereich entwickeln, der das Individuum von seiner subjektiven Versklavung befreit. Wir sprachen über einige fernöstliche Schulen wie den Zen Buddhismus oder manche Richtungen des Yoga, die Versuche der Ent-Konditionierung darstellen, während sie ein Minimum an Konditionierung beibehalten, das dem Menschen ermöglicht, Teil der Gesellschaft zu bleiben.

F: Ich bewundere dein Gedächtnis und deine Kapazität, das ganze Thema, über das wir damals sprachen, aufzufrischen, doch ich glaube, du hast einen Punkt übersprungen. Ich glaube, es war so: Ich erwähnte Professor Guthrie[9] und seine Lerntheorie und sagte, er sei meiner Ansicht nach der einzige Psychologe, der versteht, was es mit dem Schaffen von Konzepten und Verhalten auf sich hat, und diese absolut den Muskeln und dem Handeln zuordnet. Ihm zufolge gibt es auf dieser Welt keine einzige Handlung, keinen Gedanken und kein Gefühl, die nicht von muskulärer Mobilität im Sinne einer konditionierten Antwort bei jeder Aktion abhängen. Seiner Meinung nach ist in jeder Aktion alles erbracht. Jedes Handeln ist absolute Konditionierung, so als geschähe es innerhalb einer zeitlichen Begrenzung. Das bedeutet, die nicht-konditionierte Reaktion … der konditionierte Reiz … der konditionierte Reflex … Ich bringe alles durcheinander. Wenn der Reiz einen konditionierten Reflex auslöst, muss das ungefähr innerhalb von drei Sekunden geschehen. Pawlows Experimenten mit Konditionierung zufolge sind fünfzig Wiederholungen nötig, um das Maximum [an Lernen] aus diesem Phänomen zu erzielen. Doch diese Experimente wurden mit Hunden durchgeführt. Beim Menschen, sagt Guthrie, ist jede Aktion ein Phänomen der Konditionierung [Assoziation], doch weil die Aktion repetitiv ist, kann die nächste Aktion mit einer gegensätzlichen Konditionierung [Assoziation] durchgeführt werden, so dass wir nach und nach die Kapazität verlieren, den Weg des Lernens zu verfolgen.[10] Hat die Wiederholung [andererseits] eine klare Richtung, wenn die Konditionierung abgeschlossen ist, und das ist die Fähigkeit … dann ist das Lernen. Doch es ist unmöglich vorherzusagen, ob dieser Akt der Konditionierung den Akt von Lernen nach sich zieht oder nicht. Es ist eine Frage des Zufalls. Wir können es erst im Nachhinein sehen. Ich denke, danach hast du das gesagt, was du eben gesagt hast.

K: Vielleicht kann ich deine Worte vervollständigen. Lernen ist ein sehr kompliziertes System. Der Versuch, den Lernprozess in einem einzigen Satz wie «Lernen bedeutet Konditionieren» allgemein zusammenzufassen ist zweifellos nur ein Teil der Wahrheit. Sicher besteht der grundlegende Teil von Lernen zum großen Teil aus Konditionierung. Um einem Menschen das Gehen beizubringen, muss man ein ganzes System von konditionierten Reflexen schaffen, die dafür sorgen, dass die Beine im Einklang mit der Bewegung der Hände, der Augen usw. funktionieren. Doch selbst elementares Lernen beinhaltet eine höhere Konditionierung. Der Begründer der Kybernetik, Norbert Wiener, hat behauptet, dass eines der Elemente von Lernen auf höherer Ebene in der Fähigkeit besteht, auf der Grundlage von Feedback Korrekturen vorzunehmen. In einer Maschine, die von einem konditionierten Reflex angetrieben wird, wird ein Eindruck empfangen, an ein Koordinationszentrum weitergeleitet, und eine Operation erfolgt in einem festgelegten Verlauf. Doch die ausgeklügelte moderne Maschine verfügt über ein Instrument für Feedback, das Information aus der Außenwelt empfängt und die Operation unablässig korrigiert. Führt die Operation also nicht zum gewünschten Ergebnis und Zweck, korrigiert sie sich. Demnach ist selbst elementare Erziehung nicht gleichbedeutend mit Konditionierung – soll heißen, dem Schaffen von festen Verläufen und Bahnen – sondern bedeutet auch die Fähigkeit, diese unablässig zu korrigieren. Anders gesagt: Über dem Gleis der Konditionierung gibt es immer ein mögliches Gleis der Ent-Konditionierung und des Schaffens von neuen Bahnen und Verläufen. Wenn du den Elementen Bewusstheit hinzufügst, erlangst du Empfindsamkeit und kannst die Elemente verschieben.

F: Da du im letzten Moment das Wort «Bewusstheit» erwähnst, habe ich fast nichts hinzuzufügen. Doch das ist genau das, was ich sagen wollte. Letztes Mal haben wir viel Zeit darauf verwandt zu zeigen, dass ohne Bewusstheit die Konditionierung voll und ganz automatisch ist. Nur durch Feedback kann eine Handlung zur neuen Gewohnheit im Alltag bzw. abgelehnt werden. Das ist jedoch nur möglich im Licht der Bewusstheit. Da Bewusstheit einen Teil der Korrektur darstellt, wird sie zur eigentlichen Handlung; sie lauscht der Handlung. Dieses Lauschen, meine ich, ist das erste Feedback. Anders gesagt: Ohne Feedback ist es nicht möglich, einen erwachsenen Menschen zu konditionieren bzw. ent-konditionieren. Diese Bewusstheit ist faktisch das, was die Kybernetik als Rückmeldung verlangt. Alle Servomechanismen[11] erfordern Feedback. Wenn wir unser eigenes System betrachten, sehen wir, dass es aus Tausenden von Feedbackschleifen aufgebaut ist.

Wenn ich meine Augen auf ein Buch richte und lese und nicht die ganze Seite lese … und auch nicht weiß, was ich lese, dann fange ich noch mal an und frage mich, was jetzt anders ist. In diesem Moment achte ich auf mich und auf das, was ich lese. Anders gesagt: Ich nutze Feedback und lese daher auf eine neue Weise, in einem neuen Licht. So kann ich klar sehen, was ich sehe, ich kann sehen, was ich weiß und verstehe – und sogar, was ich nicht verstehe.

K: Da gibt es aber noch etwas, und das ist meiner Meinung nach entscheidend wichtig. Wir müssen zwischen der menschlichen Bewusstheit und dem automatischen Servomechanismus im Sinne der Kybernetik unterscheiden. Mechanisches Feedback vergleicht das Bild mit einem vorgefertigten Schema und korrigiert die Operation diesem Schema entsprechend. Das heißt, in jedem Servomechanismus – in jedem automatischen Mechanismus – ist ein grundlegendes Muster installiert, das den ganzen Apparat lenkt, korrigiert und leitet. Das Einzigartige an Bewusstheit ist ihre Fähigkeit, Schemata zu kreieren. Vielleicht ist das Schaffen von Schemata der Schaffensakt an sich. Anders gesagt: Wenn wir fragen, was Schöpfung bedeutet, dann besteht vielleicht der tiefe Gehalt der Idee von Schöpfung in der Fähigkeit, neue Schemata zu konstruieren.

F: Das ist ganz und gar wahr; ich kann es jedoch nur auf meine Weise bestätigen, und die sieht so aus: Die Bewusstheit der meisten Menschen ist so unzureichend entwickelt, so armselig, dass die Betreffenden jedes neue Phänomen, das sie sehen, sofort – wie eine Maschine – in ein Muster oder ein Schema packen. Sie beziehen es auf Merkmale und Eigenschaften, die sie bereits kennen, und vergleichen es mit ihnen, so als weigerten sie sich, es als eine neue Sache zu betrachten. Das bedeutet, sie führen keine Selbst-Beobachtung durch. Wie sagt man das auf Hebräisch? Selbst-Untersuchung ist nicht möglich, sie geschieht nicht. Sie ist in der Tat eine Illusion, wenn der Mensch – während er zuhört, denkt und schaut – die ganze Zeit urteilt und «das ist gut», «das ist nicht gut», «genau!» oder «stimmt nicht» sagt. Damit unterbricht er die Fähigkeit seiner Bewusstheit, klar und korrekt zu sehen. Wenn wir ein kleines Kind beobachten, dessen Bewusstheit sich entwickelt, können wir sehen, dass es einen unbekannten Gegenstand normalerweise anschaut ohne zu urteilen oder zu vergleichen. Wir sehen, dass es still wird. Es sieht und hört nichts anderes mehr. Es lässt sich nicht ablenken; es schaut einfach, und sieht, was es sieht. Das zieht seine ganze Aufmerksamkeit auf sich. Es ist, wie wir sagten, die Fähigkeit zu beobachten, während es sich selbst lauscht. Das Kind achtet auf nichts anderes, all seine Bewusstheit ist darin versunken. Diese Fähigkeit können wir nur bei Kindern beobachten oder bei denjenigen, die sich diese kindliche Tugend erhalten haben – manchmal hoch gebildete und gelehrte Menschen. Diese kindliche Tugend besteht in der Fähigkeit etwas anzuschauen, ohne das festgelegte mechanische Feedback vorzubereiten, sondern das Gefundene stattdessen zu erhellen, es ins Licht unserer Bewusstheit zu rücken und zuzulassen, dass sich der Mechanismus daran nährt und sättigt, ohne alle vorherigen Erwägungen und Urteile. Das ist die deutlichste Fähigkeit von Bewusstheit, die wir bislang erreichen können. Und ich meine, diese Bewusstheit kann in dem Maße erlernt und gelenkt werden, dass sie nicht nur einen kurzen Augenblick im Leben des Menschen ausmacht. Wir können sie in etwas Systematisches verwandeln, in einen Zustand, den wir lernen und die meiste Zeit nutzen können.

K: Zwei Punkte sind deinen letzten Worten hinzuzufügen. Lass uns kurz zum Thema der menschlichen Kreativität zurückkehren. Wir kamen zu dem Schluss, dass der Mensch Kreativität braucht. Erich Fromm hat das in seinem Buch *The Sane Society* beschrieben.[12] Er schrieb, die soziale Krankheit der modernen, entwickelten und kapitalistischen Herrschaft sei der Verlust der Fähigkeit bzw. der Kapazität des modernen Menschen, kreativ zu sein. Wenn wir uns auf das beziehen, was wir vorher gesagt haben – dass der moderne Mensch seine Operationen an ein generelles Schema[13] anpassen muss, an dem er nicht teilnimmt und an dessen Prozess [Organisation] er nicht beteiligt war – [können wir] Erich Fromm [beipflichten], dass der moderne Mensch in seiner bewussten Funktion durch den Verlust seiner höheren Funktion – der höchsten Manifestation von Schöpfung, dem Schaffen von Schemata – beeinträchtigt ist. Das ist es, was verloren gegangen ist. Von hier aus können wir in der zweiten Richtung fortfahren, die du erwähnt hast, dem Schaffen neuer Schemata. Das ist kein Konditionieren, denn Konditionierung ist ein festgelegtes Gleis und nicht [das Gleiche wie diese] Kombinationen, welche die Essenz dieser neuen Schemata darstellen. Wir sagten, der Schaffensakt erfordere Labilität [Flexibilität], im Gegensatz zur rigiden Stabilität des Schemas der Konditionierung.

Das Problem, über das wir sprechen, ist daher eigentlich ein anderer Ausdruck von etwas sehr Gebräuchlichem, der Erhaltung des labilen Systems, das unzählige neue Kombinationen ermöglicht, die wir als die Schemata eines kreativen Musters bezeichnen. Diese mentale Labilität, die Voraussetzung ist für Kreation, erlaubt freies Beobachten und neue

Kombinationen, die sich aus diesen unvoreingenommenen und bedingungslosen Beobachtungen ergeben. So gesehen findet Ent-Konditionierung von selbst statt, indem sie die Informationen nutzt, die wir aus der Außenwelt empfangen.

F: Wenn ich mich recht erinnere, haben wir eigentlich über Umkehrbarkeit gesprochen, die auf organische Weise mit Labilität zusammenhängt. Wir sprachen über Freuds Modell eines Seiles, Dunkelheit und ein Fenster, ja, über das Unbewusste und das Bewusste, und ich stellte die Behauptung auf, eine der Dimensionen von Gesundheit sei die Fähigkeit, durch das Fenster in den Raum zu lauschen, und zwar so schnell und so mühelos, dass diese beiden Dinge im Handeln immer miteinander verbunden sind.

Doch jetzt sind wir mit unserer Geduld am Ende. Wir möchten uns anhören, was wir gesagt haben.

12. Bewegung und Geist (1976)

Interview: Will Schutz

Dr. Will Schutz (1925–2002) war praktizierender Psychologe; er lehrte an der Tufts University und der Harvard University und leistete zahlreiche wichtige Beiträge zu seinem Themengebiet. In den 1960er-Jahren verlegte er seine Praxis an das Esalen Institut, ein bekanntes Zentrum für Persönlichkeitsentwicklung und menschliches Potential an der kalifornischen Küste. Dr. Schutz verfasste mehrere Bücher, u. a. *Joy: Expanding Human Awareness* (1967) und *Profound Simplicity* (1979). Er hörte von Feldenkrais' Arbeit in Israel und suchte ihn in den späten 1960er-Jahren dort auf. Schutz wurde ein wichtiger Förderer und Unterstützer von Feldenkrais und zeichnete für dessen erste ausgedehnte Unterrichtsreise in die Vereinigten Staaten im Jahr 1972 verantwortlich: Feldenkrais kam nach Esalen und unterrichtete einen einmonatigen Kurs.[1] Dieser Text beruht auf einem Gespräch zwischen Schutz und Feldenkrais aus dem Jahr 1976; es fand für *New Dimensions* statt, einer beliebten Radioserie zu alternativen Sichtweisen und ganzheitlicher Gesundheit.

Moshé Feldenkrais: Leben ist Bewegung. Wenn wir handeln, wenn wir uns bewegen, leben wir. Wenn wir uns nicht bewegen, sind wir tot. Deshalb ist ein Körper, der sich nicht bewegt, keine lebende Sache. Doch ein lebender Körper kann sich nicht aus sich heraus bewegen. Würden wir einen Körper aus dem besten Skelett, das wir finden können, und den besten verfügbarsten Muskeln zusammenbauen, hätten wir ein tumbes Ding vor uns, das nicht den Bruchteil einer Sekunde auf seinen Füßen stehen könnte. Es würde in sich zusammenbrechen, denn es hätte kein Gehirn. Gehirn und Geist sind also ebenso Teil unserer materiellen Struktur wie die Knochen und die Muskeln.

Das Gehirn arbeitet allerdings recht anders als das Skelett und die anderen Teile der materiellen Struktur. Struktur und Funktion müssen bei allem, was lebendig ist, zueinander passen. Der wichtigste Aspekt einer Funktion ist das, was der Geist tut, was das Gehirn macht. Wer hätte jemals einen Geist, einen Verstand ohne Gehirn gesehen? Das Gehirn ist die materielle Unterstützung des Geistes, ebenso wie der Körper die materielle Unterstützung des Gehirns ist.

Angenommen, wir bauen eine Maschine, die aus einem Skelett, Muskeln, Organen und zudem einem Gehirn besteht. Würde ein solches Gehirn Englisch oder Türkisch sprechen? Es könnte überhaupt nicht sprechen. Wäre ein solches Gehirn in der Lage zu lesen, mathematisch zu denken, Musik zu hören oder zu komponieren? Könnte es einen IBM-Computer oder ein Mikrofon zusammensetzen? Natürlich nicht. Wenn das Gehirn zur Welt kommt, ist es nur in der Lage, das zu tun, was jedes tierische Gehirn tun kann: Es kümmert sich um die Atmung, die Verdauung, die automatischen Vorgänge des Körpers. Für alles weitere müssen wir dieses Gehirn «verschalten», damit es mit der Umgebung in Beziehung steht, in der es sich befindet. Anfangs weiß das Gehirn nicht einmal, wie Stehen geht. Es kann weder lesen, noch pfeifen, noch Stepptanzen, noch Rollschuhlaufen, noch Schwimmen. Das Gehirn muss angepasst und verbunden werden, um umfassend funktionieren zu können.

Nehmen wir an, ich betrachte ein Mikrofon. Wenn ich meine Augen darauf richte, identifiziere ich das Bild. Genau genommen gibt es kein Bild eines Mikrofons in meinem Gehirn. Es gibt ein Bild des Mikrofons auf meiner Netzhaut. Doch ausgehend von der Netzhaut wird das Bild aus jedem Auge in zwei Teile geteilt und auf vier verschiedene Areale der Großhirnrinde projiziert, die eigentlich nicht über ein reales Bild eines Mikrofons verfügt. Doch die Funktion von Sehen ruft in meiner Vorstellung die Sache hervor, die ich mit meinen Augen sehe. Das Gehirn durchläuft eine Art Schulung, die es im Hinblick auf die objektive Realität «verschaltet». Realität umfasst daher die Umgebung und den Körper selbst.

Ein Säugling kann beispielsweise erst nach Ablauf des ersten Lebensjahres seine Finger verschränken. Jedes Kind muss seinen eigenen Körper erkunden und kennenlernen. Der Geist entwickelt sich allmählich und fängt an, die Funktionsabläufe des Gehirns zu programmieren. Meine Sicht auf Geist und Körper umfasst eine subtile Methode, die Struktur des gesamten Menschen im Hinblick auf gut integriertes Funktionieren «neu zu verschalten», damit dieser in der Lage ist, das zu tun, was er möchte. Jeder kann seinen Körper auf spezielle Weise verschalten, doch wie wir das derzeit tun, ist fast komplett nutzlos und entfremdet jeden von seiner eigenen Kapazität, Gefühle zu haben.

Das Wichtigste ist nicht, dass wir lernen, sondern wie wir lernen. Welche Sprache beginnen wir nach unserer Geburt zu sprechen? Natürlich die Sprache, die dort, wo wir zur Welt kommen, gesprochen wird. Verschaltung geschieht also nicht durch eine Wahl, die wir treffen, nicht durch unsere Kapazitäten, nicht durch unsere Begabungen, sondern durch diesen zufälligen Umstand unserer Geburt. Jede Sprache verkörpert kulturelle Traditionen und Haltungen, die sich über Tausende von Jahren entwickelt haben. Demzufolge legt diese Sprache eine Vielzahl von Konzepten und Vorstellungen in uns an, die wir uns nicht aussuchen, sondern allein damit akzeptieren, dass wir die Sprache lernen. Wir lernen eine Menge alten Unsinns, der sich selbst weiter fortsetzt. Wenn wir lernen, können wir demnach offensichtlich Dinge falsch lernen.

Jede Person kommt als menschenähnliches Wesen, als menschliches Tier zur Welt. Das Neugeborene kann schlucken, saugen, verdauen, ausscheiden und seine Körpertemperatur stabil halten wie jedes andere Tier. Was uns von Tieren unterscheidet, ist dass sich menschenähnliche Wesen zu einem Homo sapiens entwickeln können, zu einem mit Intelligenz, Wissen und Bewusstheit ausgestatteten menschlichen Wesen.

Will Schutz: Ich würde Ihre Methode als eine am eigenen Selbst orientierte Methode bezeichnen im Gegensatz zu einer Guru-orientierten Methode. Ein Beispiel dafür ist mir besonders in Erinnerung: In einer der Lektionen, die ich bei Ihnen gemacht habe, ging es um die Frage, welcher Abstand für meine Füße am bequemsten wäre. Sie sagten, ich solle die Füße erst eng zusammen nehmen und beobachten, wie sich das anfühlt, dann ganz weit auseinander stellen und schauen, wie sich das anfühlt, und dann so lange hin und her probieren, bis es sich richtig anfühlt. Was immer sich richtig anfühlte, war richtig, war korrekt. Ich machte zur gleichen Zeit eine Arica-Ausbildung, die ich als Guru-orientierten Ansatz bezeichnen würde. Oscar Ichazo[2] ist der Guru, und seine Anhänger tun, was er sagt. Ich machte eine ähnliche Bewegung, doch dort besagte die Regel, dass die Füße eine Unterarmlänge voneinander entfernt platziert werden sollten. Wenn du das nicht befolgtest, kam der Ausbilder vorbei und sagte: «Das ist nicht richtig. Du hast es nicht korrekt gemacht.» «Richtig» bedeutete dort, mich zu erinnern, was mich der Lehrer zu tun geheißen hatte, und nicht, was sich für mich richtig anfühlte.

F: Ich zwinge niemanden, meine Sicht der Dinge zu akzeptieren. Ich würde nie sagen: «Das ist richtig», oder «das ist nicht richtig». Für mich gibt es das nicht: richtig. Doch wenn du etwas tust und nicht weißt, was du tust, dann ist es für dich nicht richtig. Wenn du weißt, was du tust, dann ist es richtig, egal, was du tust. Anders als die anderen Tiere haben wir Menschen die merkwürdige Fähigkeit zu wissen, was wir tun. Deshalb haben wir auch die Freiheit zu wählen.

Angenommen, ich sehe, wie Sie Ihre Füße in einer Entfernung zueinander platzieren, die ich für falsch halte. Nun, warum halte ich sie für falsch? Nicht, weil ich denke, der Abstand sollte so oder so groß sein, sondern weil ich merke, dass Sie sich nicht wirklich wohl fühlen und nur deshalb so dastehen, weil Sie sich noch nie vor Augen geführt haben, welcher Abstand nötig wäre, damit Sie sich wohlfühlen. Es kümmert Sie nicht wirklich, ob es angenehm ist oder nicht. Ein sehr schüchterner Mensch oder ein keusches Mädchen hält die Füße zusammen, weil es als «anständig» gilt. Ein extrovertierter Angeber, der zeigen möchte, wie wichtig und wie frei er ist, wird seine Beine viel zu weit öffnen. Viel zu weit für wen? Nicht für mich. Ich sage nicht: «Das ist richtig» und «das ist falsch». Ich sage: Wenn die betreffende Person weiß, dass sie ihre Füße eng stellt, weil sie schüchtern ist und es unangenehm findet, sie weiter zu öffnen, dann schadet das nicht. Von meinem Gesichtspunkt aus betrachtet ist das korrekt; alle sollen tun, was sie mögen. Ich bin nicht hier, um jemandem zu sagen, was er zu tun hat. Ich bin hier, um zu zeigen, dass wir das tun sollten, von dem wir wissen, dass wir es tun. Wenn einer hingegen nicht wirklich weiß, dass er seine Füße so stellt, und wenn er glaubt, alle Menschen sollten ihre Beine geschlossen halten und selbst geradezu außerstande ist, sie zu öffnen – nicht, weil seine Physiologie oder seine Anatomie das nicht erlauben, sondern weil er so wenig Bewusstheit hast, dass er nicht weiß, dass sie geöffnet werden können, dann ist das falsch.

S: Ich erinnere mich an eine Situation in einer der Lektionen, die ich bei Ihnen besucht habe, die das veranschaulicht. Wir folgten einigen Anweisungen, und eine Person in der Klasse machte es nicht so, wie Sie es gesagt hatten. Anstatt diesen Schüler zurechtzuweisen, forderten Sie den Rest der Gruppe auf, es auf seine Weise zu tun, und dann auf die Weise, die Sie vorgegeben hatten und für sich selbst herauszufinden, welche Art und Weise angenehmer war. Dieser Prozess half uns, unsere Bewusstheit für das, was sich tatsächlich besser anfühlt, zu steigern.

F: Da steckt noch etwas anderes dahinter. Es ging mir um Folgendes: Ich hatte etwas gesagt, und die überwältigende Mehrheit der Leute setzte es auf die gleiche Art und Weise um. Es gab einen Menschen, der dieselben Worte völlig anders interpretierte. Nun ist es zwar möglich, dass er dumm ist und nicht versteht, was ich sage, das stimmt schon. Doch ich glaube, er ist nicht dumm, sondern vielmehr derart weit davon entfernt, so funktionieren zu können, wie ich es verlangt habe, dass er sich nicht vorstellen kann, ich hätte gemeint, was ich gesagt habe.

Alle anderen sind dem gefolgt, was ich gesagt habe. Ich sage ihnen: «Seht her, schaut euch an, wie er es tut. Vielleicht hat er Recht, vielleicht sollte es so getan werden. Könnt ihr es ihm nachtun?» Ja, alle können es. «Könnt Ihr es so tun wie vorher?» Ja, alle können das, doch er kann es nur auf seine Weise tun; er kann es nicht so tun wie die anderen. Die anderen haben also die Freiheit, zwischen zwei Vorgehensweisen zu wählen, doch er ist zwanghaft, er ist zu keiner Veränderung in der Lage. Er weiß nicht, was er tut; er kann nicht tun, was er möchte.

Diese Technik – euch aufzufordern, ihm zuzuschauen – macht es ihm leicht, sich selbst zuzuschauen. Ich kann zu ihm sagen: «Schau mal, du hast es auf deine Art getan. Vielleicht hast du Recht. Diese Leute

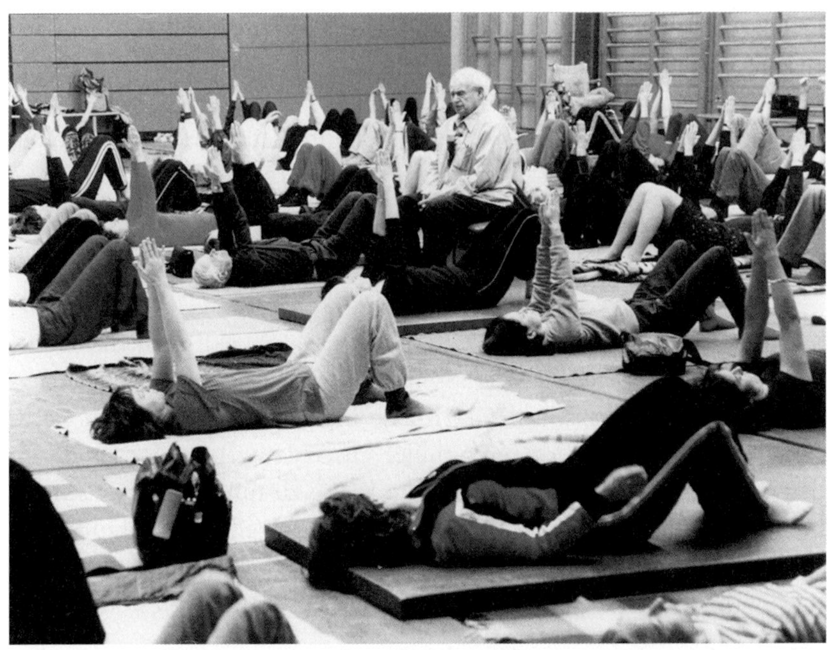

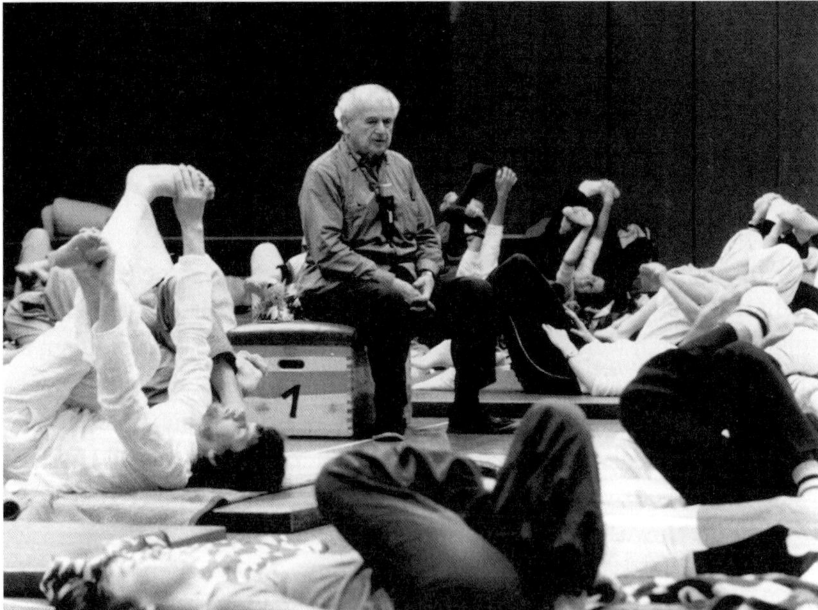

Seminar in Freiburg im Breisgau, 1981

können es so machen wie du oder auch anders, doch du hast nicht die Wahl. Du bist ein Computer, sie sind menschliche Wesen. Sie haben einen freien Willen, sie haben die Wahl. Du nicht. Setz dich hin und schau es dir an. Siehst du?» Indem er sieht, wie die anderen ihn nachahmen, erkennt er plötzlich, dass er nicht wusste, was er tat. Sobald er das erkennt, macht er es genau so wie alle anderen. Sein Lernen geschieht innerhalb von zehn Sekunden. Er gewinnt seine Wahlfreiheit zurück und erlangt wieder menschliche Würde.

Sie müssen verstehen: Es gibt zwei Arten von Lernen. Es gibt die eine Art, die darin besteht, Dinge dem Gedächtnis anzuvertrauen, beispielsweise ein Telefonbuch auswendig zu lernen oder einen Anatomieatlas zur Hand zu nehmen und die Ursprünge und Ansätze aller Muskeln zu lernen. Dieses Lernen ist unabhängig von Zeit und Erfahrung. Wir können uns in jedem Moment dazu entschließen. Aber angenommen, Sie möchten Klavierspielen lernen. Jedes Mal, wenn Sie anfangen zu lernen, sagen Sie: «Ja, stimmt, ich habe als Kind nicht Klavier gespielt. Es ist so schwierig, jetzt damit anzufangen, und wozu überhaupt Klavier spielen? Ich bin Wissenschaftler; ich bin Radioredakteur. Wozu muss ich Klavier spielen? Wenn ich ein Klavier brauche, dann lege ich eine Platte mit Klaviermusik auf.» Für manche Menschen, wie zum Beispiel Yehudi Menuhin oder Vladimir Horowitz[3], ist Musizieren jedoch wichtiger als Ihr Radio oder Ihre Wissenschaft. Sie lernen durch eine Art des Lernens, das fast jenseits von persönlicher Wahl liegt. Wir können das Telefonbuch auswendig lernen, wenn wir wollen, oder es nicht auswendig lernen, wenn wir das nicht wollen; und wir können unsere Meinung ändern.

Doch es gibt eine Art von Lernen, auf die wir überhaupt keinen Einfluss haben, und dieses Lernen schlummert in den Naturgesetzen, die unser Gehirn, unser Nervensystem, unseren Körper und unsere Muskeln hervorgebracht haben. Diese Gesetze gehören zu den kosmischen Gesetzen des Universums. Sie sind so präzise und sequentiell, dass wir keinen Einfluss darauf haben, in welcher Reihenfolge wir sie lernen. Sie müssen in dieser Reihenfolge gelernt werden; andernfalls entwickeln wir uns nicht wie ein normales menschliches Wesen. Wir werden ein Krüppel oder ein autistisches Kind – etwas, das nicht normal ist. Warum können wir einem Kind, selbst wenn es schon ein Jahr alt ist, nicht beibringen, einen Stift zu halten und zu schreiben? Das Kind kann erst schreiben, wenn sich die entsprechende Kapazität entwickelt.

Sie sehen, es gibt eine Art von Lernen, die mit Entwicklung einhergeht. Wir können nicht Rollschuhlaufen, bevor wir gehen können, egal, wie schlau wir sind, selbst wenn wir ein Genie sind. Wir müssen zuerst lernen zu gehen. Wir können nicht gehen, bevor wir krabbeln. Wenn wir gehen lernen, bevor wir krabbeln, werden wir zum Krüppel. Wir können nicht lernen zu sprechen, bevor wir in die Aufrechte gekommen sind. Wissen Sie warum? Im menschlichen Nervensystem treten die einzelnen Bereiche in einer bestimmten Reihenfolge in Funktion; damit unterstützt einer nach dem anderen die Entwicklung. In jedem Stadium wird ein neuer Teil des Gehirns dominant und verändert das gesamte Vorgehen. Diese Art des Lernens muss im eigenen Tempo voranschreiten. Wir haben darauf keinen Einfluss. Doch weil dieses Lernen unter menschlicher Leitung geschieht, kann es anders erfolgen als von der Natur beabsichtigt.

Meine Form von Lernen, meine Art, mit Menschen umzugehen, besteht darin herauszufinden, was der Betreffende erreichen kann, wenn er daran interessiert ist. Menschen können lernen, sich anders zu bewegen, zu gehen und zu stehen, doch sie haben aufgegeben, weil sie glauben, es sei zu spät, der Entwicklungsprozess sei abgeschlossen, sie könnten nichts Neues lernen bzw. hätten nicht die Zeit oder die Fähigkeit dazu. Niemand muss zum Zustand des Säuglings zurückkehren, um vernünftig zu funktionieren. Jeder kann sich zu jedem Zeitpunkt des Lebens neu «verschalten», vorausgesetzt, ich kann ihn davon überzeugen, dass es nichts Permanentes oder Zwanghaftes in seinem System gibt, außer das, von dem er das glaubt.

Ich behandle keine Patienten. Ich gebe Lektionen, um einem Menschen zu helfen, sich selbst besser kennenzulernen. Lernen kommt durch das Erfahren der Manipulation. Ich behandle nicht, ich heile nicht, und ich unterrichte nicht. Ich erzähle den Leuten Geschichten, weil ich glaube, dass Lernen für den Menschen das Wichtigste ist. Lernen sollte eine angenehme und wunderbare Erfahrung sein. Während der Lektionen sage ich oft: «Hört bitte auf! Ihr macht so ein ernstes Gesicht, als würdet ihr versuchen, etwas Schreckliches, Schwieriges und Unangenehmes zu tun. Das bedeutet, dass ihr müde seid. Hört auf, macht eine Pause und geht einen Kaffee trinken. Ihr würdet sowieso nichts mehr verstehen. Oder lasst mich euch eine Geschichte erzählen, damit ich das Leuchten in euren Augen und ein Lächeln auf euren Lippen sehe, und damit ihr zuhört und feststellt, dass das, was ich sage, für euch wichtig ist.»

S: Für mich ist das sehr wichtig, doch Sie tun noch etwas anderes, etwas viel Wichtigeres. Es ist richtig, Sie sprechen, und Sie weisen auf wichtige Dinge hin, doch die große Sache ist das, was mit den Händen geschieht. Eine Feldenkrais-Lektion zu sehen ist für mich eine Meditation. Es ist sehr ruhig und sensibel, und die Dinge geschehen in den Händen. Es gibt eine Kommunikation zwischen Körper und Gehirn, die ohne Worte geschieht, sie geschieht durch die Hände. Das Sprechen kommt normalerweise später.

Während der Arbeit an diesem Buch haben David Zemach-Bersin und ich die unbearbeitete Fassung des ursprünglichen Interviews für *New Dimension* angehört. Wir waren der Meinung, die folgende Geschichte über Ben-Gurion[4] und Moshé Dayan[5] wäre durchaus wert, hier eingefügt zu werden. Vielen Dank an Kaethe Zemach-Bersin für die Bearbeitung und an Jacqueline Rubinstein für die Transkription.

F: Das ist eine lange Geschichte, doch ich kann sie so kurz wie möglich erzählen. Sehen Sie, ich habe mit David Ben-Gurion gearbeitet; er hat bei mir gelernt. Er nahm ungefähr zwanzig Jahre lang bei mir Unterricht, die letzten zwanzig Jahre seines Lebens. Ich glaube, das hat tiefgreifende Veränderungen in ihm ausgelöst. Nach seinem Tod kam die Stiftung, das Museum, zu mir und interviewte mich, damit im Museum in dem Haus, in dem er gewohnt hat, jeder auf einen Knopf drücken und hören kann, wie Ben-Gurion und ich uns kennenlernten, was dann geschah und was ich dazu zu sagen habe. Als ich mit ihm arbeitete, hat er immerzu Fragen gestellt. Er war ein neugieriger Mensch. Er war ein Mensch, der sein Leben lang lernte. Eines Tages bat er mich, ihm etwas zu erklären. Er fragte, warum ich es auf diese Weise täte. Warum ich es

nicht schnell oder kraftvoll wie er täte. Also erklärte ich es ihm. Er sagte, er verstehe mich wirklich nicht genau …
Damals kannte ich Moshé Dayan noch nicht. Dayan hatte zu der Zeit den Vorsitz der Armee inne, er befehligte die Armee. Ben-Gurion wusste, dass ich Dayan nicht kannte. Ich sagte also zu ihm, er wisse, dass ich Dayan nicht kenne, doch er wisse auch, dass dieser durch sein Fernglas hindurch von einem Schuss ins Auge getroffen worden war, im unter französischem Mandat stehenden Syrien. Dayan gehörte der australisch-britischen Armee in Palästina an. Er hatte gegen die Vichy-Franzosen gekämpft, und jemand hatte einen Schuss auf das Fernglas abgegeben und das Auge verstümmelt. Wie lange war das her? Fünfzehn Jahre? Ich sagte, ich könne jetzt schon sagen, Dayan werde nach weiteren fünfzehn Jahren vermutlich unter Kopfschmerzen leiden, wenn er es nicht schon jetzt täte; sein Körper werde verkrümmt sein, er werde Nackenschmerzen und Schmerzen im unteren Rücken haben. Da er eine prominente und wichtige Persönlichkeit ist, werde er ins Krankenhaus zum besten Chirurgen gehen; die Ärzte würden Röntgenaufnahmen machen und ihm sagen, seine Wirbelsäule sei schief, er brauche ein Korsett oder sie würden eine Traktion machen … Und ich sage dir, sogar jetzt noch, bring mir Dayan und ich werde [dafür] sorgen, dass er nicht in den Zustand gerät, den ich beschrieben habe, denn ich werde ihm etwas beibringen, das er noch nicht weiß. Und so kam es dann. Ben-Gurion sagte: «In Ordnung.» Dayan war zu der Zeit in Kenia oder Afrika, und er sagte: «Wenn er zurück ist, sage ich ihm Bescheid.» Ich erwiderte, er solle die Sache überprüfen, und er werde sehen, dass ich Recht habe. Das Wichtigste sei, dass dieser Mann behandelt werden würde, als habe er Probleme mit der Wirbelsäule, obwohl sein Problem darin besteht, dass sein Kopf und seine Augen nicht richtig ausgerichtet sind. Das wird all die Probleme verursachen, und niemand wird ihn heilen können. Er wird wie jemand mit einer Spondylose, Skoliose oder einer Art Bandscheibenvorfall behandelt werden. So wird er behandelt werden. Das könnte von Anfang an verhindert werden. Ein paar Monate später höre ich am Telefon – jemand rief mich an – Ben-Gurion wolle mich sprechen. Ich wusste nicht, warum er plötzlich mit mir reden wollte. Vielleicht wollte er absagen, vielleicht konnte er nicht kommen. Er sagte: «Moshé, ich habe mit Moshé gesprochen, und das, von dem du

sagtest, es würde in zwei Jahren eintreten, ist bereits seit fünf Jahren so.» Dayan habe gesagt, er habe Kopfschmerzen und solche Beschwerden, dass er derart viele Schmerzmittel nehmen müsse, dass er vor zehn Uhr morgens nicht wisse, was die Leute zu ihm sagten. Und wissen Sie, was Ben-Gurion getan hat? Er hat zu ihm gesagt: «Dayan, du wirst zu Feldenkrais gehen und Lektionen bei ihm nehmen.» Dayan antwortete, er habe keine Zeit. Wie könne er an einem anderen Tag nach Tel Aviv kommen? Er wolle zuerst an die Universität von Jerusalem gehen, um zu studieren, was er tatsächlich machte. Also sagte Ben-Gurion zu ihm: «Ich bin der Verteidigungsminister. Das ist ein Befehl. Moshé, du wirst zu Feldenkrais gehen, ob du willst oder nicht. Es ist ein Befehl.»

Und dann kam er viele Monate lang zu mir, immer freitags aus Jerusalem, wo er damals an der Universität studierte. Sie wollen bestimmt wissen, was er gesagt hat: Ein intelligenter Mann, der ein Auge verloren hat, was findet der heraus? Er findet heraus, dass er mit einem Auge auf einer Seite so sieht wie zuvor, doch auf der anderen Seite stößt er gegen Sachen, übersieht einen Telegrafenmasten, sieht andere Dinge nicht und stolpert durch die Gegend. Ein intelligenter Mann denkt sich natürlich: Ich habe ein Auge verloren, also drehe ich meinen Kopf ein wenig zur Seite, damit mein gutes Auge bezogen auf die Richtung, in die ich gehe, symmetrisch sehen kann. Was völlig normal und richtig ist. Und alles, was man anfangs tun musste, war, zu Dayan zu sagen: Sieh mal, du hast dein Auge verloren. Auf der Straße und beim Autofahren musst du das tun, aber du musst wissen, dass du deinen gesamten Körper zerstörst, wenn du das die ganze Zeit über machst. Du wirst Rückenprobleme, Schmerzen, Migräne und Kopfscherzen bekommen. Halte also deinen Kopf so, wie es nötig ist, um richtig zu sehen, wenn du dich bewegst, aber du musst wissen, dass du in jeder Sekunde, in der das nicht erforderlich ist, zur Mittellinie zurückkehren musst; dann sollte dich deine Nase fuhren, nicht dein unversehrtes Auge.

Geschieht das mit Unterbrechungen ... Ich kann mit zwei Augen sehen, den Kopf drehen und auf eine Seite schauen; wenn ich auf der rechten oder der linken Seite fahre, schaue ich auf eine Seite, aber das schadet nicht im geringsten. Das Problem entsteht, wenn man sich in einer permanenten Abweichung befindet, die man nicht unter Kontrolle hat. Wenn diese zu einer zwanghaften Gewohnheit wird. Dann passt sich selbstverständlich der ganze Körper an die Funktion an, die ihm abverlangt wird. Dein Gehirn, deine Muskeln, dein Skelett verformen sich, um das zu erfüllen, was dich dein willentlicher Kortex zu tun heißt.

Ich musste in Dayan also eine Bewusstheit dafür wecken, dass seine Probleme darauf beruhten. Und dass er – selbst jetzt noch – die Sache umkehren und umlernen konnte. Nicht umlernen, sondern etwas Neues lernen. Er kann das Sehvermögen des Auges nicht zurückgewinnen. Er kann nicht so weitermachen wie bisher. Er muss es auf eine neue Art und Weise tun, aber das kann er lernen und es so machen. Er ist ein intelligenter Mann, ein extrem intelligenter Mann: Wie kommt es, dass er so eine törichte Sache begeht? Dass er sein eigenes Selbst völlig zerstört? Sie sehen, es gibt nicht Schlimmeres als Ignoranz. Das ist schlimmer als Dummheit. Wenn man dumm ist, kennt man den Unterschied zwischen gut und schlecht nicht, aber mit Ignoranz kann man sich willentlich schaden.

13. Das Vorderhirn: Schlaf, Bewusstsein, Bewusstheit und Lernen (1973)

Interview: Edward Rosenfeld

Edward Rosenfeld ist der Autor von *The Book of Highs: 250 Methods for Altering Your Consciousness Without Drugs*; es ist daher nicht verwunderlich, dass es in diesem Interview, das Rosenfeld in Begleitung der beiden Psychotherapeuten Bennett L. Shapiro und Marty Fromm führte, vor allem um Bewusstheit und Bewusstsein geht. Das Gespräch fand am 17. September 1973 statt.

Edward Rosenfeld: Anlass dieses Gesprächs ist ein Artikel für die Zeitschrift *Consciousness*; ich gehe davon aus, dass Sie den ganzen Tag mit Worten wie «Bewusstsein» zu tun haben. Wir wissen nicht, was «Bewusstsein» ist; wir suchen nach Ansätzen, die uns und den Leserinnen und Lesern der Zeitschrift helfen könnten, dieses Phänomen zu definieren.

Moshé Feldenkrais: Das ist wirklich eine sehr schöne, ehrliche Aussage, denn eine Menge Leute sprechen oder schreiben von «Bewusstsein», doch egal, wen ich frage, um was es sich dabei handelt – keiner hat die leiseste Ahnung. Es ist nur ein Wort, und ausgehend von diesem Wort machen sie weiter mit «altem Bewusstsein» und «neuem Bewusstsein»: Alte Sache, von der ich nicht weiß, was sie ist, und neue Sache, von der ich nicht weiß, was es ist. Was bedeutet das?

In meiner Arbeit, in allem, was ich tue, habe ich immer … Ich sage ein Wort und weise darauf hin, dass es sich um einen in der Entfaltung begriffenen Prozess handelt. Wie entfaltet sich ein Prozess? Wir beginnen ganz schlicht. Meiner Ansicht nach umfasst die menschliche Existenz nur vier Zustände und zwar: Schlafen, der Zustand von Wachsein, der Zustand von Bewusstsein und der Zustand von Bewusstheit – und die sind unterschiedlich. Wie unterscheiden sich nun alle diese Zustände voneinander? Schlafen bedeutet grob gesagt, dass sich das, was im Gehirn geschieht, zuallererst von der Zeit löst, von der temporalen Funktion. Zeit ist derart losgelöst, dass sie nicht über ihre normale, serielle und sequentielle Reihenfolge verfügt. Das bedeutet, dass im Gehirn etwas geschieht und die nächste Minute nicht notwendigerweise auf die vorherige Minute folgt. Was als nächstes fehlt, ist Orientierung. Der Mensch löst sich von der Orientierung. Ich denke dabei nicht an Augen, die sich vom Sehen lösen oder vom Hören, welches das Sehen unterstützt. Manche Menschen schlafen mit offenen Augen, und manche schlafen, egal wie laut es um sie herum zugeht, vorausgesetzt, keines der Geräusche ist von vitalem Interesse. Wenn zum Beispiel eine Mutter ihr Kind weinen hört, wird sie aufwachen, egal wie tief sie schläft. Das ist Schlaf. In der Wirklichkeit können wir nicht fliegen, aber im Schlaf sind wir dazu imstande.

R: Was ist mit Leuten, die im Schlaf reden?

F: Wenn Sie es verkomplizieren wollen, was ist dann mit Schlafwandeln? Was ist mit Hypnose? Was mit diesem und jenem? Wenn Sie es kompliziert haben möchten, werden wir mit diesem Interview nie fertig!

R: In Ordnung, entschuldigen Sie.

F: Gut, das ist also Schlaf. Schlaf bedeutet Rückzug. Im Schlaf müssen Zeit und Raum unterbrochen sein. Wenn das nicht geschieht, schläft der Betreffende nicht. Und er wird nicht träumen, denn im Traum muss die Zeit so verzerrt sein, dass etwas, das gestern geschehen ist, mit Kindheitserinnerungen verbunden sein kann, mit Gefühlen und Empfindungen, von denen er nichts weiß und die mit überschüssiger Säure im Magen oder mit Spannung im Rücken zu tun haben (wenn er auf dem Rücken liegt und seinen unteren Rücken wärmt, hat er vielleicht eine Erektion und träumt von Gott weiß was). Schlaf hat nichts mit Wirklichkeit zu tun. Der Rückzug aus dem Leben muss vollständig sein, das ist für guten Schlaf wünschenswert. Der Rückzug des Körpers vom Berührungsempfinden ist stark ausgeprägt, geschieht jedoch nicht vollständig. Wenn Sie einem Schlafenden lauwarmes Wasser über die Füße gießen, wird er seine Blase entleeren. Wenn Sie einen harten Gegenstand unter sein Bein legen, wird er seine Position verändern, obwohl er schläft. Wenn er erwacht, ist er nicht bei Bewusstsein; er ist erst aufgewacht. Hat er den Faden der Zeit noch nicht aufgenommen oder – und das muss zuerst erfolgen – die Orientierung noch nicht wiedererlangt, muss er herausfinden, wo er sich in Bezug auf die Vertikale befindet, wobei vertikal sich hier an der stehenden Position mit horizontal ausgerichteten Augen orientiert. Geschieht das nicht, dann kann er sich weder bewegen noch wissen, wo er ist. Wenn ein Mensch im Moment des Einschlafens weiß, wie die Gegenstände um ihn herum angeordnet sind und entweder Sie das, während er schläft, verändern, oder er seine Position im Bett verändert, dann kann er sich nicht orientieren, wenn er aufwacht. Er fühlt sich total verloren; manchmal so sehr, dass er Angst hat, sich zu bewegen. Er weiß nicht, was er erlebt. Ist das ein Tisch oder ist das etwas anderes? Er weiß nicht, was es ist.

Es gibt also einen Zustand, der dem Schlaf ähnelt und den ich «Wachsein» nenne. Erst wenn wir in Kontakt sind bzw. erkennen, wie wir im Raum ausgerichtet sind, haben wir Kontrolle über unseren Körper. Das hat keinen Bezug zu Bewusstsein. Es bedeutet, den eigenen Bezug zum Raum zu kennen, zu wissen, wo man sich befindet, wo links, rechts, oben und unten ist. Das ist der niedrigste Zustand von Bewusstsein. Ein solches Bewusstsein gibt es bei Tieren nicht, das gibt es nur beim Menschen. Warum ist das so? Weil die Struktur im Menschen komplexer ist. Welche Struktur ist für Bewusstsein verantwortlich? Es ist das Vorderhirn, das asymmetrisch ist und sich von allen anderen Bereichen des Gehirns unterscheidet. Das retikuläre System, das limbische System – sie sind vollkommen symmetrisch. Auch ihre Verbindungen sind anders, und ihre Arbeitsgeschwindigkeit. Alle sind schneller als das Vorderhirn. Alle anderen Bereiche sind symmetrisch, schnell und eng mit dem Thalamus verbunden, also mit Gefühlen, Stimmungen und Einstellungen. Das retikuläre System verfügt über alle denkbaren Verbindungen.

Das limbische System ist weitestgehend seriell organisiert. Alle Synapsen und Axone sind seriell angeordnet, eines nach dem anderen. Im Vorderhirn verlaufen die meisten Verbindungen dagegen parallel und sind langsam, ungefähr zehnmal langsamer als in allen anderen Teilen des Nervensystems. Sie sind asymmetrisch. Sie haben kaum Verbindung zum Thalamus. Die Asymmetrie ermöglicht uns, den Unterschied zwischen rechts und links zu erkennen – einen Gegensatz. Wir haben die idiotische und infantile Tendenz, alles in Gegensätze zu unterteilen.

Wir sagen zum Beispiel hell und dunkel, als ob hell das Gegenteil von dunkel wäre; das ist es nicht. Dunkel bedeutet die Abwesenheit von Helligkeit und nicht das Gegenteil von hell. Wir können sehen, dass der Raum draußen, der jede Menge Licht von der Sonne bekommt, trotzdem nicht erhellt ist; er ist dunkel. Kalt und warm sind keine Gegensätze. Kalt bedeutet nur ein bisschen weniger warm als warm und eine geringe Mobilität der Atome und Elektronen. Das ist kein Gegensatz. Schon Korzybski[1] hat dargelegt, dass ein solches Denken infantil ist. Es beruht auf dieser Struktur in uns, die nach schlichter Gegenüberstellung verlangt. Wenn ein Kind das entdeckt, ist es sofort davon fasziniert. Der Säugling dreht, wendet und schmeckt stundenlang, weil etwas unterschiedlich ist, und das ist eine Asymmetrie, die er nicht auflösen kann. Wir gewöhnen uns daran, aber es bleibt rätselhaft. Warum kann man die rechte Hand nicht in einen linken Handschuh stecken? Es ist idiotisch, aber so ist es. Geniale Mathematiker haben versucht, dieses Rätsel zu lösen. Sie sagen, es sei zu lösen, wenn wir eine vierte Dimension dazu nähmen, aber «vierte Dimension» sagt doch keinem was. Also, wir haben ein Vorderhirn, das in der Lage ist, langsamer zu funktionieren als die anderen Bereiche, asymmetrisch ist, Bereiche direkt kontrolliert, weil seine Verbindungen parallel verlaufen, und unbewusste, primitive Reaktionen aufheben kann. Weil es langsamer ist, hat es die Möglichkeit, wie jede neu errichtete Schicht des Nervensystems das Hinterhirn zu beeinflussen. Es kann dieses modulieren, um mehr Abstufungen, größere Differenziertheit, allmählicheres Verständnis und feinere Wahrnehmung zu ermöglichen. Und das ist es, was unser Bewusstsein tut. Das Vorderhirn arbeitet demnach langsamer, es kann erkennen, was im Körper geschieht und diese Vorgänge entweder anhalten oder verstärken. Sie bewegen zum Beispiel gerade Ihren Kopf, weil

Sie verstanden haben und «ja» sagen wollten. Aber Sie hätten auch lächeln können, bzw. wenn Sie jetzt lächeln wollen, können Sie es hemmen oder verstärken. Hindern Sie sich am Lächeln. Das wäre nicht möglich, wenn Ihr Denken schnell wäre. Sie können es im Alltag beobachten. Wenn Sie im Gehen auf etwas ausrutschen oder den Fuß auf eine Treppenstufe setzen, die in Wirklichkeit nicht vorhanden ist, reagiert ihr Körper sofort, doch Sie wissen nicht, wie. Erst im Nachhinein, mit dem langsamen Gehirn, das beobachtet hat und Ihnen sagt, was Sie getan haben, sind Sie in einem Zustand, den ich «Bewusstsein» nenne.

R: Wenn ich eine solche Erfahrung mache und den Fuß auf eine Stufe setze, die es gar nicht gibt, ist das für mich fast wie ein Schock.

F: Es ist ein Schock.

R: Sie sagen also, es sei das Vorderhirn, das diese Art von Schock hervorruft?

F: Nein. Jede höhere Schicht in der Evolution, die Schicht über der niedrigsten also, (und die, wie Jackson dargelegt hat, beim stehenden Körper in der Tat oben liegt) kommt nicht nur später, sondern ist auch in Bezug auf die Struktur höher entwickelt. Aus diesem Grund hat wurde der Begriff «höhere Nervenzentren» gebräuchlich. Das Vorderhirn arbeitet jedoch nicht so schnell wie die alten, primitiven Anteile des Gehirns. Diese blicken auf eine fünfzig oder sechzig Millionen Jahre alte Erfahrung zurück und sind durch Evolution, Mutation und das Überleben des Stärkeren zu einer äußerst starken, stabilen und zuverlässigen Maschinerie geworden. Das Vorderhirn ist dagegen eine neuere Struktur des menschlichen Gehirns. Bewusstsein ist ein neues Phänomen im Gehirn – und der Natur im Allgemeinen – und deshalb ist es schwach. Es ermöglicht feinere Abstufungen, genaueres Einschätzen und mehr Vielfalt. Doch für rasches Reagieren müssen wir uns auf das alte Hirn verlassen, denn bis wir realisieren, dass es sich um eine Bananenschale handelt und unser weiteres Vorgehen beschlossen haben, haben wir uns längst den Hals gebrochen. Wenn wir im Auto sitzen und plötzlich eine Ölpfütze vor uns auftaucht, sind wir längst tot, bevor wir uns zur Erkenntnis durchringen, dass es sich um eine Ölpfütze handelt. Die

Langsamkeit beruht vor allem auf der Asymmetrie. Dazu kommt Folgendes: Wir haben gesagt, dass das Vorderhirn kaum mit dem Thalamus in Verbindung steht; das bedeutet, es tritt während heftiger Emotionen nicht in Funktion. Wenn wir wütend sind, haben wir keine bewusste Kontrolle über uns und denken wie ein Idiot. Wenn der Thalamus gereizt ist, hat das Vorderhirn kaum eine Chance, irgendetwas zu unternehmen. Die Erregung verteilt sich, und die höhere, feine Kontrolle gibt auf. Es gibt alle möglichen Tricks wie Zählen oder die Augen schließen, um die Erregung, die das Vorderhirn überflutet, zu reduzieren. Damit können wir wieder bewusste Kontrolle über uns erlangen; andernfalls haben wir keine Kontrolle.

Das zeigt uns auch, dass klares Denken ohne Emotionen geschehen muss. Wenn wir eifersüchtig sind, spielt unser Denken verrückt. Wenn wir Angst haben, ist unser Denken nichts wert – wir können kein Problem lösen. Wenn wir wütend, eifersüchtig oder ängstlich sind, ist unser Denken schlechter als das eines Hundes, der vor einem Stock wegrennt.

Sie sehen, Bewusstsein wird so viel greifbarer, viel realer als nur ein Wort. Sie sehen, dass ein mangelndes Bewusstsein über wenig Bewusstheit vom Körper verfügt. Das ist alles. Bewusstsein zeichnet sich durch seine Fähigkeit aus, herauszufinden, was die anderen Nervenzentren tun. Unsere Hand ist nicht anders als die Hand aller Affen, doch Sie können einem Affen nicht beibringen, feine Arbeiten zu verrichten wie Geige spielen, schreiben oder Diamanten schleifen. Das sind Arbeiten, die eine bestimmte Kraft der Beobachtung erfordern. Für Malen oder Zeichnen gilt das Gleiche. Ich nehme ein Blatt Papier, ich schaue Sie an, und was tue ich? Ich wäge die Hand ab: Wird sie mir gehorchen und das zu Papier bringen, was ich sehe? Zudem ist das Format kleiner, d.h die Bewegung ist in topografischer Hinsicht korrekt, aber der Maßstab ist anders. Ich muss mich beobachten, muss fühlen, ob meine Hand das tut, was ich sehe, und Verhältnisse beurteilen. Wo befindet sich Ihre Augenbraue im Verhältnis zu Ihrem Haar? Wie weit ist sie vom Mund entfernt? Das ist Bewusstsein. Man muss sich beobachten und seine Empfindungen ins Verhältnis setzen. Das Bewegen der äußeren Aufmerksamkeit nach innen – durch Augen, Ohren und Berührung – das ist «Bewusstsein».

Marty Fromm: Was ist dann Bewusstheit? Welchen Platz nimmt sie ein?

F: Bewusstheit ist der Teil des Bewusstseins, der mit Wissen zu tun hat. Wir sitzen beispielsweise alle hier. Können Sie mir sagen, ob Sie im gleichen Abstand zu ihr oder zu ihm sitzen? Sie wissen es, Sie sehen es, doch wissen Sie es nicht. Wann werden Sie es wissen? Wenn Sie beobachten, was Sie mit den Bewegung Ihrer Augen abschätzen. Das ist Wissen. Zuvor hatten Sie eine vage Ahnung – das ist Bewusstsein. Doch Sie wissen nicht, ob die Abstände gleich sind oder nicht. Sie wissen so manches nicht. Sie wissen beispielsweise nicht, wie viele Türen dieser Raum hat; Sie haben sie gesehen. Wie viele Treppenstufen gibt es bei Ihnen zuhause? Sie sind sie Millionen Mal rauf und runter gegangen. Wie viele Fenster hat das Haus, in dem Sie wohnen? Das Haus, in dem Sie geboren wurden? Wie viele Kacheln? Sie wissen es nicht, denn Sie brauchen dieses Wissen nicht. Doch wenn Sie es wissen müssten, was tun Sie dann? Sie gehen hin und zählen die Stufen, Fenster und Kacheln. Wie zählen Sie die? Sie beobachten, wie viele Veränderungen in der Bewegung der Augen, der Bewegung des Fingers, der Bewegung des Kopfes oder der Bewegung der Aufmerksamkeit auftreten. Das können Sie sogar in Ihrer Vorstellung tun. Sie können sich den entsprechenden Raum vor Ihrem inneren Auge vergegenwärtigen und sagen: «Sehen Sie, hier ist die erste Tür und dort ist die Tür zur rechten …» Sie scannen das, von dem Ihr Bewusstsein weiß, dass es das Millionen Mal getan hat; es wird jedoch erst dann zu systematischem Wissen, wenn Sie über Bewusstheit verfügen.

Momente von Bewusstheit sind bei den meisten Menschen äußerst rar. Menschen, die die Welt, in der wir leben, hervorgebracht, geschaffen und verändert haben, haben ihre Bewusstheit verbessert. Einige haben beispielsweise herausgefunden, dass dieser Bleistift im Grunde aus porösem Material besteht – aus Atomen. Und sie haben ziemlich viele Jahre gebraucht, bis sie erkannten, dass Atome die kleinste teilbare Materie darstellen. 1943 habe ich etwas vorhergesagt, was heute die ganze Welt weiß, was heute alle Wissenschaftler sagen; ich habe es gesagt, bevor jemand von einer Wasserstoffbombe gehört hatte. Ich sagte damals, dass es einen Kern und Protonen und Atome gibt.[2]

Bennett L. Shapiro: Das Rutherford-Bohr-Atommodell.

F: Ja, und ich sagte in diesem Buch, sie wären eine Bande von Schwachköpfen, alle diese Wissenschaftler, denn der Gegenstand ihrer Untersuchungen, die Partikel, haben so eine kurze Lebensspanne, und heute wissen wir … Wenn ich mir anschaue, was ich damals gewusst habe, weiß ich nicht, wie ich das gemacht habe.

Bennett L. Shapiro: Sie haben dieses Material 1943 das erste Mal vorgestellt.

F: Niemand hat sich dafür interessiert

Bennett L. Shapiro: Ich habe dieses Buch sehr sorgfältig gelesen, und war sehr beeindruckt, dass dort immer noch ein paar Dinge drinstehen, derer sich die Leute nicht bewusst sind. Ich mag vor allem das, was Sie auf Seite 32 sagen. Dort steht: «Leben wird, ebenso wie die materielle Welt, vermutlich niemals zu etwas sehr Einfachem reduziert werden, wenn nicht eine völlig neue Art des Denkens, die nicht auf Kausalität beruht, entwickelt wird …»

F: Heutzutage weiß das jeder. In diesem Buch gibt es viele Dinge, mit denen ich meiner Zeit fünfundzwanzig Jahre voraus war. Deswegen bin ich auch so unglücklich: Ich werde erst berühmt, wenn ich bereits kurz davor bin, zu sterben. Wie auch immer, Sie sehen, hier steht, es sei völliger Blödsinn zu meinen, es gäbe nur Elektronen, Protonen und Neuronen; wenn wir genauer hinsehen, sehen wir, dass es Tausende von Teilchen gibt, die sich bilden und zerfallen, und eine solche Vielfalt besteht. Wir kennen nur die, die sehr stabil sind.

Ich denke, dass es möglich ist, Bewusstsein zu verbessern, weil «Bewusstsein», so wie ich es definiere, in der Qualität besteht, mit der die höheren Nervenzentren beobachten, was in den niedrigeren geschieht. Und das, dieses Beobachten, wurde nur den nützlichen Dingen zuteil, welche die Menschheit in dem langen, erbärmlichen Leben, das sie bisher geführt hat, für unabdingbar hielt. Bis zu den letzten paar Jahrzehnten hatten die Menschen keine Zeit, sich mit Bewusstsein zu befassen; sie waren ausschließlich mit unmittelbaren Gelüsten beschäftigt: Essen, Sehen und Greifen. Deshalb existierte Bewusstsein nur in den Fingern, dem Mund, den Augen und ein wenig auch in den Genitalien. Es war Freuds großes Verdienst, Schwierigkeiten in Bezug auf Denken und Fühlen in diesen Bereichen zu entdecken. Er sprach von der «analen» und «orale Phase» und war ein Mann, der sich nur in Worten damit befasste. Wenn er über Unbewusstsein spricht, sagt er die gleichen Dinge, die ich Ihnen über Bewusstsein erzähle – dass es anal, oral, genital ist, weiter nichts – und manipulativ, aber das hat er ausgelassen, weil er die Sache nicht ordentlich durchdacht hat. Er hat das wahre Problem nicht verstanden. Seine Art zu versuchen, das Problem zu lösen, macht uns mit Es, Ich und Über-Ich allesamt zu Schizophrenen. Sie haben drei Persönlichkeiten. Wer sind Sie nun?

R: Macht die Tatsache, dass uns das Vorderhirn diesen Augenblick des Innehaltens erlaubt, diese feine Ein- und Abstimmen, ein vereintes Bewusstsein anstelle eines geteilten Bewusstsein möglich – anstelle von vielen verschiedenen oralen, analen und genitalen Fragmenten?

F: Das ist möglich, doch unsere Kultur hat das nie erkannt. Sie hat den Menschen geschult, als handle es sich bei ihm um eine dieser primitiven Strukturen wie ein Tier, ein Hund, eine Maschine oder allenfalls ein Telefon; so, wie ihn sich die Behavioristen vorstellen: nur Aktion–Reaktion. Doch stellen Sie den Behavioristen eine einzige Frage: Wie kommt es, dass eine Ratte, eine Maus, ein Kätzchen und ein Mensch neugierig zur Welt kommen? Warum schauen sie sich um, wenn sie alles gegessen haben? Was treibt einen Menschen dazu an, zu wissen? Neugierde ist etwas, das von innen nach außen dringt, nicht anders herum, und sie existiert, bevor Erfahrungen gemacht wurden. Ein Säugling ist neugierig, bevor er in der Lage ist, irgendetwas zu tun. Alle Tiere sind neugierig. Das erste Gesetz in diesem Maschinen-Telefon-Austausch ist folgendes: Etwas wirkt auf uns ein, es gibt einen Reiz, wir sind konditioniert und eine Reaktion erfolgt. Bedingte Reflexe funktionieren nur, wenn der Reiz befriedigt wurde. Wenn wir einen Hund füttern und dann mit dem Glöckchen läuten, reagiert er nicht noch mal. Wenn wir die Glocke läuten und ihm innerhalb von drei Sekunden etwas zu fressen geben, bringen wir ihm bei, beim Ertönen der Glocke den Speichelfluss anzuregen. Diese Bedingung existiert nicht beim Menschen, der über Vorstellungskraft verfügt. Wenn wir den Hund füttern und dann die Glocke läuten, werden wir niemals einen konditionierten Reflex erzeugen. Beim Menschen haben wir es mit einem Wesen zu tun, das denken und die Reihenfolge ändern kann. Wenn er die Reihenfolge ändert, bleibt die Sache ohne Wirkung.

Fromm: Wer waren Ihre Lehrer?

F: Ich war mein eigener Lehrer. Ich weigerte mich, an die Universität zu gehen und Medizin zu studieren. Ich weigerte mich, programmiert zu werden wie alle anderen. Ich sagte, es mache mir nichts aus, meine eigenen Fehler zu machen, aber ich wolle nicht durch die Autorität eines berühmten Professors lernen. Er würde mich überzeugen, weil er es besser wüsste, und nach einem halben Jahr würde ich meine gesamte Neugierde verlieren. Ich würde lernen wie jeder andere auch – und ein gutes Diplom machen.

R: Wann wurden Sie geboren?

F: Am 6. Mai 1904.

R: Wo?

F: Wo? In einem Bett.

R: In welcher Stadt, welchem Land?

F: Ich habe drei Mal die Staatsangehörigkeit gewechselt, bevor ich dreizehn Jahre alt war. Erst war ich Pole, dann Deutscher, dann Russe. Inzwischen denke ich, es ist irgendwas zwischen den letzten beiden.

R: Wie alt waren Sie, als Sie nach Israel gingen?

F: Ich ging 1918 nach Israel, da war ich vierzehn Jahre alt. Ich ging allein, ganz allein.

R: Sie sagten, vor diesen Vorlesungen wären zwölf Jahre Arbeit erforderlich gewesen, bevor Sie *Der Weg zum reifen Selbst* geschrieben haben.

F: Ich habe an mir selbst gearbeitet und meine eigenen Knie geheilt. Sie bereiteten mir Probleme, und die Ärzte sagten, eine Operation ließe sie steif werden.

R: Es war also Ihre eigene körperliche Einschränkung, die sie zum Lernen veranlasste?

F: Ja. Ich dachte, ich würde ihre Struktur gründlich studieren und das Problem auf diese Weise selbst lösen.

R: Wann haben Sie den Bereich der Physik verlassen, um sich voll und ganz der Körperarbeit zu widmen?

F: Niemals, ich habe diesen Bereich niemals verlassen. Es gab eine Phase von etwa sieben Jahren, in der ich das hier aufgegeben habe und zur Physik zurückkehrte ... Ich ging nach Israel und arbeitete in der wissenschaftlichen Armee der Israelischen Streitkräfte, wo ich für die Abteilung für Elektronik verantwortlich war. Dazu hatten Sie mich dorthin geholt.

R: Haben Sie andere ausgebildet, die gleiche Form der Einzelarbeit zu machen wie Sie?

F: Ja, ich habe eine Gruppe gebildet, der vierzehn Personen angehörten. Die erste Gruppe, die ich ausgebildet habe, traf sich drei Jahre lang jeden Tag und arbeitete zwei Stunden mit mir und zwei Stunden unter meiner Supervision. Sie arbeiteten aneinander und an mir. Sie haben die Techniken an mir ausprobiert, selbst wenn sie diese nicht richtig ausführen konnten. Wir arbeiten, um die Sensibilität unserer Hände und die Bewusstheit zu steigern, die spürbar ist, wenn unsere Hände den Körper berühren. Wir suchen nach kleinen Unterschieden – degeneriertem Gewebe, Muskeln, die permanent in die Länge gezogen sind, Infiltrationen in den Faszien. Das erfordert nicht nur Feinheit, wir müssen auch wissen, was wir berühren. Jeder, der zehn Hände auf eine bestimmte Weise berührt, wird merken, dass sie alle unterschiedlich sind. Er hat die Sensibilität, aber er verfügt nicht über mein Geschick und weiß daher nicht, was er tut. Um ihm beizubringen, was er fühlt, muss ich seine eigene Selbsterkenntnis steigern. Ich muss also mit meinen Händen an allen arbeiten, einem nach dem anderen, muss sie alle betreuen und zur gleichen Zeit ihre Bewusstheit für sich selbst und ihre Fähigkeit, Dinge zu erkennen und einzuschätzen, verbessern.

R: Versuchen Sie, die Ausbildungszeit auf ein Jahr zu komprimieren?

F: Ich versuche nicht, etwas zu komprimieren. Die Sache ist die: In der ersten Gruppe waren einige, die mit bemerkenswerter Leichtigkeit lernten. Einer war Professor für Anorganische Chemie, ein anderer Neurologe, Psychiater und Leiter einer psychiatrischen Klinik. Doch es waren andere dabei, die Zeit brauchten, um zu lernen. Nachdem wir fertig waren und sie ein Jahr lang ihre eigene Arbeit getan hatten, baten alle um einen weiteren Monat zusammen, weil sie Dinge erkannt hatten, deren Bedeutung ihnen zuvor nicht klar gewesen war, und neue Dinge gefunden hatten, die sie ausprobieren wollten. Es ist genau wie bei jungen Ärztinnen und Ärzten, die das Medizinstudium abschließen und beginnen, zu praktizieren, aber weiterhin Patienten ins Krankenhaus schicken, weil es Dinge gibt, bei denen sie sich nicht auf sich selbst verlassen wollen.

R: Wie lange ist die Ausbildungszeit bei Ihnen jetzt?

F: Ich habe in der letzten Zeit keine Ausbildungen durchgeführt.

R: Werden Sie eine neue Gruppe beginnen?

F: Das sollte ich, aber hier in Amerika begegne ich großen Schwierigkeiten. Die Leute hier glauben, Sie könnten alles in einer Art Marathon bewältigen. Marathon-Workshops, Marathon-Lernen – immer zwei Wochen aufs Mal. Einige besuchen einen zweiwöchigen Kurs und fangen dann an zu unterrichten.

14. Ein Gespräch mit Moshé Feldenkrais (1977)

The New Sun

The New Sun war eine monatlich erscheinende Publikation zum Thema Spiritualität, Gesundheit und alternative Lebensweisen. Die 1976 gegründete Zeitschrift war die erste ihrer Art in den Vereinigten Staaten. Dieses Interview wurde 1977 in New York von der Belegschaft der *New Sun* geführt: Bruce Silvey, Eliot Sobel und Chana Benjamin.

Wir hatten vor diesem Interview das Privileg zu sehen, wie Feldenkrais mit einer Klientin arbeitete – einer Frau, die, wie wir erfuhren, an Krebs im fortgeschrittenen Stadium litt. Am Ende der kurzen Sitzung machte sie einen sehr beschwingten und dankbaren Eindruck.

The New Sun: Kam der Stimmungswechsel durch Ihre Arbeit an ihrem Körper zustande?

Moshé Feldenkrais: Ich arbeite nicht am Körper. Ich arbeite an der Person, nicht am Körper. Ich wüsste von keinem Körper ohne Person.

TNS: Es sah aus, als hätten Sie mit den Knochen, der Wirbelsäule und den Muskeln gearbeitet …

F: Nein, nein, wie kann man an einem Knochen arbeiten? Was machen Sie mit einem Knochen? Ich arbeite an der Person, das heißt, ich organisiere seine Stimmung, sein Verständnis neu … Schauen Sie, ich bin noch nie einem Menschen begegnet, bei dem Denken, Fühlen, Spüren und Bewegen nicht als eine zusammenhängende Sache geschah – ich habe noch niemanden gesehen, bei dem diese Dinge voneinander getrennt waren. Wir trennen sie im Sprechen und Schreiben, doch Sie sind jetzt hier. Sind Sie mit Ihrem Körper oder mit Ihrem Gehirn hier?

TNS: Mit allem zusammen.

F: Wie können Sie dann sagen … Passen Sie auf, ich gebe Ihnen ein ganz blödes Beispiel: Wenn ich Ihrem Körper ein Bein abnehme, wer ist der Krüppel?

TNS: Das Bein oder der Körper?

F: Oder Sie! Ich befasse mich mit Ihnen, nicht mit dem Bein, nicht mit den Muskeln und nicht mit dem Nervensystem, sondern mit dem gesamten Menschen; mit dem Gefühl, dem Verständnis, Ihrem Bild von sich selbst und allem anderen.

TNS: Also gut, was tun Ihre Hände – physiologisch betrachtet – mit dieser Person?

F: Ich wecke ihre Bewusstheit für Denken, Fühlen, Spüren und den Körper.

TNS: Ist das bei jedem anders?

F: Selbstverständlich.

TNS: Wie wissen Sie, wo Sie beim Einzelnen ansetzen müssen?

F: Wenn Sie erst einmal meine Erfahrung und mein Wissen haben, werden Sie das auch wissen.

TNS: Es ergibt sich offensichtlich aus Ihrer Erfahrung und Ihrer langjährigen Arbeit auf diesem Gebiet.

F: Nein, zuallererst ergibt es sich aus der Theorie. Viele Menschen arbeiten mit dem Körper: Warum tun nicht alle das Gleiche? Niemand tut das, was ich mache. Offensichtlich ergibt es sich nicht aus der Arbeit mit Menschen. Wenn man eine Theorie hat, dann schult und modifiziert die Erfahrung sowohl das Verständnis als auch die zukünftigen Erfahrungen. So funktioniert Wissenschaft.

TNS: Betrachten wir es aus dem Blickwinkel der Leser, die ein Interview mit Ihnen lesen werden und … Bitte erklären Sie uns Ihre Arbeit.

F: Für mich besteht ein Mensch aus einzelnen Knochen, die nie den geringsten Einfluss auf ihre Anordnung hatten, ebenso wenig wie Ziegel wissen, wie ein Haus gebaut wird. Knochen reichen also nicht. Muskeln können sich nur zusammenziehen oder aufhören, sich zusammenzuziehen. Wenn alle Muskeln gleichzeitig kontrahierten, was wäre das für ein Mensch? Dieser Mensch könnte nicht sitzen, er könnte nichts tun. Nur kontrahieren und die Kontraktion lösen. Wozu wär das gut? Wir brauchen also ein Gehirn. Wir brauchen ein Nervensystem, das Impulse verteilt, damit der Körper auf diese oder jene Weise kontrahiert wird und steht, sitzt, geht bzw. tut, was immer ein Mensch tun mag. Doch das Gehirn an sich, kann das sprechen? Kann es gehen? Kann es schreiben? Kann es pfeifen? Kann es singen? Kann es Musik machen? Bei seiner Geburt verfügt der Mensch nur über die physiologischen Funktionen, die angeboren sind und sein Überleben sichern, beispielsweise die Atmung, sonst nichts. Ich wiederhole: Er kann nicht schreiben, er kann nicht sprechen, er kann keine Musik machen, er weiß nicht, wie spät es ist. Aber das Gehirn wird lernen. Sie haben Englisch gelernt. Wie haben Sie das gemacht?

TNS: Es wurde mir beigebracht.

F: Es wurde ihnen nicht beigebracht; niemand hat Ihnen als kleines Kind Englisch beigebracht.

TNS: Ich habe es gehört.

F: Sie haben es gehört. Ach ja? Aber wie haben Sie es gelernt?

TNS: Durch Wiederholung.

F: Niemand hat ein und dieselbe Sache für Sie wiederholt.

TNS: Nun, ich habe zum Beispiel meinen eigenen Namen gehört; mit dem wurde ich beständig angesprochen.

F: Und wie lange hat es gedauert, bis Sie erkannt haben, dass Sie kein Name sind? Also gut, Sie sprechen Englisch, weil Sie Englisch gehört haben. Ihr Nervensystem wurde durch die Erfahrungen, die Sie selbst als Kind gemacht haben, früh im Hinblick auf Englisch verschaltet. Alle anderen Dinge wurden auf der Grundlage der Erfahrungen, die dieses Nervensystems in dieser Umgebung machte, verschaltet. Das wirklich Wichtige ist demnach die Umgebung, das Nervensystem, die Muskeln, die Knochen. Das wirklich Wichtige ist das Verschalten, der Lernprozess. Ich habe lediglich klar erkannt, dass in dieser kompletten Schleife nichts vernachlässigt werden darf, wenn man irgendeine Verbesserung in diesem Wesen erreichen möchte.

TNS: Wenn ich ein Problem habe, ist demnach vermutlich irgendwo die Verbindung unterbrochen?

F: Wieso unterbrochen? Die ganze Sache ist erlernt, und wir haben sie von Menschen gelernt, die uns nicht unterrichtet haben: Es ist einfach passiert, es ist Zufall, Glück, wir haben keinen Einfluss darauf. Deswegen kann es gut sein oder schlecht sein. Und wenn sich zudem keiner des Prozesses bewusst ist, wachsen alle heran und glauben, die Sache sei eben so. Unsere Vorstellungen entsprechen dem, was unsere Umgebung an uns weitergibt: Dass der Körper eine Sache ist und der Verstand eine andere und das Skelett eine weitere; und wir entwickeln hunderttausende verschiedener Methoden, die sich alle einer bestimmten Sache widmen, die keine Konsequenzen nach sich zieht.

TNS: Sind wir Ihrer Ansicht nach voll und ganz Opfer des Schicksals?

F: Wieso Opfer? Wir sind die Autoren! Wir sind Opfer und Täter zugleich, denn manche Menschen halten inne und denken nach. Leonardo da Vinci hat innegehalten und nachgedacht, Freud hat innegehalten und nachgedacht, Zarathustra hat innegehalten und nachgedacht. Aber einige andere nicht. Also bleiben sie …

TNS: Maschinen.

F: Maschinenähnlich. Intelligente Maschinen, sehr schlaue Maschinen, erstklassige IBM-Computer. Doch sie brauchen immer noch jemanden, der eine Art Ticket oder eine Lochkarte in sie hineinsteckt, damit sie funktionieren. Ich bin überzeugt, dass der Mensch die Freiheit hat zu wählen, aber er kann erst dann frei wählen, wenn er in der Lage ist, eine Sache auf unterschiedliche Arten und Weisen zu tun. Wenn er keine Alternative zur Verfügung hat, worin besteht dann seine freie Wahl?

TNS: Sind Sie in Ihrem Leben an einen Punkt gekommen, an dem Sie bemerkt haben, dass Sie wie eine Maschine funktionieren, und dann etwas dagegen unternahmen?

F: O ja, ich wusste schon als Kind, dass ich eine Maschine war. Ich habe gesehen, wie andere komplett maschinenmäßig waren.

TNS: Was haben Sie dagegen unternommen?

F: Ich wusste nicht, was ich tun sollte. Ich tat, was Sie auch tun: Ich versuchte, es herauszufinden, und habe gemerkt, dass es nicht funktioniert; also wurde ich ein Wissenschaftler wie jeder andere.

TNS: Im Allgemeinen weiß ein Mensch nicht, was er dagegen tun soll. Wenn er zu Ihnen kommt, kann er einige Möglichkeiten herausfinden. Wenn er nicht zu Ihnen kommen kann …

F: Es ist weder so einfach noch so komplex. Ich kenne niemanden, der nichts an sich auszusetzen hätte. Ich kenne niemanden, der nichts an seinem Sehvermögen auszusetzen hätte, ich kenne niemanden, der nichts an seiner Haltung auszusetzen hätte, ich kenne niemanden, der nichts an seiner Atmung auszusetzen hätte, und ich kenne niemanden, der denkt, sein Leben sei so gut, wie es nur sein könnte und genau so, wie er es sich wünscht. Jeder fühlt also, dass er irgendwo verkorkst ist und wirklich keine Wahl hat. Was tut er also? Er macht weiter wie bisher, er hat keine Wahl. Die Leute, die zu mir kommen, kommen ohne zu wissen, was ich ihnen beibringen werde. Keiner von ihnen weiß das. Sie kommen, wenn ihre Beschwerden so groß werden, dass sie Hilfe brauchen; sie gehen sie los und suchen danach. Sie machen Bioenergetik, sie machen eine Analyse, sie meditieren, sie probieren fünfzig verschiedene Methoden aus, alle gleichzeitig, sie machen Tai Chi, Aikido, gehen schwimmen, meditieren und machen Yoga – alles. Und dann hören sie, dass jemand etwas lehrt, das weder dies noch das noch jenes ist, und es kommt ihnen sehr merkwürdig vor. Die, die auf der Suche sind, kommen zu mir, und ich muss sagen, dass die meisten von denen, die all diese Dinge tun, genau die Leute sind, die sehr wohl wissen, dass sie ihr Potential nicht verwirklicht haben, dass sie ihr Leben und sich selbst nicht in ein harmonisches Ganzes verwandelt haben. Meist kommen sie mit einem Problem zu mir, das keine andere Methode lösen kann. Und ich lehre sie das, was meiner Meinung nach das Wichtigste ist: Sich in ein menschliches Wesen zu verwandeln, das über einen freien Willen verfügt und frei wählen kann. Das bedeutet, dass ich ihnen für alles, was sie tun können, eine andere Art und Weise beibringe.

TNS: Sie sagen, Sie arbeiten an der Person …

F: Ich arbeite mit der Person.

TNS: Mit der Person. Was wir gesehen haben, war Bewegung des Körpers.

F: Nein, das sehen Sie falsch. Wie könnte ich mit dem Körper arbeiten? Der Mensch kam zu mir …

TNS: Sie unterscheiden nicht zwischen …

F: Wie könnte ich? Wenn ich den Körper für sich genommen haben könnte, könnte ich ihn in eine Kiste legen und mitnehmen. Wenn ich mit diesem Körper irgendetwas ohne das Gehirn täte … wenn ich den Kopf abschneiden würde, dann würden Sie sehen, dass alles, was ich getan habe, wertlos war.

TNS: Diese Art, mit einem Menschen zu arbeiten, scheint sich auf seine Gefühle und Einstellungen auszuwirken.

F: Wie könnte es anders sein? Jetzt, in diesem Augenblick, in dem Sie mir zuhören: Verändert das Ihre Aufmerksamkeit, Ihr Verständnis, Ihr Fühlen, Ihr Empfinden, Ihre Art zu sitzen und sich zu bewegen? Schauen Sie sich Ihre Hand an! Ich kann an Ihren Fingern erkennen, wie und was Sie jetzt denken. Ist es Ihr Körper, der diese Geste macht? Oder sind es Ihr geistiger Zustand, Ihre Stimmung, Ihre Art zu denken und Ihre Neugierde, die Ihre Hand auf diese Weise falten …

TNS: Wenn ich eine solche Haltung der Aufmerksamkeit einnehme, hilft sie mir zum einen, aufmerksamer zu sein, zum anderen spiegelt sie die Tatsache wider, dass ich aufmerksam bin.

F: Sie sind entsprechend verschaltet. Das kann geändert werden. Das ist Ihre Haltung der Aufmerksamkeit. Das heißt nicht, dass es für Sie im Moment die beste Haltung ist, aber es ist die, die Sie kennen. Sie kennen keine andere, Sie haben keine Wahl, und deshalb sind Sie wie eine Maschine.

TNS: Sie und Jean Houston[1] werden zusammen an einem Buch arbeiten, ist das richtig?

F: Das haben wir bereits getan. Es trägt den Titel Jean Houston Interviews Feldenkrais on Learning. Es geht um den Lernprozess, um das, was ich unter Lernen verstehe, nicht um akademisches Lernen. Es hat nichts mit akademischem Lernen zu tun.

TNS: Kann ein Mensch mit dieser Information vielleicht einige Sachen neu lernen?

F: Wir können die ganze Zeit neu lernen. Sie haben selbst sehr viel gelernt. Sie haben sich sehr verändert, seit Ihre Eltern Sie zur Schule gebracht haben. Sie haben eine Menge eigener Entscheidungen getroffen, und Sie haben auf eine Art gelernt, die Sie zu der Person gemacht hat, die Sie jetzt sind.

TNS: Was könnte ein Mensch tun, um das zu verändern?

F: Er muss sich nicht verändern. Es ist keine Frage der Veränderung; es ist eine Frage von werden, sich erkennen und sich selbst so zu gebrauchen, dass er die vergangenen paar Jahre nicht bereut aufgrund dessen, was er nicht getan hat – oder auch die Zukunft, was das anbelangt. Es bedeutet, dass er sich fühlt, wie sich ein Baum auf dem Feld fühlt – als Teil der Natur. Der Baum allein könnte nicht leben, die Erde könnte nicht ohne Bäume leben, und das sollte auch der Mensch fühlen – dass er Teil dieser Welt ist.

TNS: Wenn ich zu Ihnen käme, depressiv wäre und niedergeschlagen aussähe: Was würden Sie tun?

F: Ich würde fragen: Sind Sie immer traurig?

TNS: Nein.

F: Nein? Wie wussten Sie dann, dass Sie jetzt traurig sein würden, als Sie vor drei Tagen den Termin vereinbart hatten? Sie sehen, wir verwechseln Worte mit Dingen, und sobald wir sie zu einem Ding gemacht haben, merken wir, dass das Ding nicht so funktioniert, wie wir es gerne hätten. Ein Wort bedeutet für jeden etwas anderes, es hat Millionen Bedeutungen. Sie sagen «traurig» und möchten, dass ich Ihre Traurigkeit behandle. Ich kann keine Traurigkeit behandeln. Traurigkeit ist ein Ausdruck von etwas; Ihre Traurigkeit und meine Traurigkeit und seine Traurigkeit sind drei verschiedene Dinge. Traurigkeit ist bei jedem anders. Ich werde niemals aus dem gleichen Grund wie Sie traurig sein. Wenn Sie Traurigkeit sagen, gibt es also nichts, was ich tun kann. Doch ein Mensch, der traurig ist, mit dem kann ich etwas anfangen: Wie verhält er sich, damit er traurig wird?

TNS: Aber besteht nicht ein Unterschied, wenn Sie beispielsweise mit alten Menschen arbeiten und den Problemen, die mit fortgeschrittenem Alter in Verbindung stehen, wie Rheuma, Arthritis usw.?

F: Nein, da liegen Sie falsch. Wenn Sie so etwas sagen, dann interpretieren Sie wieder Sachverhalte in Worte hinein, so als ob Arthritis mit hohem Alter einher ginge.

TNS: Anstatt also zu sagen: «Ich habe Arthritis. Was können Sie dagegen tun?» würden Sie sagen: «Mit Arthritis kenne ich mich nicht aus. Aber mit Ihnen kann ich arbeiten.»

F: Ja, ich kann dafür sorgen, dass Sie so ticken, dass Sie keine Arthritis haben.

TNS: Wenn Sie anfangen, mit jemandem zu arbeiten, woran erkennen Sie dann, wo er gerade steht?

F: Ich habe anhand meiner Theorie die Methode erdacht, von der ich Ihnen erzählt habe. Wir haben eine Umgebung, ein Nervensystem, Muskeln und Knochen. Das Nervensystem, das sich in der Umgebung entwickelt, ist neugierig und versucht, mit dem, was um es herum geschieht, zurechtzukommen: berührt zu werden, einen Namen zu bekommen, Worte zu hören; es muss pinkeln und atmen usw. All das wird nach und nach zu einer vollständigen in sich geschlossenen Schlaufe, also kann ein Mensch ohne Umgebung nicht bestehen. Die Umgebung ohne den Menschen ist ohne Bedeutung, ist der interstellare Kosmos – Knochen ohne Muskeln bedeuten nichts, Muskeln ohne Nervensystem bedeuten nichts, Muskeln und Nervensystem ohne Umgebung bedeuten nichts.

Sie können sich vorstellen, was jetzt geschieht: Jedes derartige Wesen wird durch Zufall oder Glück oder astrologische Bestimmung zu einem bestimmten Zeitpunkt geboren, und das Einzige, das ein wenig Ordnung schafft in dieser Welt von Chaos und Zufall, in der es kein Mitspracherecht gibt, ist ein Nervensystem. Es sorgt bei manchen Dingen für Ursache und Wirkung, es findet eine Kontinuität und errichtet ein System, das funktioniert und sich sechzig oder siebzig oder achtzig Jahre lang aufrechterhalten kann.

Wenn Sie mich fragen, was ich tue, wenn ich mit jemandem arbeite, folge ich also dieser Idee: Durch langes Nachdenken, Berühren, Fühlen, Spüren, Arbeiten und Bewegen mit anderen Menschen habe ich herausgefunden, dass es möglich ist, sich ein theoretisches, nicht-existentes System vorzustellen – ein System, bei dem jeder Knochen so perfekt ist, wie er es anatomisch gesehen nur sein kann. Die (nicht-existenten) Muskeln sind die besten, die die Welt je gesehen hat, und auf das Wunderbarste mit jenen Knochen verbunden. Dann gibt es das Nervensystem, das seine Verschaltungen mit größter Fähigkeit und unermesslicher Leichtigkeit an alles Erdenkliche anpasst, denn Sie wissen, dass es in der menschlichen Spezies ungefähr dreitausend verschiedene Berufe und zweitausend Sprachen gibt. Ich stelle mir zudem eine ideale Umgebung vor. Nicht wie Ihren Vater oder Ihre Mutter oder meinen Vater und meine Mutter, bei denen jeder Analytiker zu dem Schluss kommen würde, all meine Hemmungen und Komplexe seien auf sie zurückzuführen, und daher der für meine Begriffe schwachsinnige Zustand besteht, dass jeder, der einen Vater und eine Mutter hat, analysiert werden muss, bis sich herausstellt, was mit diesen verdammten Eltern nicht stimmt. Ein menschliches Wesen muss Eltern haben, es muss mit ihnen leben, es muss sie mögen, hassen, ehren, verachten usw. Doch es muss in der Lage sein, sein eigenes Leben interessant, voll, reichhaltig und für sich selbst befriedigend zu gestalten.

Ich habe also eine ideale Umgebung – die auch nicht existiert – und stelle mir vor, wie ein Mensch wäre, der über eine ideale Struktur, eine ideale Umgebung und einen idealen Lernprozess verfügt. Wenn ich mit jemandem arbeite, schaue ich, ich höre, lausche und weiß. Ich kann die Struktur sehen, ich kann sehen, wie er sich an mich wendet, ich kann hören, was er sagt. Sie würden nicht glauben, wie viel Information in der Art und Weise steckt, in der ein Mensch Kontakt aufnimmt. Damit kann ich die erste auffallende Abweichung vom idealen Wesen identifizieren, das ich beschrieben habe. Ich kann mich auf diesen groben Fehler beziehen und den Menschen auf ihn aufmerksam machen – manchmal mit meinen Händen, manchmal mit einer Bemerkung. Ich nutze alles, was ich habe: meine Augen, meine Ohren, meine Hände, meinen Mund. Sobald Sie einen dieser groben Fehler beseitigt haben, ist der Mensch bereits überrascht: Wie haben Sie herausgefunden, dass mich das stört? Der auffallendsten und schwierigsten Sache, die dieser Mensch mit sich herumträgt, ist er sich nicht bewusst. Er spricht über alles andere, nur nicht darüber. Jemand rief mich beispielsweise an und sagte, er habe seit zwei Jahren Kopfschmerzen. Doch natürlich ist «Kopfschmerzen» ein Wort. Kopfschmerz bedeutet, dass zu viel Blut ins Gehirn und die Kopfhaut fließt, und die betreffende Person bringt das zuwege. Wie tut sie das? Sie hat nicht die geringste Ahnung. Ich weiß nicht, was ich mit Kopfschmerzen machen soll. Jeder Mensch hat aus einem anderen Grund und auf eine andere Weise Kopfschmerzen. Wenn Sie mir die Umgebung bringen, das Nervensystem, das Denken, Sprechen, Fühlen, Spüren und Bewegen, dann kann ich in jedem dieser Bereiche die grobe Abweichung vom Ideal feststellen, und in den Betreffenden Bewusstheit dafür wecken.

TNS: Beginnen Sie damit, einen Menschen anzuschauen und sich vorzustellen, wer dieser Mensch wäre, wenn er in der idealen Welt lebte?

F: Ja, doch wenn ich derart innehalten würde, um mir darüber klar zu werden, käme ich nie dazu, irgendetwas zu tun. Es ist bereits in meinem System. Es hat fünfzehn Jahre gedauert, das ideale System zu auszuarbeiten, also kenne ich es in- und auswendig. Glauben Sie nicht, ich könnte ein solches System erdenken, ohne mein gesamtes Verständnis dessen, was ich bin, was ich tue, wie ich denke und wie ich mich bewege zu verändern – und herauszufinden, dass ich auf eine bestimmte Art verschaltet war, dass ich keinen Einfluss darauf hatte, was ich tat. Als ich das entdeckt hatte, merkte ich, dass keines meiner Worte wirklich das bedeutete, was ich sagte. Und ich konnte merken, dass Sie das, was Sie sagen, nicht wirklich meinen. Sie sagten «traurig», und zwei Minuten später war Ihnen klar, dass das Unsinn war. Das ist unser allgemeiner Zustand; er betrifft alle menschlichen Wesen, deshalb interessiere auch ich mich dafür. Nicht weil ich etwas habe, mit dem Sie und ich uns besser fühlen. Ich empfinde kein Mitleid mit den Menschen, die in derart schrecklichen Zuständen zu mir kommen. Mein einziges Gefühl ist: Wir, der Mensch und ich, haben einen gemeinsamen Feind: Ignoranz und Zufall, bei dem wir kein Mitspracherecht haben. Dagegen haben wir nur ein außergewöhnliches Mittel: Das menschliche Nervensystem, das in Verbindung mit anderen Nervensystemen dazu fähig ist, eine Art Ordnung zu bilden, die uns ermöglicht, in einer feindlichen Welt zu leben.

TNS: Wenn jeder aus anderen Gründen Kopfschmerzen hat, heißt das, Sie können keine allgemeine Verordnung aussprechen?

F: Ooohhh, Sie wollen eine allgemeine Verordnung? Gehen Sie zum Arzt. Ihm können Sie sagen, dass Sie Kopfschmerzen haben, und er wird Ihnen Aspirin geben.

TNS: Sie könnten also nicht sagen, dass es bei Kopfschmerzen normalerweise hilft, dieses oder jenes zu tun?

F: Oh nein, gar nichts, niemals. Alle diese Leute gehen zu fünfzig Ärzten, bekommen Aspirin und Anacin mit dreiundzwanzig Prozent mehr Wirkstoffen gegen Kopfschmerz … all das … Sie kommen nicht zu mir, solange ihnen jemand helfen kann. Zu mir kommen sie, wenn sie alles ausgeschöpft haben und nichts hilft. Dann kommen sie zu mir, und ich tue nichts gegen die Kopfschmerzen, denn die Kopfschmerzen sind nichts. Was sind Kopfschmerzen? Wie kann man etwas mit einem Kopfschmerz machen? Was kann man mit ihm anstellen? Ihn wegnehmen? Zeigen Sie mir einen Kopfschmerz, den sie entnommen haben! Sie haben ihn geheilt? Wo ist er? Was haben Sie mit dem Kopfschmerz gemacht? Ich bin bloß ein Mensch. Ich kann mit einem Menschen umgehen, der mir sagt, er spüre einige Probleme in seinem Kopf, und das ist etwas anderes als einen Kopfschmerz zu heilen. Die Antwort lautet deshalb: Nirgends, nirgendwo und niemals hatte ich für etwas eine spezifische Behandlung.

TNS: Wir haben zum Teil über Ihre generelle Herangehensweise an einen Menschen gesprochen, der hereinkommt und sagt: «Helfen Sie mir.»

F: Nein, denn dann sage ich: «Was kann ich für Sie tun?»

TNS: Gut, er sagt es Ihnen, aber wie wissen Sie, was zu tun ist?

F: Woher wissen Sie, wie Schlucken geht? Sagen Sie mir, wie Sie schlucken, dann sage ich Ihnen, wie ich es weiß. Antworten Sie mir.

TNS: Es kommt ganz von allein.

F: Dann kommt es ganz von allein, dass ich denke und schlau bin. Es fällt mir leicht, zu verstehen, zu fühlen, zu spüren und zu tun.

TNS: Vielen Dank, Dr. Feldenkrais.

Anmerkungen

Vorwort

1 Hinweisen zufolge existieren unter Umständen weitere Texte, doch wir konnten selbst nach gründlicher Suche keine finden.

2 Leider war diese Autobiografie noch in einer sehr rohen Fassung, als Feldenkrais starb, und wurde daher niemals veröffentlicht.

Kapitel 1

1 Michael Wolgensinger hat mehr als zwanzig viel gelobte Bücher über Fotografie veröffentlicht; zwei der bekannteren Titel sind «Zürich» und «Spanien». Feldenkrais verbrachte oft mehrere Wochen bei den Wolgensingers; wenn er in Europa weilte, war ihr Haus wie ein zweites Zuhause für ihn. Bei diesen Besuchen machte Michael Wolgensinger zahlreiche Fotos, und wir danken seiner Tochter Lea Wolgensinger für die Erlaubnis, die Fotografien ihres Vaters in diese Sammlung aufzunehmen.

2 Georges Ivanovich Gurdjieff (1866–1949) war ein griechisch-armenischer spiritueller Lehrer, der im frühen 20. Jahrhundert vor allem in Russland und Frankreich unterrichtete. Feldenkrais interessierte sich sehr für seinen Ansatz und tauschte sich eingehend mit etlichen seiner Schüler aus. Gurdjieff vertrat die Ansicht, dass die meisten Menschen ihr Leben in einer Art Wachschlaf verbringen und vermehrte Aufmerksamkeit und Eigenbeobachtung vonnöten sind, um aufzuwachen. Die «Stopp Übung», auf die Feldenkrais hier verweist, war eine der zahlreichen Praktiken, mit denen auf dieses Ziel hingearbeitet wurde. Darüber hinaus nutzt «Die Arbeit» (wie Gurdjieffs Ansatz genannt wurde) eine ausgeklügelte Form der Bewegungsarbeit in Verbindung mit Achtsamkeitspraktiken, Meditation und intensiver Interaktion in der Gemeinschaft, um innere Entwicklung zu kultivieren. Gurdjieff sprach in seiner Lehre von den drei Zentren Denken, Fühlen und Bewegen; ein wichtiges Ziel seiner Arbeit besteht darin, ein Gleichgewicht zwischen diesen Zentren zu formen.

Kapitel 2

1 Zu näheren Angaben zu Gurdjieff siehe obige Anmerkung. Peter Ouspensky (1878–1947) war zunächst ein Anhänger von Gurdjieff; später spaltete er sich von ihm ab und gründete seine eigene Gruppe. Bekannt ist Ouspensky vor allem durch sein Werk «Auf der Suche nach dem Wunderbaren», einem Bericht über seine ersten Erfahrungen mit Gurdjieff und das, was er in den zehn Jahren seiner Studien mit ihm gelernt hatte.

2 Edmund Jacobson (1888–1983) entwickelte im frühen 20. Jahrhundert eine Methode der progressiven Entspannung. 1938 erschien sein Buch *Progressive Relaxation* bei University of Chicago Press.

3 Ernst Heinrich Weber (1795–1878) war der erste, der die Fähigkeit des Menschen, sensorische Kontraste wahrzunehmen, systematisch erforschte. Gustav Theodor Fechner (1801–1887) erweiterte Webers Entdeckungen in experimenteller, theoretischer und mathematischer Hinsicht. Das Weber-Fechner-Gesetz besagt, dass der gerade noch wahrnehmbare Unterschied bei allen Empfindungen auf einer Veränderung im Reiz beruht, die in einem konstanten Verhältnis zum Wert des Reizes steht. Das Gesetz lässt sich sowohl auf Geräusche, Licht und numerische Kognition als auch auf kinästhetische Sensibilität anwenden. Feldenkrais bezieht sich in der Erklärung seiner Methode ganz wesentlich auf das Weber-Fechner-Gesetz, siehe auch Seite 140 und 145.

4 Anm. der Übers.: Feldenkrais' Bezeichnung «g cm», Gramm mal Zentimeter, ist als Maß des Drehmoments (Gewicht mal Hebelarm) gedacht. 1 g cm wäre das Drehmoment, um eine 1 cm von der Drehachse (gemessen etwa von einem Gelenk bis zum Massenschwerpunkt des daran hängenden Gliedes) angebrachte Masse von 1 g zu bewegen; z. B. ein 7 cm langer Finger von 30 g würde 3,5 × 30 = 105 g cm erfordern. Physikalisch korrekt wäre die Einheit Newtonmeter (Nm). Auf der Erde entspricht 1 g cm ungefähr 0,981 Nm. Der Ausdruck «Arbeit» [work] ist natürlich ebenso physikalisch inkorrekt wie die alltägliche Verwechslung der Masseeinheit Gramm mit einer Gewichtseinheit.

Kapitel 4

1 Feldenkrais erhielt seinen Dr. rer. nat. (Docteur en sciences physiques) von der Universität Sorbonne in Paris; dort machte er die Bekanntschaft von Frédéric Joliot-Curie. Frédéric war mit Irène Curie verheiratet, der Tochter der berühmten Wissenschaftlerin Marie Curie. Die beiden nahmen den gemeinsamen Namen Joliot-Curie an. 1935 wurde den Eheleuten Joliot-Curie für ihre Arbeit über die Struktur des Atoms der Nobelpreis in Chemie verliehen. Feldenkrais arbeitete in den dreißiger Jahren mit ihnen in ihrem Labor zusammen.

2 Viele hohe Zahlen werden benutzt, um die Komplexität des Nervensystems zum Ausdruck zu bringen. Eine derzeitige Schätzung geht von mindestens 100 Milliarden (10^{11}) Neuronen und 100 Billionen (10^{14}) Synapsen innerhalb des menschlichen Gehirns aus. Was genau Feldenkrais mit 3×10^{10} (also 30 Milliarden) Teilen meint, geht auch aus dem Originaltext nicht hervor.

Kapitel 5

1 Heinz von Foerster (1911–2002) war ein österreichisch-amerikanischer Wissenschaftler, dessen Arbeit sich nach Feldenkrais' Ansicht mit seiner eigenen überschnitt. Von Foerster ist als einer der Architekten der Kybernetik bekannt und trug ganz wesentlich zu den Theorien der Systemik und des Konstruktivismus bei. Konstruktivismus ist eine Erziehungstheorie, die die Bedeutung der persönlichen Konstruktion von Wissen seitens der Schüler durch problemlösendes Vorgehen und direkte Erfahrung betont. 1977 wurde Dr. von Foerster eingeladen, seine Ideen im Rahmen von Feldenkrais' Ausbildungsprogramm in San Francisco vorzustellen, zudem hielt er ein Grundsatzreferat an einer Konferenz der Feldenkrais-Gilde. Er tauschte sich rege und fruchtbar mit der Feldenkrais-Gemeinschaft aus, unter anderem auch mit mir, der Herausgeberin dieses Buches, und ich erinnere mich voller Wärme an ihn.

2 Henri Poincaré (1854–1912) war Mathematiker, Physiker und wissenschaftlicher Philosoph mit einem besonderen Interesse an Phänomenologie. Er war äußerst produktiv und kreativ und übte in vielen seiner Tätigkeitsbereiche einen bleibenden Einfluss aus. Zu seinen mannigfaltigen Interessensgebieten zählte seine Faszination für Wahrnehmung, die zu der Arbeit führte, auf die Feldenkrais sich hier bezieht.

3 Anm. d. Übers.: Der Österreicher Ivo Kohler (1915–1985) führte die geschilderten Experimente mit Umkehrbrillen durch. Im Original ist hier von einem «Swiss ski instructor» namens Köhler die Rede, was vielleicht eine Verwechslung mit Wolfgang Köhler (1887–1967) ist, einem der Begründer der Gestaltpsychologie.

Kapitel 6

1 Der Komponist und Dirigent Igor Markevitch (1912–1983) schuf mehr als fünfundzwanzig Kompositionen und zählte in den 1930er-Jahren zu Europas führenden zeitgenössischen Komponisten. In den 1940er-Jahren widmete er sich ausschließlich dem Dirigieren und arbeitete mit vielen wichtigen europäischen Orchestern.

2 Peter Brook (*1925) ist einer der meist geachteten aktuellen Theaterregisseuren Europas und blickt auf eine lange, vielseitige und innovative Karriere zurück. Seine Arbeit war von G. I. Gurdjieffs Ideen beeinflusst; vielleicht machte er in diesem Zusammenhang Feldenkrais' Bekanntschaft. Die beiden hatten viele Jahre lang Kontakt, und Feldenkrais unterrichtete Brooks Theatergruppe über viele Jahre hinweg regelmäßig einmal im Jahr.

Kapitel 7

1 Feldmarschall Jan Christiaan Smuts (1870–1950) war ein bekannter Politiker, General und Philosoph und hatte den Ruf eines genialen Querdenkers. Er war Ministerpräsident von Südafrika, kämpfte als Feldmarschall in beiden Weltkriegen und hatte als wichtiger Vordenker großen Anteil an der Gründung des Völkerbunds und der UNO. Feldenkrais bezieht sich hier auf Smuts' 1926 erschienenes Buch *Holism and Evolution* (dt. Titel: *Die holistische Welt*) in dem er den Begriff «Holismus» prägt und ihn als «die in der Natur vorhandene Tendenz, durch kreative Evolution verschiedene Ganze zu bilden, die größer sind als die Summe ihrer Teile» definiert.

2 Milton Trager (1908–1997) entwickelte Trager®, eine Methode der psychophysischen Integration, die in philosophischer Hinsicht Überschneidungen mit Feldenkrais' Ansatz aufweist. Trager nahm an der Mandala-Konferenz teil, an der Feldenkrais diesen Vortrag hielt. Es war die erste Begegnung der beiden, und sie tauschten Einzelsitzungen aus. Feldenkrais' Bemerkung verwies auf den Umstand, dass Trager sein Medizinstudium abschloss, als er bereits fast fünfzig Jahre alt war.

3 Thomas Edison (1847–1931) war ein erfolgreicher amerikanischer Erfinder. Der Wissenschaftler und Mathematiker Johann Carl Gauss (1777–1855) gilt als einer der besten Mathematiker aller Zeiten. Pierre-Simon Marquis de Laplace (1749–1827) war Mathematiker und trug bedeutend zum Bereich der Astronomie bei.

4 Frédéric Joliot-Curie (1900–1958) war ein mit dem Nobelpreis ausgezeichneter Physiker. Feldenkrais arbeitete in den 1930er-Jahren mit ihm in Paris zusammen. Weitere Informationen siehe Kapitel 4.

Kapitel 8

1 Der Begriff «Eutonie» kommt aus dem Griechischen und bedeutet so viel wie «ausgeglichener Tonus». Mit diesem Begriff bezeichnete Gerda Alexander (1908–1994) ihren somatischen Ansatz der Entwicklung des Selbst, den sie in Dänemark lehrte. Sie definiert «Eutonie» als «Spannungszustand, der sich konstant an den Zustand oder die Aktivität des Moments anpasst»; Feldenkrais gebraucht den Begriff hier und später im Interview ähnlich. Feldenkrais und Gerda Alexander kannten sich gut. Ihre jeweiligen Herangehensweisen sind sich in vielem ähnlich, und Feldenkrais ist hier mit der Verwendung des Wortes «Eutonie» deutlich von Alexander inspiriert.

2 Mehr zum Weber-Fechner-Gesetz siehe S. 66 und die Anmerkung auf S. 258.

3 Konstantin Stanislawski (1863–1938) hat einen naturalistischen Ansatz des Schauspieltrainings entwickelt, der die internationale Welt des Theaters stark beeinflusst hat. Er betonte nachdrücklich die Wichtigkeit von psychophysischem Training und Entspannung in der schauspielerischen Ausbildung; seiner Ansicht nach «stört muskuläre Angespanntheit inneres emotionales Erleben».

4 Lee Strasberg (1901–1982) entwickelte das «Method Acting» und gründete das *Actors Studio* in New York, eine angesehene und einflussreiche Schauspielschule. Beim Method Acting greifen die Schauspieler auf eigene Emotionen und Erinnerungen zurück, um einen Charakter darzustellen.
5 Aharon Meskin (1897–1974) war ein bekannter israelischer Schauspieler, der in Israel und im Ausland auf der Bühne stand. In den 40er-, 50er- und 60er-Jahren war er oft am Broadway zu sehen. Moshé Feldenkrais war eng mit ihm befreundet und u. a. deshalb nach Tel Aviv gezogen, um in Meskins Nähe zu wohnen.
6 Yevgeni Bagrationovich Vakhtangov (1883–1922) war ein legendärer russischer Theaterregisseur, der Stanislawskis Techniken kreativ nutzte und sie mit anderen Ansätzen verband.

Kapitel 10

1 Die Hagana bestand zu Beginn aus informellen, lokal organisierten Verteidigungseinheiten, die jüdische Bauernhöfe und Kibbuzim in Palästina bewachten. Sie wurde 1920 gegründet, war zunächst kaum bewaffnet und eher dezentral organisiert. Mit der Zeit organisierte sich die Gruppe stärker und umfasste wesentlich mehr Mitglieder. Feldenkrais bezieht sich hier auf die frühe Phase der Hagana der 1920er-Jahre.
2 Jigoro Kano (1860–1938) war der berühmte und hoch geschätzte Begründer der Kampfsportart Judo. Er wird oft als Professor Kano bezeichnet, weil er den größten Teil seines Lebens als Dozent tätig war.
3 Sumiyuki Kotani (1903–1991) war einer von Professor Kanos Schülern und begleitete diesen oft bei internationalen Präsentationen. Er war einer der wenigen, denen Kano den zehnten Dan-Grad verlieh.
4 Feldenkrais' Erinnerung täuscht ihn hier vielleicht, denn anderen Quellen zufolge begegneten sich Kano und Feldenkrais im September 1933.
5 Der Dan-Grad bezieht sich auf den Grad des Schwarzgurts; sechster Dan-Grad bedeutet also Schwarzgurt sechsten Grades. Das Kodokan ist das Hauptquartier der Judo-Welt.
6 Hidekazu Nagaoka (1876–1952) war ein legendärer Judoka und langjähriger Vorsitzender des Kodokan. Er war einer der wenigen Männer, die den zehnten Dan-Grad erreichten.
7 Kyuzo Mifune (1883–1965); seine Judo-Technik war nach Ansicht vieler nach Kano die beste. Er war einer der wenigen Judokas, denen der zehnte Dan-Grad verliehen wurde.
8 Yokoyama Sakujiro (1864–1914) war einer von Kanos ersten Schülern und leitete lange Zeit das Kodokan.
9 Mikinosuke Kawaishi (1899–1969) zog 1936 nach Paris und begann, an der Schule zu unterrichten, die Feldenkrais im Quartier Latin eröffnet hatte. Kawaishi hatte damals den vierten Dan und war bereits ein erfahrener Lehrer. Feldenkrais und ihn

verband eine fruchtbare Zusammenarbeit; sie betrieben die Schule zusammen, gründeten den Französischen Judoverband und machten zahlreiche Fotos, die sie in Aktion zeigten und später sowohl in Feldenkrais' als auch in Kawaishis Büchern Verwendung fanden. In einigen Berichten über die Geschichte von Judo in Europa taucht Feldenkrais nicht auf; ungeachtet der Tatsache, dass Feldenkrais 1933 für die Eröffnung der ersten Schule verantwortlich war, wird der gesamte Verdienst Kawaishi zugeschrieben. Michel Brousse berichtigt dies in seinem maßgeblichen Buch zur Judo-Geschichte *Le judo: son histoire, ses succès.*

10 Gunji Koizumi (1885–1965) war der erste hochrangige Judoka, der sich in Europa niederließ und dort unterrichtete. Er rief den Britischen Judoverband ins Leben und unterrichtete in ganz Europa. Er war Feldenkrais' Judolehrer, und die beiden standen sich sehr nahe. Koizumi schrieb die Einleitung zu Feldenkrais' Buch *Higher Judo.*

11 Trevor Leggett (1914–2000) war ein legendärer Judokämpfer in Großbritannien. Er schrieb mehr als dreißig Bücher über Judo, Zen und japanische Kultur; Feldenkrais bezog sich oft auf ihn.

12 F.M. Alexander (1869–1955) ist der Begründer der Alexander-Technik, die in theoretischer Hinsicht zahlreiche Überschneidungen mit der Feldenkrais-Methode aufweist. Während seines Aufenthalts in London lernte Feldenkrais Alexander und einige dessen wichtigster Schüler kennen und war von diesen Begegnungen beeinflusst. Der von Alexander geprägte Begriff «Gebrauch des Selbst» bezieht sich auf den allgemeinen Zustand des Einzelnen, mit dem dieser sich seinen täglichen Verrichtungen widmet. Alexander war überzeugt, dass unbewusste Gewohnheiten oft einem guten «Gebrauch des Selbst» im Weg stehen und bewusste Kontrolle nötig ist, um diese gewohnheitsmäßigen Tendenzen zu überwinden.

13 John Hughlings Jackson (1835–1911) war eine einflussreiche Person in der Neurologie des neunzehnten Jahrhunderts. Feldenkrais bezieht sich hier auf Jacksons Auffassung, das Nervensystem habe eine hierarchische Organisation, die auf der evolutionären Geschichte des Organismus' beruht. Jackson beschrieb drei Zentren im Hirn, vom niedrigsten bis zum höchsten. «Niedriger» entspricht den frühesten Strukturen, während «höher» auf später hinzugekommene Strukturen wie den Kortex verweist, vor allem dessen präfrontale Anteile.

Kapitel 11

1 G.I. Gurdjieff (1866–1949) war ein russischer Lehrer, der nach der Russischen Revolution mit einer Reihe von Schülern in den Westen ging. Sein Ziel war es, seine Schüler aus dem «Schlaf» ihres gewöhnlichen Bewusstseinszustands in einen Zustand der Wachheit zu versetzen; in diesem Zustand wären sie in der Lage, durch «Selbst-Erinnerung» mit Selbsterkenntnis zu handeln. Siehe auch Anmerkung 2 zu Kapitel 1.

2 P. W. Bridgman (1927) *The Logic of Modern Physics*. New York: Macmillan Co. Dt.: *Die Logik der heutigen Physik*. München: Hüber 1932.

3 In Einsteins Relativitätstheorie gibt es keine absolute Zeit, denn um Uhren oder Entfernungen zu vergleichen, müssen Signale gesendet werden, die sich in einer festgelegten Geschwindigkeit bewegen. Wollte man Uhren eines Systems mit denen eines anderen vergleichen, während die Geschwindigkeit des einen Systems relativ zum anderen ist, würde man feststellen, dass die Uhren des einen Systems im Vergleich zum anderen langsamer laufen, und zwar proportional dazu, wie nahe die Geschwindigkeit des einen Systems im Verhältnis zum anderen der Geschwindigkeit der Signale kommt (Lichtgeschwindigkeit).

4 Was die inneren Bezüge des Nervensystems anbelangt, senden alle sensorischen Oberflächen Signale an das zentrale Nervensystem und empfangen im Gegenzug gleichzeitig Signale. Dabei gibt es keine unterschiedlichen Bereiche für externe und interne Empfindung; genauso wenig lassen sich die Zellen der sensorischen Oberflächen von anderen Zellen des Systems unterscheiden, da sie ein Teil von internen Schlaufen sind.

5 Ich denke, Katzir meint hier, dass das Kind für seine Entwicklung Stabilität und Konstanz benötigt. Erst wenn sich ein stabiles Gefühl für das eigene Selbst etabliert hat, können alternative Weisen der Wahrnehmung und Konzeptualisierung erwogen werden.

6 Katzir verweist hier auf die Heisenberg'sche Unbestimmtheitsrelation, die besagt, dass Messungen auf sehr kleiner Ebene (der Ebene der Atome) ineinander verschränkt sind, so dass das sehr genaue Messen eines Ortes zu einer weniger genauen Messung des Impulses führt und umgekehrt.

7 Heutzutage gehen die meisten Neurowissenschaftler nicht mehr davon aus, dass der erwachsene Mensch nur einen kleinen Teil des Gehirns nutzt.

8 Zum Zeitpunkt des Gesprächs herrschte noch die Überzeugung, grundlegendes menschliches und tierisches Lernen ließe sich am besten mit Konditionierung erklären. Heute beschreiben wir feste Lernmuster in der Sprache der dynamischen Systeme besser als «starke Attraktoren».

9 Der amerikanische Psychologe E. R. Guthrie entwickelte die Kontiguitätstheorie, eine Theorie des Lernens, die anstatt auf Pawlows konditioniertem Reflex auf Assoziation beruht.

10 Guthries Idee war, dass einfaches Lernen mit einer einzigen Erfahrung stattfinden konnte. Bei konsistenter Wiederholung würde die erlernte Handlung oder Bewegung zur Gewohnheit. Komplexes Lernen, wie eine bestimmte Fertigkeit, umfasst eine Gruppe von Gewohnheiten, die in zahlreichen unterschiedlichen und vielfältigen Situationen ein Ergebnis erzielen. Lernen war daher nicht einfach Wiederholen (vgl. «Edwin R. Guthrie», Kapitel 3 in W. S. Sahakian (1970) *Psychology of Learning*. Chicago: Markham).

11 Servomechanismus: Ein komplexeres Feedback-System, dessen Variablen gegenseitig aufeinander einwirken. Es umfasst sowohl innere als auch äußere Kontrolle.
12 Dt.: Erich Fromm: *Wege aus einer kranken Gesellschaft.* München: dtv 2003.
13 «Schema» im Piagetschen Sinne bezieht sich auf eine Form der kognitiven Struktur; das kann ein Handlungsmuster, eine Wahrnehmung oder ein Konzept sein. Der Begriff wird heute nicht oft benutzt, doch in der Sprache der dynamischen Systeme kann es als «Attraktor-Muster» gelten.

Kapitel 12

1 Feldenkrais besuchte 1969 das Rusk Institute of Rehabilitation Medicine der Universität von New York, um seine Arbeit vorzustellen. Sein Workshop in Esalen war sein erster längerer, auf praktische Erfahrung angelegter Kurs in den Vereinigten Staaten.
2 Oscar Ichazo (*1931) stammt aus Bolivien und begründete die Arica-Schule; ihr Ziel ist es, Menschen dabei zu helfen, ihre Identifikation mit ihren eigenen mechanistischen Gedanken und Verhaltensmustern zu überwinden. Arica gehörte zum Zeitpunkt des Interviews zum kulturellen Zeitgeist.
3 Yehudi Menuhin (1916–1999) war Dirigent und Geiger. Auf der Geige gilt er gemeinhin als einer der größten Virtuosen des zwanzigsten Jahrhunderts. Er nahm über einen Zeitraum von vielen Jahren hinweg Unterricht bei Feldenkrais und unterstützte diesen sehr. Vladimir Horowitz (1903–1989) gilt als einer der besten Klavierspieler des letzten Jahrhunderts.
4 David Ben-Gurion (1886–1973) war einer der Gründungsväter des Staates Israel und sein erster Premierminister; mit Ausnahme der Jahre 1954 und 1955 hielt er dieses Amt von 1948 bis 1963 inne. Feldenkrais arbeitete viele Jahre mit Ben-Gurion und brachte ihm bei, auf dem Kopf zu stehen. Ein Foto der Wahlkampagne, auf dem Ben-Gurion am Strand von Tel Aviv im Kopfstand zu sehen ist, fand international Verbreitung. In Israel hieß es: «Feldenkrais stellte Ben-Gurion auf den Kopf, und Ben-Gurion stellte Israel auf die Füße.»
5 Moshé Dayan (1915–1981) war ein sehr bekannter militärischer Führer und Politiker in den ersten Jahrzehnten der Existenz des Staates Israel. Er war Verteidigungsminister und später Außenminister. Aufgrund der Verletzung, die Feldenkrais hier beschreibt, trug er eine Augenklappe.

Kapitel 13

1 Alfred Korzybski (1879–1950) war ein polnisch-amerikanischer Philosoph und Wissenschaftler. Am meisten Bekanntheit erlangte er durch das von ihm entwickelte System der Allgemeinen Semantik, die untersucht, wie der Mensch Bedeutung kreiert, indem sie sich eingehend mit dem Akt der Abstraktion und dem Gebrauch von semantischen Symbolen befasst. Ein berühmtes Zitat von Korzybski

ist. «Die Landkarte ist nicht das Terrain; das Wort ist nicht gleichbedeutend mit der bezeichneten Sache.»

2 Feldenkrais schrieb das in seinem ersten Buch *Der Weg zum reifen Selbst*.

Kapitel 14

1 Dr. Jean Houston leitete die «Foundation for Mind Research» zusammen mit ihrem Ehemann Dr. Robert Masters. Beide waren maßgeblich am *Human Potential Movement* beteiligt und zählten zu Feldenkrais' frühen Unterstützern.

Fotonachweise

Seite 2: Moshé Feldenkrais 1904–1984 (mit freundlicher Genehmigung des Wolgensinger-Archivs)

Seite 34: Feldenkrais in den späten 1960ern (mit freundlicher Genehmigung des Wolgensinger-Archivs)

Seite 47: Feldenkrais und Luzzi Wolgensinger in Zürich in den späten 1970ern (mit freundlicher Genehmigung des Wolgensinger-Archivs)

Seite 49: Feldenkrais und der Fotograf Michael Wolgensinger, 1981 (mit freundlicher Genehmigung des Wolgensinger-Archivs)

Seite 65: Feldenkrais im Unterricht, 1977 (Foto: Bob Knighton. Mit freundlicher Genehmigung des Internationalen Feldenkrais-Verbands)

Seite 70: Feldenkrais arbeitet im Rahmen des Ausbildungsprogramms in San Francisco mit David Zemach-Bersin (Foto: Bob Knighton. Mit freundlicher Genehmigung des Internationalen Feldenkrais-Verbands)

Seite 78: Moshé Feldenkrais (mit freundlicher Genehmigung des Wolgensinger-Archivs)

Seite 88: Feldenkrais hilft einem Kind, laufen zu lernen (mit freundlicher Genehmigung des Feldenkrais-Nachlasses)

Seite 94: Feldenkrais mit Heinz von Foerster, 1977 (Foto: Bob Knighton. Mit freundlicher Genehmigung des Internationalen Feldenkrais-Verbands)

Seite 97: Feldenkrais mit der Anthropologin Margaret Mead, 1977 (Foto: Bob Knighton Mit freundlicher Genehmigung des Internationalen Feldenkrais-Verbands)

Seite 107: Seminar in Freiburg im Breisgau, 1981 (mit freundlicher Genehmigung des Wolgensinger-Archivs)

Seite 120: Feldenkrais arbeitet mit Neil Marcus, 1981 (mit freundlicher Genehmigung des Feldenkrais-Nachlasses)

Seite 153: Feldenkrais beim Unterrichten, 1981 (mit freundlicher Genehmigung des Feldenkrais-Nachlasses)

Seite 157: Feldenkrais arbeitet mit einem Kind, 1981 (mit freundlicher Genehmigung des Feldenkrais-Nachlasses)

Seite 179 (oben): Feldenkrais wird von M. Kawaishi geworfen (mit freundlicher Genehmigung des Feldenkrais-Nachlasses)

Seite 179 (unten): Feldenkrais bei einem Judo-Wurf (mit freundlicher Genehmigung des Feldenkrais-Nachlasses)

Seite 181: Feldenkrais würgt einen unbekannten Gegner (mit freundlicher Genehmigung des Feldenkrais-Nachlasses)

Seite 187: Feldenkrais wird von seiner Schwester Malka Silice geworfen (mit freundlicher Genehmigung des Feldenkrais-Nachlasses)

Seite 226: Seminar in Freiburg im Breisgau, 1981 (mit freundlicher Genehmigung des Wolgensinger-Archivs)

Biografie von Moshé Feldenkrais

Mark Reese

Mark Reese hat umfassende Recherchen zu Feldenkrais' Leben durchgeführt und ist Autor der demnächst erscheinenden Biografie *Moshé Feldenkrais: A Life in Movement.*

Moshé Pinchas Feldenkrais kam am 6. Mai 1904 in Slawuta in der heutigen Ukraine zur Welt. Als er ein kleiner Junge war, zog die Familie in die nahe gelegene Stadt Korets; 1912 ließ sie sich im heutigen Weißrussland nieder. Dort, in Baranovitch, das im Ersten Weltkrieg Schauplatz zahlreicher Kampfhandlungen war, erhielt Feldenkrais seine Bar-Mizwa, absolvierte zwei Jahre der höheren Schule und wurde in Hebräisch und zionistischer Philosophie unterwiesen. Im Jahr 1918, mit vierzehn Jahren, begibt er sich alleine auf die sechsmonatige Reise nach Palästina.

Nach seiner Ankunft im Jahr 1919 verdingt sich Feldenkrais als ungelernter Arbeiter, bis er 1923 ans Gymnasium zurückkehrt, um einen Abschluss zu machen. Während er die Schule besuchte, bestritt er seinen Lebensunterhalt durch Nachhilfestunden. Nach seinem Abschluss im Jahr 1925 arbeitete er als Kartograf für die Britische Erhebungsbehörde. Feldenkrais war in jüdischen Selbstverteidigungsgruppen aktiv; nachdem er Jiu Jitsu gelernt hatte, entwickelte er eigene Techniken der Selbstverteidigung. Bei einem Fußballspiel verletzte er 1929 sein linkes Knie. Während seiner Genesung schrieb er *Autosuggestion* (1930), eine Übersetzung von C. Harry Brooks' Arbeit über Émile Coués

System der Autosuggestion aus dem Englischen ins Hebräische, die er um zwei eigenhändig verfasste Kapitel ergänzte. Danach veröffentlichte er *Jujitsu* (1931), ein Buch über Selbstverteidigung.

1930 ging Feldenkrais nach Paris und schrieb sich an einer Hochschule für Ingenieurswesen ein, der *Ecole des Travaux Publics de Paris*. Er spezialisierte sich auf Mechanik und Elektrotechnik und schloss 1933 sein Studium ab. Im selben Jahr – nachdem er die Bekanntschaft von Jigoro Kano, dem Begründer von Judo gemacht hatte – fing er an, wieder Jiu Jitsu zu unterrichten und begann seine Judoausbildung. Er setzt sein Studium für seinen Doktortitel im Ingenieurswesen an der Sorbonne fort und arbeitet gleichzeitig als Forschungsassistent unter Frédéric Joliot-Curie am Radium-Institut. Von 1935 bis 1937 baute er in den Arcueil-Cachan-Laboratorien einen Van de Graaf-Generator, der zu Experimenten mit atomarer Kernspaltung benutzt wurde. 1935 veröffentlichte er eine überarbeitete französische Ausgabe seines hebräischen Jujitsu-Buches; es trug den Titel *La défense du faible contre l'aggresseur*. 1938 erschien *ABC du Judo*. 1936 erhielt er den schwarzen Gürtel im Judo, 1938 den zweiten Dan-Grad. Feldenkrais heiratete Yona Rubenstein im Jahr 1938. Von 1939 bis 1940 führte er unter der Leitung von Paul Langevin Forschungen im Bereich Magnetismus und Ultraschall durch.

1940, als die Deutschen in Paris einmarschierten, floh Feldenkrais nach England. Als Wissenschaftsoffizier der Britischen Admiralität forschte er von 1940 bis 1945 in Schottland zu Abwehrmaßnahmen gegen U-Boote; während seines dortigen Aufenthalts unterrichtete er Judo und Selbstverteidigung. 1942 gab er zwei Handbücher zur Selbstverteidigung heraus: *Practical Unarmed Combat* und *Judo*. Feldenkrais begann, an sich selbst zu arbeiten, um den Kniebeschwerden entgegenzuwirken, die bei seiner Flucht aus Frankreich und an Deck der U-Boote wieder aufgetreten waren. Er hielt mehrere Vorträge über seine neuen Ideen, fing an, experimentelle Unterrichtsstunden abzuhalten und arbeitete mit einigen Kollegen in Einzelsitzungen.

1946 verließ er die Admiralität, zog nach London und arbeitete als Erfinder und Berater in der privaten Industrie. Er nahm Judounterricht am Londoner Budokwai, war Mitglied des Internationalen Judo-Komitees und unterzog die Prinzipien des Judo einer wissenschaftlichen

Analyse. Im Jahr 1949 veröffentlichte er sein erstes Buch über seine Methode: *Body and Mature Behavior* [dt.: *Der Weg zum reifen Selbst*] und 1952 sein letztes Buch über Judo: *Higher Judo*. Während seines Aufenthalts in London setzte er sich mit der Arbeit von Georges Gurdjieff, F. M. Alexander und William Bates auseinander und reiste in die Schweiz, um mit Heinrich Jacoby zu arbeiten.

Feldenkrais kehrte nach Israel zurück, um von 1951 bis 1953 die Abteilung für Elektronik der israelischen Armee zu leiten. 1954 zog er nach Tel Aviv – wo er von nun an wohnen würde – und lebte zum ersten Mal ausschließlich vom Unterrichten seiner Methode. Er arbeitete sporadisch am Manuskript für *The Potent Self* [dt.: *Das starke Selbst*], mit dem er in London begonnen hatte. Um 1955 herum siedelte er seine Klassen zu *Bewusstheit durch Bewegung* dauerhaft in einem Studio in der Alexander-Yanai-Straße an. Lektionen in *Funktioneller Integration* gab er in der Wohnung, in der seine Mutter und sein Bruder lebten. Anfang 1957 begann Feldenkrais, dem israelischen Premierminister David Ben-Gurion Unterricht zu geben.

Ende der 1950er-Jahre stellte Feldenkrais seine Arbeit in Europa und den Vereinigten Staaten vor. Mitte der 1960er-Jahre wurden die Artikel *Körper und Geist* und *Der körperliche Ausdruck* veröffentlicht. 1967 erschien *Die Fähigkeit zu Handlungen steigern* (die 1972 veröffentlichte englischsprachige Ausgabe trug den Titel: *Awareness Through Movement*). 1968 verlegte er seine Praxis der *Funktionellen Integration* in ein nahe der Wohnung seiner Familie gelegenes Studio in der Nachmani-Straße 49; dort fand von 1969 bis 1971 sein erstes Ausbildungsprogramm für Lehrerinnen und Lehrer statt, an dem zwölf Frauen und Männer teilnahmen.

Nachdem er international einmonatige Kurse geleitet hatte, unterrichtete er 1975 bis 1978 über vier Sommer hinweg ein Ausbildungsprogramm für Lehrerinnen und Lehrer in San Francisco, an dem fünfundsechzig Personen teilnahmen. 1977 erschien *The Case of Nora* [dt.: *Abenteuer im Dschungel des Gehirns*] und 1981 *The Elusive Obvious* [dt.: *Die Entdeckung des Selbstverständlichen*]. Im Jahr 1980 begann er die Ausbildung in Amherst mit 235 Teilnehmerinnen und Teilnehmern, konnte selbst jedoch nur die ersten beiden Sommer des vierjährigen Programms unterrichten. Nachdem seiner Erkrankung im

Herbst 1981 unterrichtete er nicht länger öffentlich. Feldenkrais starb am 1. Juli 1984.

Ich habe mein Möglichstes getan, um Daten, Namen und Schauplätze auf Richtigkeit zu überprüfen, kann jedoch aufgrund mangelnder verfügbarer Information sowie widersprüchlicher Quellen nicht für die Richtigkeit der hier gemachten Angaben garantieren.

Über die Herausgeberin

Elizabeth Beringer ist seit über dreißig Jahren mit der Praxis und der Entwicklung der Feldenkrais-Methode befasst. Sie hat zwischen 1976 und 1983 sowohl in den Vereinigten Staaten als auch in Israel bei Dr. Moshé Feldenkrais, dem Begründer der Methode, persönlich gelernt. Seitdem trägt sie aktiv dazu bei, die Feldenkrais-Methode zu einem angesehenen Beruf zu entwickeln; sie rief das erste *Feldenkrais Journal* ins Leben und war achtzehn Jahre lang seine Herausgeberin, sie konzipierte Unterrichtsprogramme und -Materialien, nahm verschiedene Funktionen in der Vereinigung der Praktikerinnen und Praktiker, der *Feldenkraisgilde*, ein und gründete zusammen mit David Zemach-Bersin *Feldenkrais Resources*. Derzeit ist sie in der Ausbildung von neuen Lehrerinnen und Lehrern aktiv und hat vor kurzem Ausbildungsgruppen in Mailand, Biel und San Diego zum Abschluss geführt. Sie arbeitet in eigener Praxis mit ganz unterschiedlichen Leuten: Menschen mit schweren Bewegungseinschränkungen, Kindern, Senioren, Musikerinnen und Musikern sowie Patientinnen und Patienten, die unter chronischen Schmerzen leiden. Sie hat zudem große Erfahrung in der Arbeit mit (Kampf-)Sportlerinnen und Sportlern sowie Tänzerinnen und Tänzern und ist für ihr Geschick bekannt, die Methode dynamisch einzusetzen. Elizabeth praktiziert seit 1977 Aikido und hält derzeit den Rang eines Schwarzgurts sechsten Grades inne. (Aikido ist eine gewaltlose Form der Kampfkunst, bei der es darum geht, Aggression zu neutralisieren, indem die Kraft des Angreifers umgelenkt wird.) Ihre Art, die Feldenkrais-Methode anzuwenden, ist von ihrer Aikido-Erfahrung beeinflusst. Elizabeth lebt mit ihrem Ehemann Rafael Núñez, einem Professor für Kognitive Wissenschaften an der San Diego University of California, und der gemeinsamen Tochter in San Diego, Kalifornien.